超声扫查技术丛书

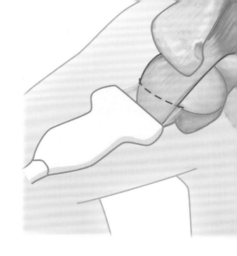

U0239737

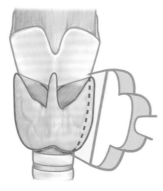

超声疾病诊断及扫查技巧图解

〔日〕種村正　主编

孙心平　译

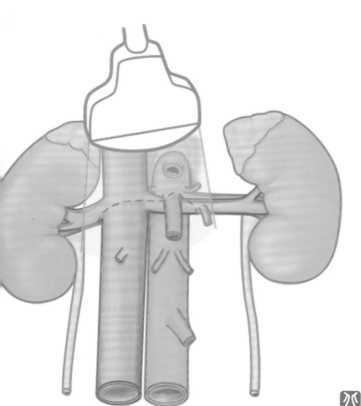

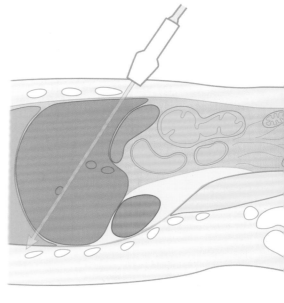

北京科学技术出版社

Authorized translation from the Japanese language edition,entitled
疾患と異常像がわかる! エコーの撮り方 完全マスター

ISBN:978-4-260-02318-8
編集：種村正

Published by IGAKU-SHOIN LTD., TOKYO Copyright ©2014
ALL Rights Reserved. No part of this book may be reproduced or transmitted in any form or by any means,
electronic or mechanical, including photocopying, recording or by any information storage retrieval system,
without permission from IGAKU-SHOIN LTD.
Simplified Chinese Characters edition published by Beijing Science and Technology Publishing Co.,Ltd.,
Copyright © 2019

著作权合同登记号：图字01-2017-1578号

图书在版编目（CIP）数据

超声疾病诊断及扫查技巧图解 /（日）種村正主编；孙心平译. —北京：北京科学技术
出版社, 2019.10（2023.10重印）
ISBN 978-7-5714-0252-5

Ⅰ.①超⋯　Ⅱ.①種⋯②孙⋯　Ⅲ.①超声波诊断—图谱　Ⅳ.①R445.1-64

中国版本图书馆CIP数据核字(2019)第066886号

责任编辑：尤玉琢　宋　玥
责任校对：贾　荣
责任印制：吕　越
封面设计：申　彪
出 版 人：曾庆宇
出版发行：北京科学技术出版社
社　　址：北京西直门南大街16号
邮政编码：100035
电话传真：0086－10－66135495（总编室）
　　　　　0086－10－66113227（发行部）
网　　址：www.bkydw.cn
印　　刷：北京宝隆世纪印刷有限公司
开　　本：787 mm × 1092 mm　1/16
字　　数：370千字
印　　张：18.75
版　　次：2019年10月第1版
印　　次：2023年10月第6次印刷
ISBN 978－7－5714－0252－5

定　　价：180.00元

原著编者

種村　　正　　公益财团法人，心脏血管研究所附属医院临床检查室
丸山　憲一　　东邦大学医疗中心大森医院临床生理功能检查部
工藤　岳秀　　东邦大学医疗中心大森医院临床生理功能检查部
三塚　幸夫　　东邦大学医疗中心大森医院临床生理功能检查部
八鍬　恒芳　　东邦大学医疗中心大森医院临床生理功能检查部
浅野　幸宏　　成田红十字医院检查部生理检查科
長谷川雄一　　成田红十字医院检查部生理检查科
岡庭　裕貴　　群马县立心脏血管中心技术部
小谷　敦志　　近畿大学医学部奈良医院临床检查部
武山　　茂　　日本国立医院机构东京医疗中心临床检查科生理检查室
石崎　一穂　　健康护理组织联合委员会东京新宿医疗中心中央检查室

插　　图

阿久津裕彦　　东京艺术大学美术学部兼职教师，武藏野大学护理学部兼职教师，
　　　　　　　顺天堂大学医学部兼职教师

译者前言

　　《超声疾病诊断及扫查技巧图解》是《超声解剖及扫查技巧图解》的姊妹篇。《超声解剖及扫查技巧图解》（日文原版）在日本出版之后受到了广泛的赞誉，读者的反响非常好。尽管如此，它仅仅是用来打基础的。基础打好了，如何再进一步提高？本书给出了完美的答案。为了便于理解与掌握，本书的写作方法与第一本相近，将解剖图、模式图、超声图、探头位置图像放在一起，从而使读者更好地理解超声与解剖图像，较快地掌握疾病的超声诊断要点。

　　本书共分八章，涵盖了超声所能涉及的绝大部分领域。书中对这些领域内常见疾病的超声表现进行了较为详细的说明，并将每种疾病的超声表现以要点的形式逐条总结，还对特别之处及重点进行了单独说明，也列出了相关疾病的鉴别要点，从表面上看是在讲解一种疾病，实际上却讲解了多个疾病，对于掌握该疾病的超声诊断及其鉴别非常有帮助。在第六章中讲到了"腹主动脉血栓形成综合征"这种疾病，虽然患者表现为下肢缺血的症状，但是动脉栓塞的部位并不是在下肢，而是在腹主动脉下段，超声对于及时发现该病会起到很大的作用。在疾病介绍方面，本书内容由浅入深，由常见病到疑难病，这对于提高超声诊断水平也会起到较大的帮助。另外，为了便于叙述，超声图像中常用的英文缩写已列在章后，可供读者查阅。

　　本书讲解的常见病及疑难病非常全面，内容丰富，有的知识笔者也是第一次了解到。学无止境，通过翻译这本书，笔者深深体会到自己的知识太有限了，需要学习的内容还有很多。如果能把本书的内容完全掌握，对于日常超声检查已经足够了。但是，在临床工作中肯定会遇到本书中没有讲到的知识，这就要求超声工作者注意积累，把本书中没有讲到而在实际工作中遇到的病例特点进行积累、总结，也会促进超声诊断水平的提高。

　　因笔者水平有限，可能存在翻译不确切之处，恳请各位同仁指正，以便再版或重印时进行修订。

孙心平

清华大学附属垂杨柳医院超声科

原著前言

各位，让您久等了。

《超声疾病诊断及扫查技巧图解》已经完成了。本书是广受好评的《超声解剖及扫查技巧图解》的续编，是为了进一步提升超声检查工作者的超声诊断水平的疾病篇。超声检查工作者在扫查到正常脏器回声时，常会问"疾病是怎么扫查到的呢？"这样的问题。本书正是为了回答这个问题而编写。本书标题强调"扫查技巧"，因为对超声医师而言，如何获得漂亮的图像很有讲究。

本书针对应该获得什么样的图像、什么样的超声所见是重点、应如何书写报告进行了介绍，力求简明、易懂；并且大量使用超声图像、示意图、解剖图、被检者的照片，使读者很容易理解超声波声束是如何穿透器官的及如何理解回声图像；疾病方面选择了在日常检查中经常遇到的疾病。相信本书一定会对大家有所帮助。

随着超声检查水平的提高，超声检查工作者应该会很开心，然后会想成为专家，想获得更漂亮的图像，想了解更多的疾病。超声检查充满了这种魅力。那么，提高超声检查水平的捷径是什么呢？答案是要接触很多不同的病例，把这些经验总结成为自己的知识。对于刚开始从事超声检查的各位，今后会遇到很多疾病，即使是同样的疾病，也会有很多变化，然而无论工作多久，都会遇到从未见过的疾病。要想成为超声检查的专家，每天的积累很重要。希望各位读者在若干年后回顾学习之路时，本书能让人觉得"那本书真的很有用"。

種村正

公益财团法人，心脏血管研究所附属医院临床检查室

目　录

第一章　肝、胆、胰、脾

丸山宪一，工藤岳秀

第二章　泌尿系统、前列腺、子宫和卵巢

丸山宪一，三塚幸夫

第三章　消化道

浅野幸宏，長谷川雄一

第四章　心　脏

種村正，岡庭裕貴

第五章　血管（颈动脉和肾动脉）

小谷敦志

第六章　血管（腹部大动脉、下肢动脉、下肢静脉）

八锹恒芳

第七章　浅表脏器（乳腺、甲状腺、甲状旁腺和唾液腺）

武山茂

第八章　运动系统和软组织

石崎一穗

第一章

肝、胆、胰、脾

丸山宪一，工藤岳秀

肝脏❶ 良性肿瘤（肝血管瘤）

肝血管瘤是最常见的肝良性肿瘤。血管瘤分为毛细血管型血管瘤（capillary type）与海绵状血管瘤（cavernous type），大部分是海绵状血管瘤。组织学上，血管瘤由内皮细胞所包围的血管腔形成，大大小小的腔内储存有血液。患者几乎无症状，多是通过随访观察而发现。大者（5cm以上）可以对周围脏器产生挤压而导致压迫症状，有些患者甚至可以出现肿瘤破裂或出血，必须注意。

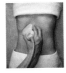
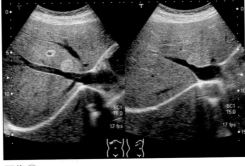

图像①

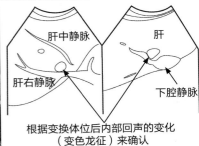

根据变换体位后内部回声的变化（变色龙征）来确认

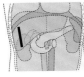

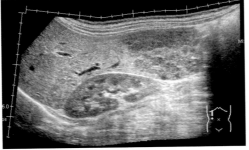

图像②

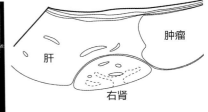

图像①中的回声所见

① 形状：类圆形。

② 边界和轮廓：清晰。

③ 肿瘤边缘：边缘有高回声带（marginal strong echo）。

④ 肿瘤内部：高回声。随着体位的改变，内部回声有无变化（变色龙征）。

图像①以外的特征性回声所见（图像②和③）

① 根据肿瘤内部回声，分为高回声型和混合型（图像②）；根据肿瘤的边缘回声，又可分为边缘高回声型与低回声型（图像③）。

② 小（直径2cm以下）的肿瘤以高回声型多见；如果直径超过2cm，则多为混合回声型。

③ 在低回声型中，多数情况下在肿瘤边缘处发现边缘高回声带。

④ 肿瘤的形状不规则，有细微的凹凸（图像②和③）。

⑤ 有盈亏征（wax and wane sign），或体位变换和压迫时肿瘤内部回声会出现变化（分别为变色龙征和消失征）。

⑥ 实时观察有时会在肿瘤内观察到散在的波动征（fluttering sign，飘动征）。

本例（图像①）的回声所见总结

S8（右前叶上段）高回声肿瘤，大小为15mm×14mm。

因体位变换，肿瘤内部回声从高回声到低回声发生了变化（即变色龙征），同时其轮廓也发生了变化。肿瘤边界清晰，伴边缘高回声带。背景肝实质是均匀的正常图像。

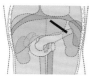
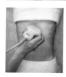
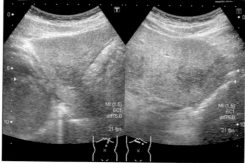
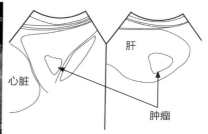

图像③

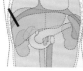

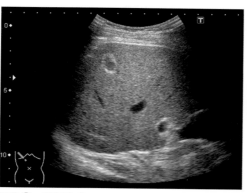
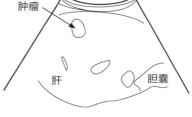

图像④　肝细胞癌

要点提示　血管瘤的注意要点

　　伴有脂肪肝的病例（图像③），由于边缘高回声带有时会被亮肝所屏蔽，所以如果局灶性病变的好发部位（胆管周围等）存在血管瘤，会出现漏诊，鉴别起来较为困难。另外，肝细胞癌也会出现边缘高回声带（图像④中的亮环征），对于有慢性肝炎背景的病例要特别注意。

肝脏❷ 肝细胞癌

　　肝的原发恶性肿瘤（原发性肝癌）主要包括来源于肝细胞的肝细胞癌和来源于胆管上皮细胞的胆管细胞癌（肝内胆管癌）。其中发病率最高的是肝细胞癌，其与病毒性肝炎有着密切的关系：80%的肝细胞癌患者伴有丙型肝炎，10%的肝细胞癌患者伴有乙型肝炎。因此，慢性病毒性肝炎是肝细胞癌的高危因素，定期进行超声筛查非常重要。

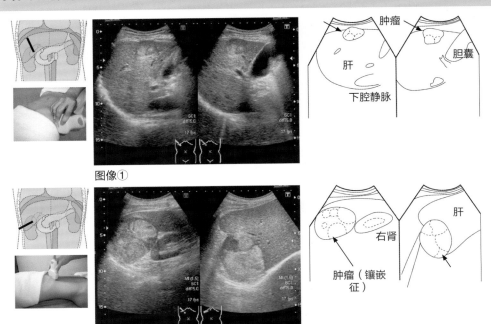

图像①

图像②

图像①中的回声所见

①形状：类圆形。

②边界和轮廓：清晰。

③肿瘤内部：可见镶嵌征（nodule in nodule）。

④后方回声：轻度增强。

⑤其他：向肝表面突出（驼峰征）。

图像①以外的特征性回声所见（图像②～⑤）

①边缘低回声带（图像②和③）。

②边缘高回声带（亮环征）［参见肝脏"良性肿瘤（肝血管瘤）"中的图像④］。

　　注：这种边缘高回声带和镶嵌征反映了肝细胞癌不同生长阶段的病理学特征。边缘低回声带反映的是纤维被膜，在很多肿瘤直径超过2cm的病例中能看到。边缘高回声带是高分化型肝细胞癌伴随中心脂肪化或中、低分化型肝细胞癌不伴随脂肪化发育而引起的。

③合并门静脉内瘤栓（portal vein tumor thrombus，PVTT）（图像④和⑤）。

本例（图像①）的回声所见总结

S5（右前叶下段）肝表面呈现突出的肿瘤，大小为32mm×30mm。

肿瘤呈类圆形，边界清楚，呈镶嵌征。背景的肝实质回声粗糙。

　　肝细胞癌早期较难检出肿瘤内部血流，但由于残留了门静脉的血流，因此有时会发现固定性血流的流入像。在很多情况下，可检测到2~4cm/s的恒定性血流和低速血流。进展型肝细胞癌可检测到丰富的搏动性血流，脉冲多普勒和快速傅里叶变换（fast Fourier transform, FFT）分析能够捕捉到搏动性动脉血流。另外，利用多普勒法鉴别高分化型肝细胞癌与异型结节是比较困难的。

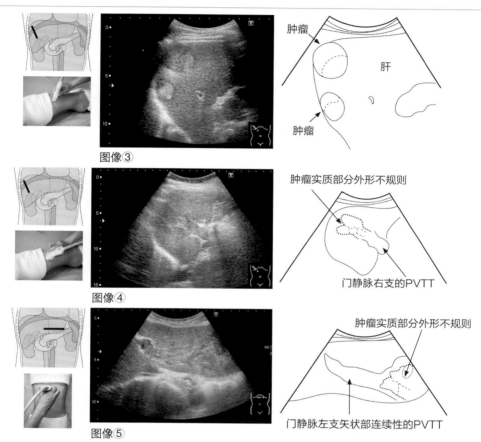

肿瘤

肝

肿瘤

图像③

肿瘤实质部分外形不规则

门静脉右支的PVTT

图像④

肿瘤实质部分外形不规则

门静脉左支矢状部连续性的PVTT

图像⑤

　　肝细胞癌的生长形式基本上以膨胀性和压迫性生长为主，肝组织中癌组织部分与非癌组织的接触部分形成纤维聚集，像包围肿瘤一样形成了非癌组织来源的纤维性被膜，这就是低回声带所对应的结构。镶嵌征则反映的是多阶段的发育过程。利用这些具有代表性的超声所见可以确认肿瘤的大小在发生变化。根据日本超声医学会的肝肿瘤超声诊断标准，对于直径为2cm或更大的肿瘤，将采取不同的随访观察方式；对于慢性肝病或肝硬化患者，如果其肝内出现直径小于2cm的肿瘤，经过密切随访观察，若肿瘤出现增大或内部回声发生变化，可考虑为肝细胞癌。

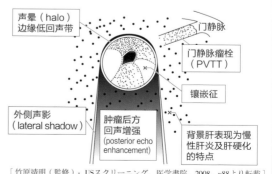

声晕（halo）
边缘低回声带

门静脉

门静脉瘤栓
（PVTT）

镶嵌征

外侧声影
（lateral shadow）

肿瘤后方
回声增强
(posterior echo enhancement)

背景肝表现为慢
性肝炎及肝硬化
的特点

[竹原靖明（监修）：USスクリーニング. 医学書院，2008，p88より転載]

肝脏❸ 胆管细胞癌（肝内胆管癌）

胆管细胞癌被定义为"来源于胆管的二级分支及其肝侧（末梢）的肝内胆管的上皮性恶性肿瘤"，在处理原则上按原发性肝癌来处理。在日本，胆管细胞癌占所有原发性肝癌的5%左右，但近年来该病患者有增多的倾向。与同属于原发性肝癌的肝细胞癌相比，胆管细胞癌的淋巴结转移发生率高，预后不良。

在日本，根据肉眼所见，可将胆管细胞癌分成3种类型，即肿瘤形成型、胆管浸润型和胆管内发育型，不同类型的胆管细胞癌，其临床经过和预后不同。胆管细胞癌根治切除术后患者的5年生存率约为30%，与肝细胞癌相比预后不良。肉眼分类中，胆管内发育型患者的5年生存率最高，为70%以上，但这种情况只占4%或更低。发病率最高（59%）的肿瘤形成型，其患者的5年生存率为29%~41%，肿瘤形成型加胆管浸润型的发病率在10%以下。另外，淋巴结转移阳性病例的预后非常差，发现肿瘤时确认有无淋巴结转移对于确定治疗方案非常重要。

肉眼分类和发生部位密切相关。①肿瘤形成型胆管细胞癌发生于肝内的末梢小叶间胆管和壁间胆管，因为发生于胆管的末梢支，所以很少出现胆管扩张。②胆管浸润型胆管细胞癌发生于肝门部附近较大的胆管，肿瘤浸润胆管壁与Glisson鞘，进一步发展形成肝实质肿瘤，演变为肿瘤形成型加胆管浸润型。因肿瘤浸润胆管造成胆管狭窄，末梢胆管出现扩张。③胆管内发育型胆管细胞癌在胆管腔内呈乳头状增生，因在腔内发育形成乳头状肿瘤，可造成胆汁流出明显受阻，会伴有末梢胆管扩张。

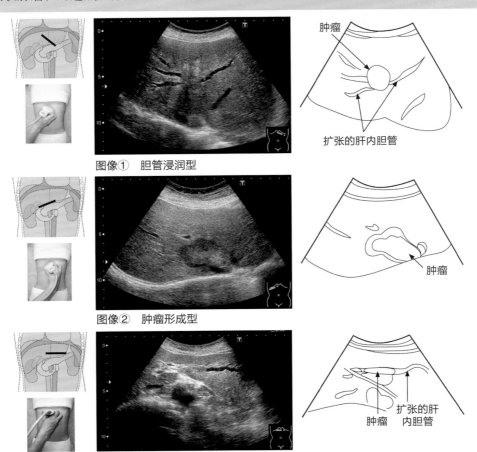

图像① 胆管浸润型

图像② 肿瘤形成型

图像③ 胆管内发育型

图像①中的回声所见

①形状：不规则。
②边界和轮廓：不清楚，无被膜形成。
③肿瘤内部：低回声为主，分布不均匀。
④后方回声：减弱。
⑤其他：肿瘤出现在肝门部，末梢胆管扩张。

图像①以外的特征性回声所见

◆ 胆管浸润型（图像①以外的特征）
①边界和轮廓不清楚的等回声至低回声肿瘤。
②胆管中断，末梢胆管扩张（反映出对胆管壁和Glisson鞘的浸润）。
③多见于肝门部。
*也有只显示末梢胆管扩张而没有显示肿瘤的情况。随着病变的发展，病变增大形成明显的肿瘤，即肿瘤形成型加胆管浸润型。
◆ 肿瘤形成型（图像②）
①没有被膜的等回声至低回声肿瘤。
②肿瘤内部回声多不均匀（因为含有腺纤维性组织较多）。
③边界和轮廓不清楚。
④肿瘤内部可见原来的血管走行。
⑤没有边缘，像转移性肝癌一样有癌脐（umbilication）。
◆ 胆管内生长型（图像③）
①扩张的胆管内充满实性隆起性病变。
②末梢胆管扩张。

【彩色多普勒所见】
虽然大多数胆管细胞癌只在肿瘤边缘的一部分显示出血流信号，但如果肿瘤内残留原有的血管，也可在其内部发现血流信号。

本例（胆管细胞癌，图像①）的回声所见总结

S3（左外叶下段）外形不规则、边界不清楚的肿瘤伴胆管扩张，内部回声不均匀，后方回声减低。
背景肝的实质为回声均匀的正常图像。

要点提示　肿块（mass）和肿瘤（tumor）的区别

肿瘤性病变是肿块和肿瘤的总称。
肿块是指能看到或能摸到的结构，也包括肿瘤。而肿瘤是指由肿瘤细胞构成的组织，即良性肿瘤和恶性肿瘤。囊肿、炎症性变化所形成的硬结和血肿等由于不含有肿瘤细胞，因此不是肿瘤，其表现形式是肿块。

肝脏❹ 转移性肝癌

转移性肝癌是肝外发生的癌症和肉瘤转移到肝中形成的，转移方式包括血行转移、淋巴转移，以及直接浸润。发生率最高的是胃癌、结肠癌等经肝门静脉转移，根据图像所见，较难与原发性肝癌相鉴别。

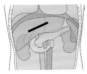
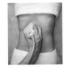
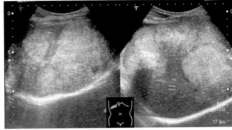
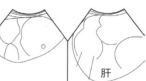

肝内多发肿瘤

图像①

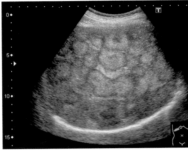

图像②

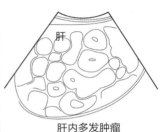

肝内多发肿瘤

图像①中的回声所见

①外形：不规则。

②边界和轮廓：清楚与不清楚混合存在。

③肿瘤内部：中心为高回声，中心部分有钙化，后方回声减弱。

④其他：有多发者，也有一部分集簇到一起，呈集簇征（cluster sign）。

图像①以外的特征性回声所见（图像②～④）

①"牛眼征"或"靶环征"（图像②）。肿瘤中心部为高回声，边缘为较宽的低回声带。

②当肝转移灶位于肝表面被膜附近时，可形成凹陷，被称为癌脐（图像③）。

③肿瘤直径增大会引起肿瘤中心部分营养不足和缺氧，变性坏死，因为中心部分有液化坏死，故呈无回声（图像④）。

本例（图像①）的回声所见总结

整个肝右叶可见多个大小不等的高回声肿瘤，呈现集簇征。
肿瘤的一部分伴有钙化。

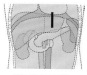

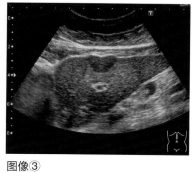
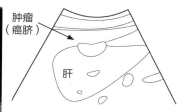

肿瘤
（癌脐）

肝

图像③

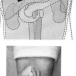
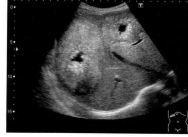
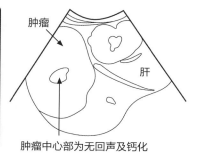

肿瘤

肝

肿瘤中心部为无回声及钙化

图像④

要点提示　发现转移性肝癌

　　确认原发灶（胃和结肠等），了解肿瘤是否向肝以外的脏器转移或浸润，检查腹腔内有无肿大的淋巴结，检查有无胸腹水（图像④和⑤为同一病例）。

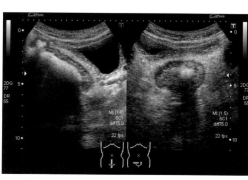
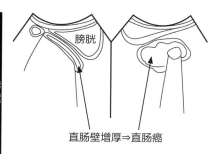

膀胱

直肠壁增厚⇒直肠癌

图像⑤

肝脏❺ 肝脏弥漫性疾病①脂肪肝

正常肝含有约5%的脂肪，这些脂肪包括脂肪酸、甘油三酯、胆固醇、磷脂等。其中甘油三酯是在肝内合成，占3%~4%。脂肪肝是指肝内甘油三酯含量增加和异常沉积，组织学上肝内1/3以上区域存在肝细胞内脂肪沉积的状态。绝大多数脂肪肝是由肥胖、高脂血症和糖尿病等不良生活习惯及大量饮酒引起的。

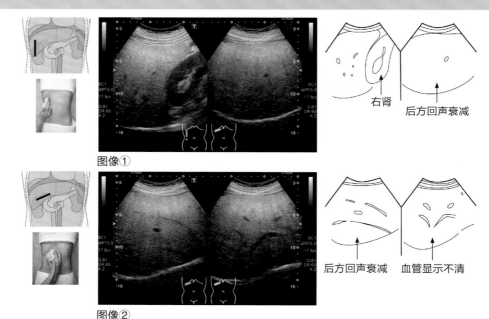

图像①

图像②

右肾　　后方回声衰减

后方回声衰减　　血管显示不清

图像①和②中的回声所见

①肝实质呈高回声像（亮肝）（图像①）。
⇒因为肝实质内的脂肪颗粒比较多，超声波在肝内产生反射和散射，肝实质的回声水平增高。
②肝内血管不清楚（vascular blurring）。
⇒根据①的机制，肝门静脉和肝静脉等血管的管壁和管腔不清楚。
③肝实质后方回声衰减（deep attenuation）。
⇒多数脂肪颗粒的反射、散射妨碍超声波向深部穿透，导致深部的回声衰减。
④肝肾对比度（hepato-renal echo contrast）。
⇒脂肪颗粒使肝的回声水平增高，导致其与脂肪含量很少的肾皮质（低回声）呈现出强烈的对比。虽然超声对肝脂肪化的诊断灵敏度较高（约为86%），但由于在正常人中，肝实质的回声水平也稍高于肾实质，所以特异度低于60%。因此，在确认肝肾对比度时，还要将脂肪沉积较少的脾作为对照，一定要确认脾肾对比度。在肝肾对比度和脾肾对比度程度相等的情况下，必须注意不应将肝肾对比度作为判断脂肪化的指标。

本例（图像①和②）的回声所见总结

图像①～④都是脂肪肝代表性的回声所见，所有病例都有这4种情况。根据超声所见，考虑至少有50%的肝细胞脂肪化。

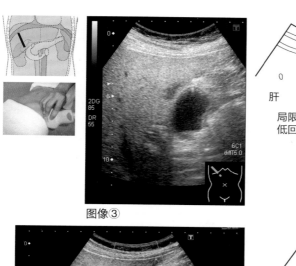

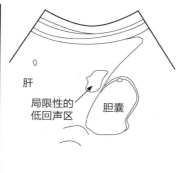

图像③

肝

局限性的
低回声区

胆囊

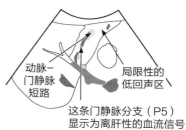

图像④

动脉-
门静脉
短路

局限性的
低回声区

这条门静脉分支（P5）
显示为离肝性的血流信号

图像①和②以外的特征性回声所见（图像③和④）

胆囊周围局限性低回声区（focal spared area，图像③）。

⇒虽然肝的脂肪化是弥漫性发生的，但是脂肪沉积的程度会存在差异。比周围脂肪化少的区域，在肝内可观察到区域性或局部性至灶状的低回声区。图像③显示出好发部位为胆囊床附近。主要原因是胆管床附近是胆囊静脉的分布区域，由于门静脉血流的灌注比周围少，因此脂肪沉积较少。其他好发部位为胃右静脉分布区域、门静脉左支横行部腹侧（S4）和左外叶上段区域（S2）等。另外，同样由于门静脉血流灌注的不平衡（下降），在肝内的动脉-门静脉短路（A-P shunt）等动脉血的灌注区域内，可以看到肝的末梢楔状低回声区（图像④）。这种动脉-门静脉短路可以是先天性的，也可以是医源性穿刺过程造成的。为了鉴别是否由肿瘤等引起，当发现脂肪肝局部性低回声区时，要利用彩色多普勒等观察血流信号的方向。

要点提示 **局限性低脂肪化区域的注意要点**

出现低回声区时，必须与肝肿瘤相鉴别。如果低回声区位于肝内低脂肪化区域的好发部位（胆囊床附近、门静脉左支横行部腹侧等），其内部的回声特征与周围的肝实质没有差异，或者内部或边缘有正常血管走行，这些特征使脂肪肝比较容易与肿瘤相鉴别。如果病变不是位于低脂肪化区域的好发部位，而且边界清楚、呈类圆形，有压迫现象和后方回声变化，判断局限性低脂肪化区域时必须要注意。同时，如果不是低回声区，而是局限性的脂肪沉积的高回声区（局限性脂肪肝），这个时候同样也要仔细鉴别。

肝脏⑥ 肝脏弥漫性疾病②急性肝炎

急性肝炎是由各种肝炎病毒（甲型、乙型、戊型等）或EB病毒（Epstein-Barr virus，EBV）等感染，或药物、酒精等原因引起的。早期的临床症状与感冒症状相似，之后患者会出现食欲减退、恶心、全身疲乏、转氨酶水平上升、黄疸等表现。肝炎的严重程度从轻型到重型或暴发型，其表现多种多样。酒精性肝炎这种特征性的疾病会在后文进行单独阐述，在这里仅就一般的病毒性和药物性急性肝炎进行介绍。

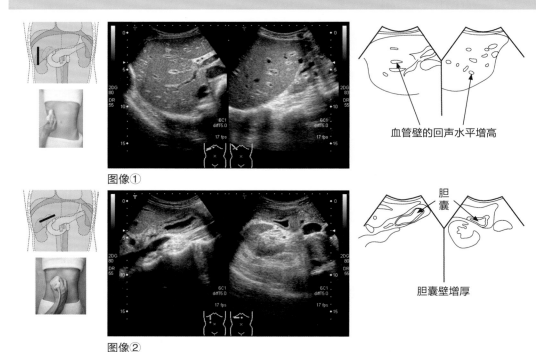

血管壁的回声水平增高

图像①

胆囊

胆囊壁增厚

图像②

图像①和②中的回声所见

①肝实质的回声水平下降，血管壁的回声水平增高（图像①）。

⇒随着肝细胞的水肿性改变，超声波穿透性增加，导致肝实质的回声水平下降。因此，与Glisson鞘内血管和肝小叶的声阻抗差增大，血管壁的反射相对增强。肝内血管的末梢分支多数被显示出来（有时也被称为小叶中央征或星座征）。但是，这种情况也可见于健康的青年人和体型较瘦者，需要结合有无肝大、脾大，以及后文所述的胆囊所见，进行综合判断。

②胆囊萎缩和胆囊壁增厚（图像②）。

⇒见于肝炎最严重时和严重黄疸的病例。由于肝细胞损害严重，肝的胆汁分泌减少和排泄障碍，因此可见胆囊萎缩。另外，关于胆囊壁的增厚，可能是由低蛋白血症、一过性的门静脉压过高、肝炎累及胆囊、胆囊淋巴流受阻引起，但目前尚无明确的结论。另外，胆囊的萎缩倾向于在黄疸减退后有所改善，增厚的胆囊壁大多在炎症缓解（转氨酶水平降低）后得以恢复。这种胆囊所见对于急性肝炎的诊断及随访观察是非常重要的临床过程，在检查时需要确认被检者是否曾进食。

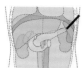

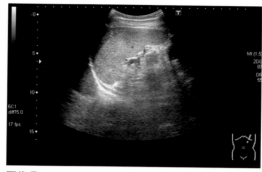

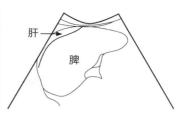

肝

脾

图像③

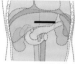

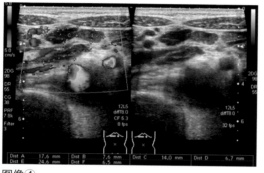

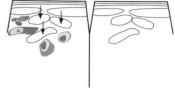

↓：淋巴结肿大

图像④

> **本例（图像①和②）的回声所见总结**
>
> 　　虽然没有出现肝大，但是肝内血管壁的回声水平明显上升，出现了胆囊的萎缩和显著的囊壁增厚，但不伴随胆囊肿大，考虑为急性肝炎的伴随症状。没有腹水。

> **图像①和②以外的特征性回声所见**
>
> 　　①肝大，边缘变钝。
>
> ⇒较轻的病例很少出现这种表现，多与正常图像无明显差异。
>
> 　　②轻度的脾大（图像③）。
>
> ⇒虽然发生的频率比较低，但是EBV感染引起的传染性单核细胞增多症患者常出现脾大。在极少数情况下，脾的头侧接触到肝（在体型较瘦的女性中居多），要注意测量脾时不要把肝包含在内。
>
> 　　③肝总动脉干周围、门静脉周围等部位出现反应性淋巴结肿大（图像④）。
>
> ⇒尽管在慢性肝炎中经常出现，但是在急性肝炎中也有同样的发现。

对急性肝炎病例随访观察过程中的注意要点

通常情况下，急性肝炎患者经过休息和对症治疗后几乎可以痊愈而没有后遗症。在轻型病例的超声检查中很少有特征性所见，因为大部分的病例是通过临床症状和血液学检查而被诊断的，所以应用超声检查的机会很少。但是，也有罕见的病例可能会向重型肝炎（肝功能不全）转化，患者会因持续性黄疸而出现胆囊的异常改变（图像②），凝血酶原时间下降，并出现肝萎缩。这时就需要通过超声检查进行密切观察。重型肝炎是严重的急性肝炎，患者可以出现意识障碍伴急性肝衰竭，病死率极高。在通常情况下，急性肝炎患者表现为肝大。但在重型肝炎病例中，肝实质会发生大范围的坏死，因此出现肝萎缩，肝实质呈均匀或不均匀回声，表现形式多种多样。需要特别注意的是那些肝实质回声均匀，同时伴有肝萎缩和腹水的病例（图像⑤）。

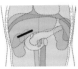
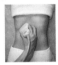
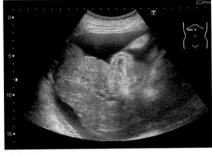
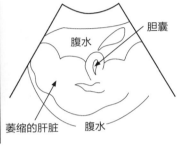

图像⑤

什么是重型肝炎？

重型肝炎是由肝炎病毒感染、药物过敏、自身免疫性肝炎等引起的，正常的肝脏在短时间内出现广泛的坏死，患者出现进行性黄疸、出血倾向及神经精神症状（肝性脑病）等肝衰竭症状的疾病。重型肝炎被定义为"首次出现发病症状8周以内凝血酶原活动度低于40%，出现昏迷性肝性脑病的肝炎"，又可进一步分为两种类型，即发病时间在10日以内的急性型和发病时间大于或等于11日的亚急性型。另外，肝性脑病出现在8～24周的病例被称为迟发性肝衰竭（late onset hepatic failure，LOHF）。2011年，根据消化系统疾病（难治性肝、胆道疾病）的调查研究结果，专家们制订出了急性肝衰竭的诊断标准。该标准定义为"在肝功能及肝储备功能正常的情况下发生的肝损伤，在初发症状出现后8周以内的严重肝功能障碍，凝血酶原活动度为40%以下或国际标准化比值（international normalized ratio，INR）为1.5以上"。急性肝衰竭尚未出现肝性脑病时，分为Ⅰ度"非昏睡型"和Ⅱ度"昏睡型"。因此，重型肝炎可以被认为是"急性肝衰竭，昏睡型"，在组织学上呈现为肝炎的表现。急性肝衰竭的预后根据分型而不同，经内科治疗的病例，其生存率分别为急性型49%，亚急性型24%，LOHF 13%。生存率也与病因有关，甲型肝炎的生存率特别高，包括亚急性型在内的生存率为57%。而乙型肝炎或可疑自身免疫性肝炎，其急性型和亚急性型的生存率都较低。另外，1998年以后，接受活体肝移植的病例增多，因此生存率有所提高，急性型为54%，亚急性型为41%，LOHF为29%。

肝脏❼ 肝脏弥漫性疾病③酒精性肝炎

大量饮酒导致肝功能障碍，可出现脂肪肝、肝纤维化、肝硬化、酒精性肝炎。肝硬化和肝纤维化的进展过程是"正常→肝纤维化→肝硬化"。脂肪肝是上述各种疾病的基础。如果患者存在酒精性肝功能障碍，再持续1个月左右的大量饮酒就会发展成为酒精性肝炎，这是酒精性肝功能障碍中最严重的疾病（急性重型肝炎）。临床上患者可以出现发热、压痛和明显的肝大、黄疸、从剑突处到右季肋部的动脉性杂音、白细胞增多等。

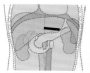

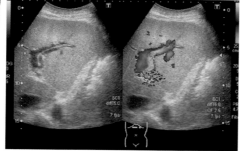
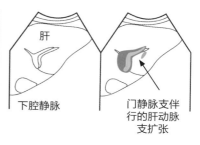

肝

下腔静脉

门静脉支伴行的肝动脉支扩张

图像①

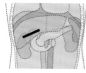
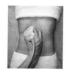
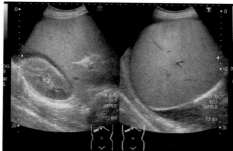
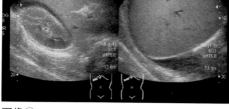

梳状声影

腹水

右肾

右侧胸水

图像②

这些图像中的回声所见

①肝大。
②没有衰减的亮肝。
③S3（左外叶下段）门静脉支伴行的肝动脉支扩张（假平行管征）。
④腹水及右侧胸水。

这些图像以外的特征性回声所见

①脾大。
②胆囊壁增厚。
③胆囊萎缩。
④侧支血管形成。

肝脏整体呈现明显的增大和没有衰减的亮肝，在肝表面有梳状声影。

实质部分回声均匀、细致。可见胸腹水。另外，还有酒精性肝炎多见的假平行管征。

要点提示　酒精性肝炎的诊断

酒精性肝炎有组织学诊断和临床诊断标准（文部科学省综合研究A，高田班）。典型的酒精性肝炎，肝活检可发现小叶中心肝细胞的气球样变性和坏死，以及以中性粒细胞为主体的炎症细胞浸润和马洛里小体（Mallory小体）等，由此可做出诊断。未实施肝活检者的临床诊断标准如下。①饮酒量的增加为发病的诱因。②血清转氨酶水平上升（以谷草转氨酶为主）。③血清总胆红素水平上升（2mg/dl以上，34μmol/L以上）。附加项目有腹痛、发热、白细胞增多、碱性磷酸酶水平上升（正常上限的1.5倍以上），γ-谷氨酰转肽酶水平上升（正常上限的2倍以上）。因为上述症状不明显的亚临床病例较多见，所以需要通过肝组织活检来确诊。

肝脏❽ 肝脏弥漫性疾病④慢性肝炎

慢性肝炎是指肝脏持续6个月以上的炎症，或患者有持续性的症状，组织学上存在以门静脉区域为中心的持续性炎症，表现为小圆形细胞浸润和纤维增生、门静脉增宽的慢性炎症性疾病。患者的转氨酶水平呈持续性上升。慢性肝炎的病因包括肝炎病毒（乙型、丙型肝炎病毒等）感染、酒精、自身免疫机制等。慢性肝炎的进展程度根据肝组织活检的病理学进行分类，临床上经常使用新犬山分类标准对肝纤维化（fibrosis，F）和炎症的活动性（activity，A）进行分类。

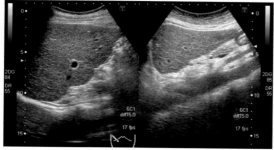
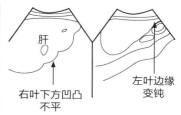

肝

右叶下方凹凸不平

左叶边缘变钝

图像①

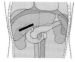

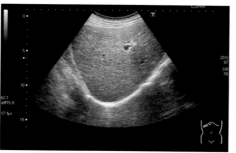
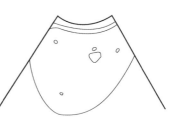

实质回声略粗糙

图像②

图像①和②中的回声所见

①肝（左叶）边缘轻度变钝（图像①的右图）。

⇒慢性炎症引起肝大，考虑因末梢循环障碍导致边缘的萎缩性改变。在患病期间和炎症较轻的情况下，很多时候观察不到这种变化。

②肝右叶下方凹凸不平的图像特征（图像①的左图）。

⇒从右肋间观察肝右叶下方时，可观察到类似的局部突出表现。这样的形态变化高度提示可能是酒精所致的慢性肝炎病例。

③肝实质的回声特征为粗糙、不均匀（图像①和②）。

⇒轻度的不均匀。在患病初期和炎症较轻的情况下，很多时候观察不到这种变化。

本例（图像①和②）的回声所见总结

尽管没有出现左叶增大和右叶萎缩，但是肝左叶边缘角度变钝，实质回声也较粗糙，怀疑为慢性肝炎。没有出现腹水。

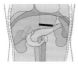

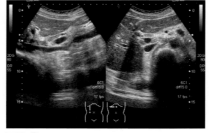
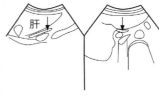

↓：肝总动脉干周围肿大的淋巴结

图像③

图像①和②以外的特征性回声所见

随着患病时间的延长，肝组织也会出现相应改变。轻度慢性肝炎时，在组织学上，多数情况下肝的形态和实质的回声特征没有明显的异常改变，但有时会发现肝总动脉干和肝门部周围的淋巴结肿大（图像③）。伴随肝炎而出现的反应性淋巴结肿大，其形态并不是圆形，而是扁平的。特别是在肝总动脉干淋巴结（第8组）处观察到的频率较高，在剑突部纵向扫查时显示动脉周围的钩状或"乙"字状的形态。随着慢性肝炎的进展，肝边缘逐渐变钝，肝实质的回声图像也变得粗糙，右叶萎缩和左叶增大的倾向明显，逐渐可观察到肝硬化的图像表现。但是增大的程度会有差别，多数病例还会出现脾大。

要点提示　肝总动脉干淋巴结肿大的意义

在慢性肝炎和肝硬化病例中，经常可观察到肝总动脉干淋巴结（胃癌处理规范中的第8组淋巴结）的扁平样肿大。另外，在急性肝炎、自身免疫性肝炎、原发性胆汁性肝硬化等患者中也可看到这种表现。如果仔细观察的话，在正常个体中也能显示肝总动脉干周围扁平的淋巴组织。可以推测，淋巴结肿大的机制是由肝的炎症、淋巴回流的减慢、免疫系统功能亢进等引起。当仔细观察周围时，多数情况下可发现门静脉周围的肝十二指肠韧带内淋巴结（第12组）和胰头后部扁平的淋巴结（第13组）肿大。但是，即使看到了这些肿大的淋巴结，也不能确认就是慢性肝炎引起的，其他炎症性疾病时也都可以出现肿大淋巴结，所以在诊断上一定要注意。

要点提示　网状特征（下图）

虽然网状特征被认为是乙型肝炎所致的肝硬化表现，但是进行性慢性乙型肝炎病例也可以出现这种表现。与乙型肝炎时肝脏整体呈现的网状特征不同，丙型肝炎导致的肝硬化，其内部呈现不规则的粗糙回声，并可出现弥漫性的、直径为5~10mm、大小不等的低回声区，在这些低回声区之间可见小网状结构。另外，丙型肝炎导致的肝硬化，与乙型肝炎所致的肝硬化相比也会出现右叶萎缩、左叶增大、肝边缘变钝，肝表面粗大的凹凸变形明显，但肝实质很少像乙型肝炎所致的肝硬化那样表现为回声不均匀。

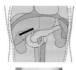
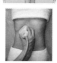
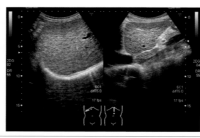
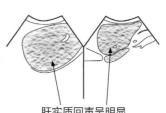

肝实质回声呈明显的粗糙、不均匀

肝脏⑨ 肝脏弥漫性疾病⑤肝硬化

　　慢性肝炎继续进展，肝中会产生再生结节；由于纤维化形成，肝表面出现了凹凸不平的表现，呈现出肝硬化的特征性图像。肝硬化是各种原因导致的无法治愈的肝损害，是慢性经过的最后结局。肝硬化的定义如下。①肉眼可见有结节形成。②门静脉区域或中心静脉（或者肝静脉）间纤维隔形成。③存在肝小叶结构错构。④呈现弥漫性改变。形态学上，根据肉眼所见的结节的性状而将肝硬化分为5型，即甲型（间质宽、结节大，重型肝炎等的坏死后性）、乙型（间质的宽度狭小，大小结节混合在一起；慢性病毒性肝炎等的肝炎后性），以及亚型甲'型、乙'型和F型（小结节性的脂肪性肝硬化，酒精所致）。

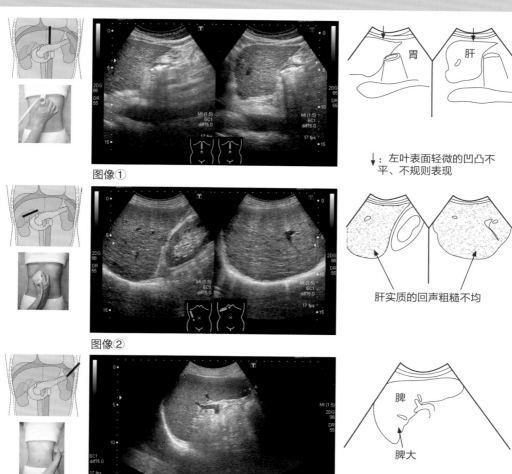

图像①

↓：左叶表面轻微的凹凸不平、不规则表现

胃　　肝

肝实质的回声粗糙不均

图像②

脾

脾大

图像③

①肝左叶表面细小的凹凸像（图像①）。

⇒严重肝纤维化时，肝脏整体呈结节样改变，角度变钝，肝表面因为再生结节而表现为弥漫性丘状或者半球状的凹凸不平征象。这些结节的形成使肝表面呈现出不规则图像，是强烈提示肝硬化的有力证据。要评价有无结节形成，是否向肝表面腹壁侧、肝背面（特别是肝左外叶区域和肝右后叶区域）、尾状叶表面突出，并对胆管床的情况等进行评价，因此有必要对这些部位进行确认。

②肝实质回声呈粗糙化的特征（图像②）。

⇒肝实质回声明显不均匀。在进展性的病例中，可观察到在肝被膜下5mm左右的范围内出现多个约1cm的散在性低回声病变。再生结节（regenerative nodule，RN）和异型增生结节（dysplastic nodule）与早期肝细胞癌较难通过B型超声来鉴别，需要经验的积累。因此，在肝硬化的病例中出现类似肿瘤像时，首先按可疑肝细胞癌进行详细检查。

③脾大（图像③）。

⇒确认有无伴随的脾大。

典型病例表现为肝右叶明显萎缩，肝左叶代偿性增大的图像。尾状叶增大也很常见。诊断肝硬化时，肝表面不规则的特征（细微的不规则和明显的凹凸像）可作为重要的诊断依据，这种改变也需要在肝背面的表面得到确认。另外，酒精性肝硬化与病毒性肝硬化相比，前者形成的是小结节性的假小叶，肝表面的凹凸像比病毒性肝硬化微小，因此要放大画面并使用高频探头进行观察。肝实质的回声特征也是粗糙的，肝内血管（肝静脉和肝内门静脉的二次分支以后）的内径会出现不同程度的狭窄。因为肝硬化患者发生肝细胞癌的频率高，因此需要仔细观察。萎缩的肝右叶和腹壁之间产生的空间，由于有肠管和大网膜进入而使观察变得困难。受这种不良条件的影响，需要转换体位并运用肋间扫查对肝内部进行观察。另外，虽然脾大和腹水都是伴随肝硬化的重要表现，但是约30%肝硬化患者不伴有脾大，诊断有无脾大对患者的预后是不一样的。另外，由于低蛋白血症、门静脉高压、淋巴回流的淤滞等，患者经常会出现胆囊壁层状（水肿样）增厚、胆管扩张、胆结石（多为胆色素结石）、肝总动脉干周围淋巴结肿大等。

肝硬化分为代偿期和失代偿期，肝功能Child-Pugh分级见下页表。对于发展至失代偿期的肝硬化，除出现前文所述的腹水和胆囊壁层状增厚（由于低蛋白血症和门静脉血流量降低）外，还可见门静脉压亢进所致的门静脉侧支循环建立（胃左静脉扩张、脐旁静脉再开放、脾肾分流等）的超声表现。胃左静脉的扩张显示为邻近肝左叶背面的蛇形扩张的血管。脐旁静脉从门静脉矢状部经肝圆韧带，由腹壁向下走行到脐部血管。脾肾分流显示为从脾门部向左肾门部相连的血管。因此在门静脉高压病例中，门静脉的血流可以出现逆流，一定要应用彩色多普勒检查肝内门静脉主干和脾静脉的血流方向。

Child-Pugh 分级

评分		1分	2分	3分
肝性脑病 / 级		无	1～2（轻度）	3～4（有时昏睡）
腹水		无	少量（可能）	中等量（控制不良）
总胆红素浓度 / μmol·L⁻¹		<34	34～51	>51
原发性胆汁性肝硬化时总胆红素浓度 / μmol·L⁻¹		<68	68～170	>170
白蛋白浓度 / g·L⁻¹		>35	28～35	<28
凝血酶原时间	绝对值 / s	<4	4～6	>6
	百分比 / %	<40	40～70	>70

注：A级为5～6分，B级为7～9分，C级为10分以上（包括10分）。该分级标准简便、有意义，但是对临床症状隐匿者进行判断时会比较困难。

本例的回声所见总结

虽然没有看到肝萎缩，但是出现了肝左叶表面不平整和实质回声粗糙，以及脾大。肝表面及肝实质的这种变化强烈提示为肝硬化可能。另外，患者还没有出现腹水。

要点提示　观察腹水时的注意要点

肝硬化合并腹水的病例比较多，但是当腹水量极少时，通常只能在肝肾隐窝（莫里森囊）中看到腹水（图1），或在肝右叶表面见到少量腹水（图2，右侧）。在这种腹水量很少的情况下，要采取压迫扫查，使肝表面和腹壁贴紧，不要忽略存在腹水的可能性（图2，左侧）。有腹水时，不能实施肝组织活检和肝细胞癌穿刺治疗（经皮射频消融疗法，RFA），因此确认有无腹水非常重要。在腹部的超声检查中，压迫扫查是很好的扫查方式，一直被重视。但有时不仅需要用力压迫，偶尔也需要以较轻的力量进

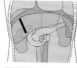
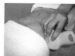
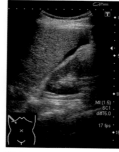
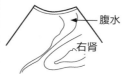

行扫查，从而使腹壁正下方的病变变得明显，而不是一味地采取探头压迫扫查。应根据具体情况使用恰当的力量进行扫查，可以说这是提高诊断水平的诀窍。

图1

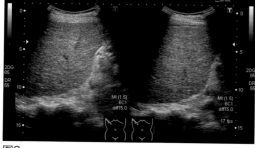
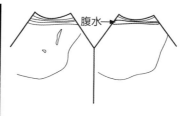

图2

肝右叶实质粗糙、不均匀

对于没有慢性肝炎的人，其门静脉侧支循环通路（图1）是看不到的。作为强烈提示肝硬化的诊断指标，门静脉侧支循环非常重要，具体特征如下所示。

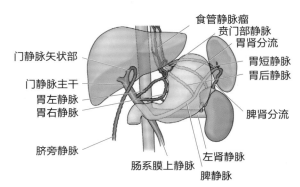

图1　门静脉侧支循环

①胃左静脉（胃冠状静脉）的扩张（图2）。

胃左静脉是脾静脉与门静脉合流部附近的属支，沿胃小弯向腹部食管走行。胃左静脉在正常人中也可显示，但是直径不超过5mm。在门静脉高压病例中，胃左静脉扩张显示为弯曲蛇行状或串珠状的异常扩张图像。很多病例在内镜检查中都被确认存在食管静脉瘤。

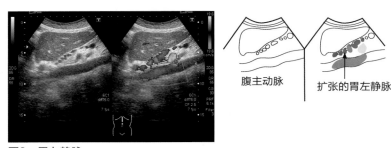

图2　胃左静脉

②脐旁静脉的再开放（图3）。

脐旁静脉是胚胎期的残留物，虽然通常不具有功能，但在门静脉高压时会再次开放，在腹壁内可显示出迂曲的异常血管。脐旁静脉从门静脉左支矢状部顶部的肝圆韧带内经肝实质，在腹壁上向脐部走行。如果追踪这一侧支循环通路，要从脐部向下腹部扫查，确认其血液流入左侧或右侧的髂静脉。

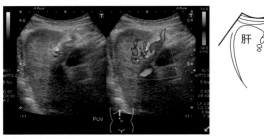
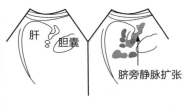

图3　脐旁静脉

③ 脾肾分流（图4）。

如果确认在脾门部有扩张、迂曲似蛇行状的异常静脉，并向左肾门延伸，可考虑存在脾肾分流。由于存在粗大的脾肾分流短路，脾静脉相较于门静脉主干变得非常细，多普勒法显示脾静脉会有逆流，需注意观察。另外，如果存在这个短路的话，最好要记录左肾静脉扩张的情况。

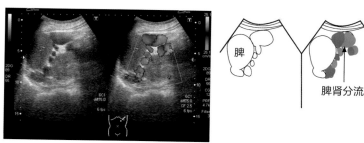

图4　脾肾分流

④其他的侧支循环通路。

脾门部的侧支血液循环朝向头侧流动时，是通过胃短静脉的侧支循环路径，临床上考虑可能存在胃静脉瘤。胃静脉瘤较严重时，可以在胃上部的腔内显示弯曲曲折的异常血管像。另外一种情况较少见，是在腹主动脉分支部附近出现向下腹部延伸的增粗的蛇行状的血管，可形成肠系膜静脉瘤（mesenteric varices）。虽然向头侧进行连续性追踪可确认为肠系膜静脉，但一般在右下腹部出现时考虑为肠系膜上静脉瘤，在左下腹部出现时考虑为肠系膜下静脉瘤。它们均通过卵巢（精索）静脉回流到下腔静脉，但通常在B型超声下很难把握血流情况，必须将B型超声与彩色多普勒超声联合应用，才能确认血流的方向和分流位置。

要点提示　**病毒性肝炎的进展及伴随的肝形态变化**

随着肝炎的进展，肝角变钝，肝表面形态不规则，整个肝呈结节样改变。c型为从肝表面向实质内部形成明显的结节，d型则是在肝内形成半球状的结节。最终在肝表面形成半球状的结节，形成明显的凹凸变形，呈现肝硬化进展期的表现。与组织学的大致对比：a，慢性肝炎（轻度）；b，慢性肝炎（重度）；c，早期肝硬化；d，完全性肝硬化。

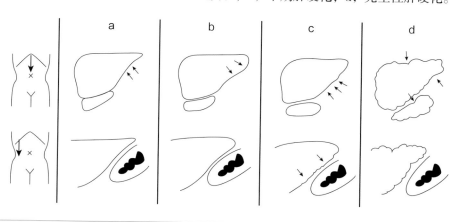

肉眼上根据结节的形态，将肝硬化分为5型。

①甲型（间质内出现广泛性的较大结节，为重型肝炎等坏死后性改变）。

②甲'型（甲型的亚型）。

③乙型（间质内出现广泛性、大小不等的结节，为病毒性肝炎等肝炎后改变）。

④乙'型（乙型的亚型）。

⑤F型（小结节性脂肪肝性肝硬化，由酒精性原因引起）。

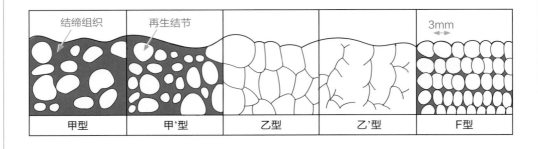

胆囊❶ 急性胆囊炎

约90%的急性胆囊炎是由于结石的存在导致机械性黏膜损害，以及结石嵌顿导致胆汁引流障碍，淤滞的胆汁酸对黏膜造成刺激，再加上细菌感染，从而发生病理改变。主要症状是右上腹疼痛和压痛，多伴有发热。严重者伴有腹膜刺激症状，壁间形成脓肿或胆囊穿孔而在胆囊周围形成脓肿，进一步可形成肝脓肿。

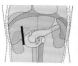

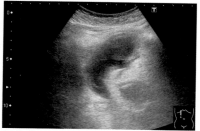
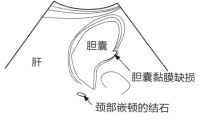

图像①

肝　胆囊　胆囊黏膜缺损　颈部嵌顿的结石

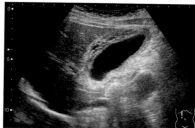
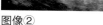

图像②

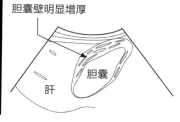

胆囊壁明显增厚　胆囊　肝

图像①中的回声所见

①高张力性胆囊肿大。
②可见胆泥（sludge）。
③结石嵌顿在胆囊颈部。
④胆囊壁增厚（3mm以上）。
⑤胆囊黏膜壁缺损的表现。

图像①以外的特征性回声所见

①胆囊壁增厚（图像②）。
　囊壁内1～3层的层状结构（高、低、高回声）清晰可见。低回声层反映胆囊壁的水肿或浆膜下的坏死。
②胆泥的出现。
③严重的病例，增厚的囊壁内部可形成壁内脓肿，表现为局限性低回声区；向周围穿孔时，局部可见积液（如果周围没有形成脓肿，是由于局部的穿孔被覆盖）。一旦脓肿突破胆囊，则张力大的胆囊会消失，胆囊周围或肝右叶等部位出现积液。

胆囊肿大及囊壁增厚，内部出现胆泥。结石嵌顿在胆囊颈部。黏膜面可见缺损，考虑为一部分胆囊壁出现坏疽的可能性。

要点提示　急性胆囊炎的注意要点

原因多是结石嵌顿导致的胆汁引流受阻、胆汁淤滞，因此以胆囊颈部为中心确认是否有结石嵌顿的表现。因为进食会引起胆囊收缩，餐后胆囊壁呈增厚表现，一定要确认有无进食。另外囊壁的增厚不一定是胆囊炎发病后最明显的表现，有必要进行追踪与随访。在超声检查时如果用探头压迫肿大的胆囊，则会发现与胆囊体表投影位置一致的最大压痛点（sonographic Murphy sign）。这个所见对诊断急性胆囊炎非常有帮助。另外，也存在急性胆囊炎与隐匿性胆囊癌并存的情况，所以需要注意。

胆囊❷ 胆囊腺肌症

胆囊腺肌症是胆囊黏膜上皮及肌肉组织过度增生而形成的囊壁增厚。胆囊的结构特征性罗–阿窦（Rokitansky-Aschoff sinus，RAS）向肌层或者浆膜下层呈憩室样内陷，形成囊壁增厚的囊性结构，很多伴随着彗星尾征。

根据病变的部位与形状，胆囊腺肌症分为局限型、节段型和弥漫型。

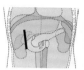

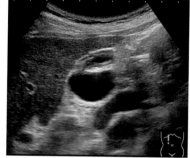
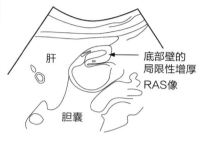

图像① 局限型

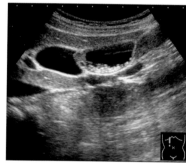
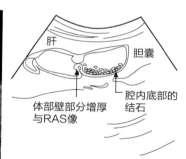

图像② 分段型

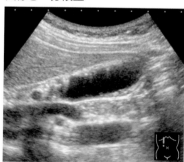
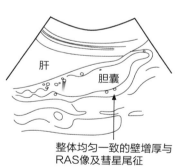

图像③ 弥漫型

①胆囊体底部囊壁局限性增厚（局限型）。

②增厚的囊壁内呈现RAS。

图像①以外的特征性回声所见

①节段型（图像②）。

体部的囊壁部分增厚，呈现向腔内突出的"三角征"。

囊壁内呈现RAS，腔内底部小结石。

②弥漫型（图像③）。

从颈部到底部出现广泛性的均匀性囊壁增厚。

壁内呈现RAS或散在的彗星尾征。

本例［胆囊腺肌症（局限型），图像①］的回声所见总结

胆囊体部大体正常，仅在体底部出现局限性的囊壁增厚，增厚的囊壁内呈现RAS。

要点提示　胆囊腺肌症的注意要点

　　胆囊腺肌症合并结石的概率很高，要对其合并结石的情况进行更详细的观察。在观察较为困难的情况下，应积极地采取体位变换以对胆囊全部进行仔细观察。另外，对底部进行局部观察时最好用高频探头，可获得更多的诊断信息。近年来，胆汁淤积致癌的可能性明显增加。特别是结节型胆囊腺肌症的底部侧黏膜，因长期的胆汁淤积（高龄者居多）而容易形成癌。

胆囊❸ 慢性胆囊炎

慢性胆囊炎是发生于胆囊的慢性炎症，多与胆结石的存在有关。胆结石通过堵塞胆囊颈部和胆管，在胆管内引起胆汁淤滞，在其基础上并发细菌感染而发病。有时胆结石不造成胆囊炎，而有时胆囊炎并不合并结石。后一种情况比较罕见，其病因之一是术后长期的静脉内营养引起胆汁淤滞。总之，因机械性刺激反复造成炎症，胆囊壁的结缔组织增生，囊壁增厚。

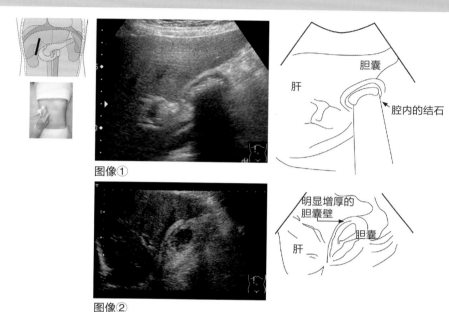

图像①

图像②

图像①中的回声所见

①胆囊萎缩。
②结石伴声影及囊腔缩小。
③胆囊壁增厚并呈现高回声（3mm以上）。

图像①以外的特征性回声所见

①胆囊壁增厚（图像②），呈现全周性的不规则及增厚。典型病例可显示比较完整的、以低回声（第2层）为主、黏膜面（第1层）高回声的增厚。
②可见胆泥。

本例（图像①）的回声所见总结

胆囊萎缩及囊壁增厚，腔内存在结石，囊腔缩小。
胆囊壁呈高回声伴纤维化。

要点提示 慢性胆囊炎的注意要点

因为慢性胆囊炎是胆囊壁受机械性刺激而反复发生的炎症，胆囊壁几乎全层可发生纤维性增生。但是，仅仅凭囊壁的增厚并不能诊断慢性胆囊炎。必须知道餐后胆汁分泌的变化（右图），以及伴随肝损害的低蛋白血症或淋巴回流障碍时均会发生这种变化。如右图所示，必须确认患者是否进食。另外，也需要注意慢性胆囊炎与隐匿性胆囊癌并存的情况。

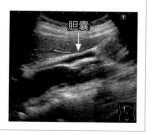

胆囊❹ 胆囊息肉

胆囊息肉是胆管黏膜固有层内聚集了吞噬胆固醇酯等的组织细胞（泡沫细胞）而形成的向胆囊腔内隆起的病变，属于肿瘤样病变，分为腺瘤和息肉过度生长等。日常诊疗中遇到最多的是胆固醇性息肉，但临床上无重要意义，大部分病例只需进行观察即可。胆囊息肉呈粒状或桑葚状的高回声隆起性病变，直径多在5mm以下，常为多发。

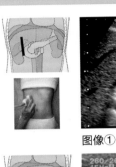
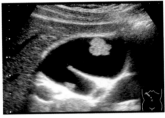
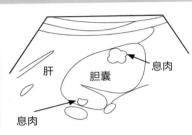

图像①

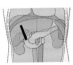
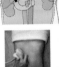
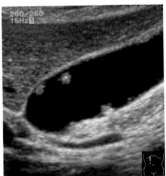
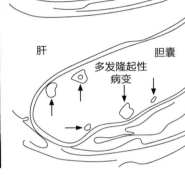

图像②

图像①中的回声所见

①确认胆囊底部及颈部隆起性病变。

②底部病变的直径为12mm，附着部的蒂比较细。

③外形呈桑葚状。

④没有出现胆囊壁增厚及黏膜面不规则等表现。

图像②中的回声所见

①在胆囊体部发现数个隆起性病变。

②直径均小于10mm，附着部的蒂较细或呈游离状。

③外形呈颗粒状或桑葚状。

④没有出现胆囊壁增厚或黏膜面不规则等表现。

本例（图像①）的回声所见总结

胆囊底部直径为12mm的隆起性病变。病变呈桑葚状，由细蒂与胆囊壁相连。没有出现胆囊壁增厚或黏膜面不规则等表现。

要点提示 **如何与胆囊结石、胆囊癌相鉴别？**

　　胆囊息肉通过细蒂附着在胆囊壁上，也可以观察到其随心脏搏动而呈钟摆样摆动。通过观察有无声影和是否随着体位变动而移动，可与胆囊结石相鉴别，偶尔也会出现鉴别困难的情况。但是，如果临床上没有发现大的问题，没有出现局限性囊壁增厚等其他表现，就不需要花费太多精力来鉴别。与胆固醇性息肉相比，腺瘤的回声往往偏低。胆囊息肉与胆囊癌的鉴别才是最主要的问题。胆囊癌时肿瘤直径一般较大（10mm以上），附着部的基底部较宽，外形不规则。如果有这些表现，则恶性的可能性很高。但是应该认识到，也有些上皮内癌很难严格地与腺瘤相鉴别。对于肿瘤直径10mm以上的胆囊息肉样病变，其恶变的可能性会增大，治疗上多选择切除胆囊。在随访观察过程中，如果观察到回声水平发生了变化或直径增大的情况，使用超声设备的局部放大功能进行放大，或者使用分辨率高的高频探头，详细地观察其形状及其与囊壁的附着部。另外，也有发育缓慢的病变，所以不仅要与上次检查结果相比较，还要与最初的检查结果进行比较，这也很重要。

胆囊❺ 胆囊癌

胆囊癌是指胆道系统恶性肿瘤中发生在胆囊部位的恶性肿瘤，有的学者认为多合并胆石症。根据形态，胆囊癌分为局限型、浸润型、混合型三种。局限型多见于早期胆囊癌。另一方面，浸润型和混合型容易出现对肝的直接浸润、淋巴结转移和向其他器官转移，多是进展性的胆囊癌。因此，在超声检查中进行进展程度的评价很有意义。

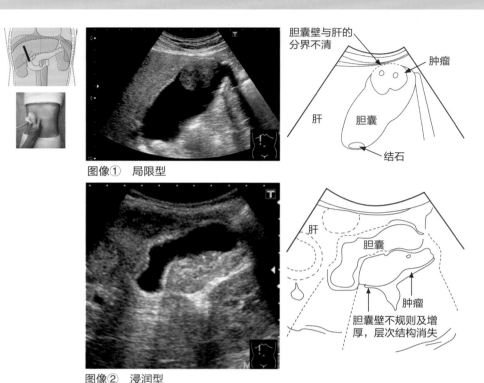

图像① 局限型

图像② 浸润型

图像①（局限型胆囊癌）中的回声所见

①胆囊底部直径为35mm的隆起性病变。
②隆起性病变的附着部基底部宽。
③肿瘤的回声水平为低回声。
④肝床侧的胆囊壁（浆膜面）部分边界不清楚。

图像②（浸润型胆囊癌）中的回声所见

①胆囊体部囊壁中心出现不规则增厚。
②囊壁的层次结构分辨不清。
③肿瘤的回声水平为低回声。
④肝床侧的胆囊壁（浆膜面）部分边界不清楚。

本例（局限型胆囊癌，图像①）的回声所见总结

胆囊底部直径为35mm的隆起性病变。隆起性病变的附着部基底部较宽，实性肿瘤呈低回声。肝床侧的胆囊壁（浆膜面）部分边界不清楚，可疑向肝直接浸润。

要点提示　如何对胆囊癌的进展程度进行评价？

在评价胆囊癌的进展程度时，应考虑病变是局限型还是弥漫型、其回声水平的高低、隆起性病变的表面是否规则、与邻近脏器的边界是否清晰，以及有无淋巴结转移等。为了得到这些有价值的诊断依据，需要积极使用高频探头，使用超声设备的局部放大功能进行放大，详细观察病变的形状和囊壁的状态。然而，超声检查对所有隆起性病变的鉴别能力较有限，在随访观察过程中如果发现回声水平发生变化或病变增大时，考虑发生恶变的可能性增大，多选择胆囊切除术。另外，需要注意与胆囊腺肌症并存的情况。

胰腺❶ 胰腺癌

　　胰腺恶性肿瘤可分为来源于胰腺上皮的恶性肿瘤（即胰腺癌）和来源于胰腺间质的恶性肿瘤（即肉瘤），发病率最高的是上皮性的胰腺癌。胰腺癌有实性和囊性之分，实性胰腺癌以胰管来源的浸润性胰管癌为代表，囊性胰腺癌来源于黏液性囊性肿瘤（mucinous cystic neoplasm，MCN）和胰腺导管内乳头状黏液瘤（intraductal papillary-mucinous neoplasm，IPMN）的恶变。胰腺内分泌肿瘤包括胰腺内分泌癌等。通常所说的胰腺癌是指来源于胰管的恶性浸润性胰管癌。另外，浸润性胰管癌有乳头状腺癌、管状腺癌等类别，临床上管状腺癌占大多数。

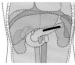

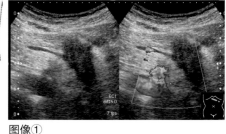

图像①

SMA：肠系膜上动脉（没有血流信号）

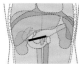

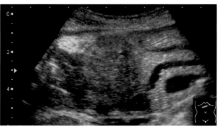

图像②

SMV：肠系膜上静脉

图像①中的回声所见

　　①胰腺体尾部大小为50mm×20mm、形态不规则的低回声肿瘤。
　　②肿瘤的轮廓清楚，外形不规则。
　　③内部为低回声，回声欠均匀。
　　④肿瘤背侧走行的脾静脉血流未显示（强烈提示浸润的可能性）。

图像①以外的特征性回声所见

　　①肿瘤尾侧的主胰管扩张（图像②）。
　　②主胰管的扩张形态呈平滑或串珠状。
　　③尽管肿瘤内部多呈均匀或不均匀的低回声，但是肿瘤增大后，中心部可出现高回声区。
　　④肿瘤的轮廓清晰且不规则的情况较多，但如果受肿瘤尾侧的梗阻性胰腺炎的影响，则部分轮廓可变得不清楚。

本例（图像①）的回声所见总结

　　胰腺体尾部轮廓清楚、外形不规则的肿瘤。肿瘤的内部回声为低回声，回声欠均匀。尾侧胰管的扩张不明显。彩色多普勒显示脾静脉的血流信号缺损，怀疑浸润到脾静脉。

要点提示　如何认识胰腺癌？

　　很多胰腺癌呈进展性，胰头癌多伴有胆管浸润和十二指肠浸润。胆管浸润引起的胆汁淤滞导致肝内胆管扩张和胆囊肿大。十二指肠浸润造成十二指肠黏膜溃疡，是导致上消化道出血的原因，可引起十二指肠狭窄、消化道梗阻。胰腺体尾部癌与胰头癌不同，很少引起黄疸，但有时会向胃、结肠、脾浸润。另外，很多胰腺癌可侵及血管，有时伴有门静脉（肠系膜上静脉和脾静脉）及周围动脉（腹腔干、肝动脉、脾动脉和肠系膜上动脉）的浸润。因肿瘤使其尾侧的胰管完全或不完全闭塞，大多伴有主胰管扩张、实质萎缩和变薄等梗阻性胰腺炎的表现。

胰腺❷ 胰腺囊性肿瘤

胰腺囊性肿瘤分为黏液性和浆液性两类，前者分为黏液性囊性肿瘤（MCN）和胰腺导管内乳头状黏液瘤（IPMN），后者即为浆液性囊性肿瘤（serous cystic neoplasm，SCN）。其中在日常诊疗中遇到最多的是IPMN，根据病变的发生部位又分为分支型、主胰管型和混合型。但是，在胰腺肿瘤性病变中，以胰腺癌为代表的实性肿瘤也伴随着囊性变，因为两者会混合存在，所以需要注意鉴别诊断。

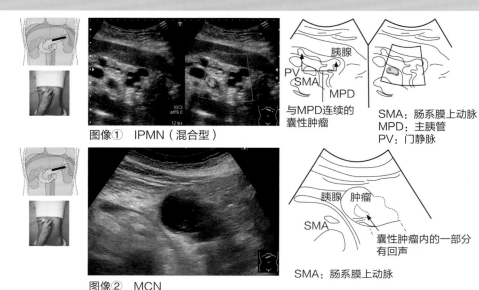

图像① IPMN（混合型）

与MPD连续的囊性肿瘤

SMA：肠系膜上动脉
MPD：主胰管
PV：门静脉

图像② MCN

囊性肿瘤内的一部分有回声

SMA：肠系膜上动脉

图像①（IPMN，混合型）中的回声所见

①胰头部和胰体部与主胰管相连续性的囊性肿瘤。
②胰腺体尾部的病变呈葡萄状。
③囊性肿瘤的内部没有出现结节性病变。
④主胰管的内径小于5mm。

图像②（MCN）中的回声所见

①胰尾部大小为40mm×20mm、边界清楚且平滑的囊性肿瘤。
②肿瘤的一部分呈分隔样，内部有回声。
③没有观察到与主胰管存在明显的连续性。

本例（IPMN，图像①）的回声所见总结

胰头及胰体部的主胰管内连续性的囊性肿瘤。主胰管内径为2mm左右，主胰管没有出现扩张。胰腺体尾部的病变呈葡萄状，病变内部没有出现结节性病变。

要点提示　　IPMN 与 MCN

在2012年版的IPMN/MCN国际诊疗指南中，主胰管型IPMN的主胰管呈局限性或弥漫性扩张，其内径常大于5mm。如果主胰管内径大于10mm，或囊性病变内的造影结果显示有结节存在，或胰头部囊性病变伴有梗阻性黄疸，均提示恶性的可能性很大，因而推荐手术治疗。另外，可疑性病变则包括以下几种。①内径3cm以上的囊性病变。②造影结果显示囊壁增厚。③内径5～9mm的主胰管扩张。④造影结果未显示囊性病变内结节。⑤胰尾部萎缩伴有主胰管狭窄。⑥采用超声内镜（EUS）检查发现有淋巴结肿大。如果存在上述任意一种表现的话，就可考虑手术治疗。根据IPMN的主要分类，可以知道良性肿瘤的恶变与原发恶性肿瘤其恶性风险是不同的。另外，典型的MCN好发于中年女性的胰腺体尾部，具有厚的纤维性被膜，形似橘子；对于具有内部构造的肿瘤，在病理学上可观察到卵巢型间质。虽然在治疗上经常推荐行外科切除，但是对于直径小于4cm且没有壁内结节的病例，也可以进行随访观察。指南每经过几年都必须进行修订，仔细地搜集各种病变的特征很重要。为此有必要了解最新的知识。另外，因为超声检查技术（胰腺显示法）对该领域有很大的帮助作用，所以平时要注意积累知识和提高技术。

胰腺❸ 自身免疫性胰腺炎

自身免疫性胰腺炎通常是由于梗阻性黄疸而发病，某些特殊类型可伴有胰腺肿瘤形成，其组织学特征为淋巴细胞和浆细胞的高度浸润和纤维化，对类固醇类药物的治疗十分敏感。自身免疫性胰腺炎的病因不明，是日本学者提出的疾病概念。在日本，大部分的自身免疫性胰腺炎患者都伴有血清IgG4升高和IgG4阳性浆细胞显著浸润的胰外病变（硬化性胆管炎、硬化性唾液腺炎、腹膜后纤维化等），因此该病被认为是IgG4相关的胰腺病变。

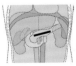

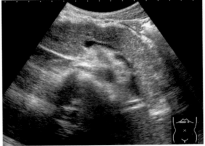
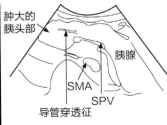

图像①

SMA：肠系膜上动脉　SPV：脾静脉

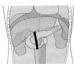
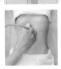
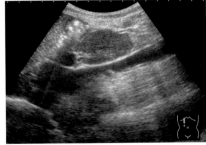

图像②

IVC：下腔静脉

这些图像中的回声所见

①胰头部呈圆形肿大。

②呈边缘比较平滑的均匀低回声。

③肿大的胰腺实质内可显示出全程胰管（导管穿透征）。

这些图像以外的特征性回声所见

①胰腺整体呈香肠样肿大（这种表现特异性很高）。

②肿大部位多呈低回声。

③胰腺内胆管狭窄，导致其上方的胆管扩张。

④也可合并胰管结石。

本例的回声所见总结

胰头部呈圆形肿大，呈边缘比较平滑的均匀低回声。肿大的胰腺实质内可显示出全程胰管。

要点提示　如何与胰腺肿瘤性病变相鉴别？

胰腺局限性肿大时，最重要的是与胰腺癌或假性囊肿形成性胰腺炎相鉴别。近年来，许多学者报道了应用超声造影来鉴别自身免疫性胰腺炎与胰腺癌，因此超声造影的实用性很强。典型的超声造影所见：自身免疫性胰腺炎时肿瘤全部增强，多不显示肿瘤血管；而胰腺癌时只有肿瘤的边缘增强，可显示出肿瘤血管。

但是，由于炎症程度不同，造影的效果相差较大，希望今后多进行总结。

胰腺❹ 急性胰腺炎和慢性胰腺炎

　　胰腺可形成消化食物的多种消化酶（淀粉酶），是促进肠道分泌、食物消化的重要器官。各种原因导致胰腺内的胰腺淀粉酶被活化，从而对胰腺和周围组织进行消化的急性炎症为急性胰腺炎，慢性、持续性、非可逆性、进行性的炎症即慢性胰腺炎。男性的发病率比女性高2倍，30%被认为是由酒精引起，25%是由结石引起。患者表现为突然发作的上腹部剧烈疼痛、背部疼痛、恶心和呕吐等症状，腹痛逐渐增强，持续加重。重要的是要与消化道穿孔、急性胆管炎、肠梗阻、肠系膜动脉闭塞、急性主动脉夹层等急腹症相鉴别。在老年人初发的急性胰腺炎中，需要注意是否有隐匿性胰腺癌。大多数轻型急性胰腺炎经过1周左右的治疗病情可得到改善，多数情况下不留后遗症而痊愈。轻型急性胰腺炎不伴随胰腺的循环障碍，呈现以水肿为主的间质性水肿型胰腺炎的形态，炎症仅局限在胰腺周围，一般只有轻微的临床症状。另一方面，10%～20%的患者会发展成为重症胰腺炎，因某些原因而并发胰腺的循环障碍，则发展成为坏死性胰腺炎。坏死性胰腺炎时，炎症不仅局限于胰腺，还在腹腔内广泛地进展。重症患者的病死率高达8%，长时间内留有后遗症。

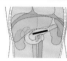

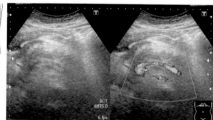
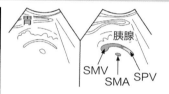

SMA：肠系膜上动脉　　SPV：脾静脉
SMV：肠系膜上静脉

图像① 急性胰腺炎

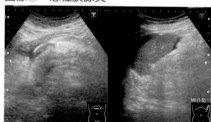
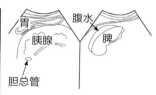

图像② 急性胰腺炎

这些图像中的回声所见

①整个胰腺肿大。
②胰腺实质低回声与高回声混合存在。
③胰腺与周围脏器（胃等）和组织的分界不清楚（边界不清楚部分呈高回声，强烈提示有炎症波及）。
④脾静脉不清楚，但是没有闭塞与狭窄。
⑤腹水。

这些图像以外的特征性回声所见

①胰腺周围有积液。
②有无胸水与腹水，如胰腺周围及双肾周围、膈肌附近。
③由于炎症，有时会发生门静脉血栓形成。

本例的回声所见总结

　　整个胰腺的轮廓不清楚，呈弥漫性肿大。内部回声为低回声与高回声混合存在，呈斑点状。主胰管没有出现扩张。与胃及周围脏器的分界有高回声，可疑有炎症波及。另外，肝、脾周围有腹水。胆囊也出现肿大，有胆汁淤积。

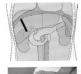

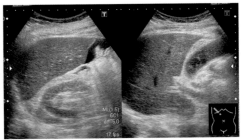
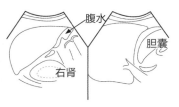

图像③　急性胰腺炎

怀疑有急性胰腺炎？

　　急性胰腺炎的影像学诊断包括4个要素：有无急性胰腺炎的诊断（存在诊断）、病因的诊断、病变扩大的诊断（严重程度诊断）、并发症的诊断。尽管影像学诊断方法有很多，但应根据各自的诊断目的、方式、特征和并发症等进行选择。对于疑似急性胰腺炎的病例，超声检查是首先要选择进行的检查；但是在重症病例中，多数情况下在观察胰腺时患者会主诉压痛，由于疼痛而无法进行充分的观察，且由于肠道气体的积存等，显示率未必良好。因超声检查对肠系膜根部和后腹膜的炎症性变化的显示率较低，其作用有限。

　　在轻症病例中，胰腺轮廓不明确的情况较少；但是随着病情的恶化，轮廓会变得不明确。关于胰腺实质的图像，水肿型胰腺炎中大多显示为低回声；坏死性胰腺炎中，高回声和低回声不规则地混杂在一起，呈现不规则的形状。胆石性胰腺炎占全部胰腺炎的20%～30%，一定要确认有无胆总管扩张及胆总管结石，这也很重要。另外，在急性胰腺炎后期观察时会看到假性囊肿（pseudocyst），多于急性胰腺炎发病4周以后才可以看到。

慢性胰腺炎

　　根据慢性胰腺炎的临床诊断标准，如果超声检查中显示有伴随声影的胰腺结石则可以确诊；但不仅局限于胰腺结石，如果胰腺内呈粗大的高回声，胰管不规则扩张，边缘不规则、胰腺外形凹凸不平，显示上述一个以上的特征也可做出较准确的诊断。根据超声所见并不能达到很高的诊断率，超声检查对胰腺整体的显示也不是完全的，因此还要考虑胰腺结石以外的观察结果并结合其他的检查。

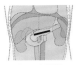

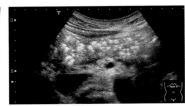
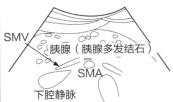

慢性胰腺炎

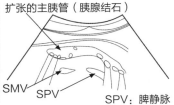

慢性胰腺炎

脾 恶性淋巴瘤

脾恶性淋巴瘤是脾恶性肿瘤中发病率最高的疾病，分为霍奇金淋巴瘤与非霍奇金淋巴瘤，根据肿瘤的形成还可分为粟粒性肿瘤与弥漫性肿瘤。一般认为脾恶性淋巴瘤是全身性恶性淋巴瘤表现的一部分，多数伴有大动脉区域的淋巴结肿大，只局限于脾的淋巴瘤（脾原发性淋巴瘤）是极其罕见的。

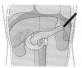

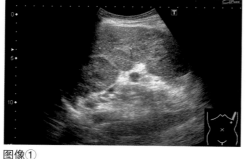

图像①

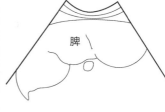

脾大，脾实质回声不均匀

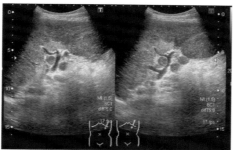

图像②

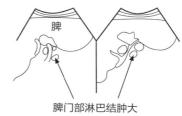

脾门部淋巴结肿大

这些图像中的回声所见

①脾大（图像①）。

⇒伴随着厚度明显增加的脾大。

②脾实质回声不均匀（图像①）。

⇒通常应该是均匀的脾实质，已经变为由高回声与低回声混杂在一起的不均匀回声。

③脾门部的淋巴结肿大（图像②）。

⇒虽然会有副脾，但是副脾的数量不会很多，故考虑是肿大的淋巴结。

这些图像以外的特征性回声所见

超声检查时，脾恶性淋巴瘤基本可显示为均匀、低回声的肿瘤图像，单发或多发。在某些情况下，比较大的病变可伴随坏死性改变，在内部出现高回声区域。但是，对于低回声部分，要注意这种回声水平非常低，且回声均匀。另外，对于全身性的恶性淋巴瘤病例，如果在脾内看到小的低回声病变，就有必要怀疑其为恶性淋巴瘤的浸润。另外要注意的是，微小结节都是毫米级的，呈弥漫性浸润。在这种情况下，脾内部呈现细微的网格状图案，使内部回声变粗，与肝硬化的实质回声类似。这种所见不仅见于恶性淋巴瘤，也可见于白血病等脾浸润的病例。

由于恶性淋巴瘤很容易多发，因此有必要确认在其他部位有无淋巴结肿大。另外，超声检查也可用于对化疗效果的判定（如淋巴结有无缩小等）。

本例的回声所见总结

脾明显增大，脾实质的内部回声不均匀，且脾门部可见肿大的淋巴结。本例不是通常所见的肝脏弥漫性病变导致的脾大，而是可疑为脾恶性淋巴瘤。对脾原发性恶性淋巴瘤的判断，需要结合脾以外的观察结果（如腹腔内淋巴结肿大等）。

要点提示　关于脾大

门静脉高压、血液疾病及各种各样的感染性疾病等都会导致脾大。对脾大的判断，有几种推荐的方法，但对于重度脾大的病例也有测量困难的情况。此时，宜测量最大断面的长径［在日本消化系统癌症检查学会（Japanese Society of Gastrointestinal Cancer Screening，JSGCS）等制订的《腹部超声检查判定指南》中，脾大的标准是长径大于10cm］。但是，用长径判断时应注意，即使长径方向超过10cm，也需要综合考虑是否存在短径方向（厚度）的增大。

另外，在一般的脾大病例中，脾的内部回声模式与正常肝实质无明显差异；但在门静脉高压导致的脾大病例中，有时内部会出现铁质沉着性小结（Gamna-Gandy小体）引起的点状或短线状高回声（下图）。这是因为门静脉高压引起脾内出血而产生血铁沉积，在临床上没有特殊的意义。

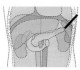

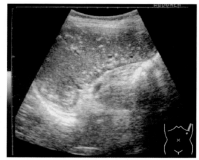
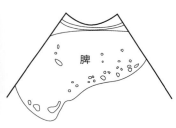

脾大及脾实质内的点状高回声

第二章

泌尿系统、前列腺、子宫和卵巢

丸山憲一，三塚幸夫

肾① 良性肿瘤（肾血管平滑肌脂肪瘤）

肾血管平滑肌脂肪瘤是最常见的肾良性肿瘤，多发生于中年女性，由血管、脂肪与肌肉成分混合而成（错构瘤），没有被膜。该病通常发生于一侧，大多为单发，但合并结节性硬化症者多发生于双侧。在肿瘤较大（直径4cm以上）的情况下，与肾细胞癌一样，有时会出现肿瘤破裂和肿瘤内出血。

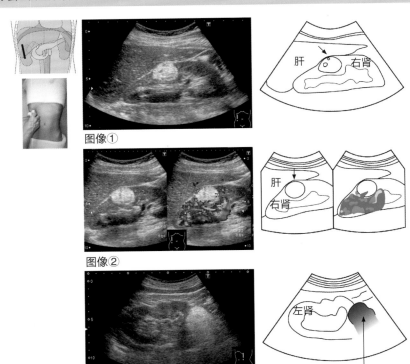

图像①

图像②

图像③

呈现后方衰减的图像

图像①和②中的回声所见

①30mm×20mm的高回声肿瘤。

②肿瘤边界呈锯齿状和细小的不规则样。

③内部回声与肾盂中心部高回声相同，大致均匀。

④彩色多普勒显示肿瘤内部血流信号很少。

图像①和②以外的特征性回声所见

①若肌肉成分多，则肿瘤的回声与肾实质的回声水平相等，回声不均匀。

②肿瘤增大后，内部回声不均匀，并突出于肾外，边缘不整齐。

③肿瘤增大后，深部回声的减弱或多重反射等引起肿瘤后方轮廓不清和增强（图像③），这也被称为伪影。

④没有边缘低回声带，不形成被膜。

本例（图像①和②）的回声所见总结

右肾内回声水平与肾盂中心部高回声相等的肿瘤，内部回声比较均匀。其外形呈类圆形，肿瘤边界呈锯齿状和细小的不规则样。彩色多普勒显示肿瘤内部血流信号很少。没有肾积水。

肾❷ 恶性肿瘤（肾盂和输尿管肿瘤）

由尿路上皮产生的肿瘤大部分是上皮性恶性肿瘤，其中90%以上是尿路上皮癌，但因结石等伴随的慢性炎症，有时也可为扁平上皮癌。尿路上皮癌多呈现出多中心性发育的特点，所以应注意观察输尿管和膀胱，这一点很重要。该病好发于老年人（50～70岁），男女发病比例为（2～3）：1。80%以上患者出现血尿，多为无症状的肉眼血尿。由于肿瘤和凝血块阻塞尿路，患者会出现肾积水并伴有侧腹部疼痛。但由于尿路闭塞发生得比较缓慢，所以患者很少出现像尿路结石一样的背痛发作，大多表现为腰背部的隐痛。

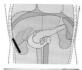

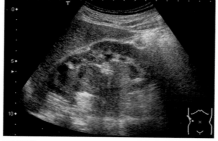
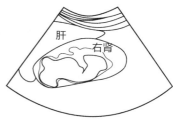

图像①

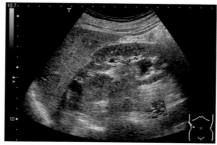
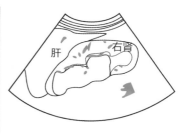

图像②

这些图像中的回声所见

①右肾盂高回声区域内可见大小为75mm×55mm且与肾实质回声相等的实性肿瘤。

②在实性部分的周围出现了囊性成分，并向肾盂输尿管移行部延伸，由此可以看出是肾盂内的病变。

③彩色多普勒显示肿瘤内部血流信号很少。

这些图像以外的特征性回声所见

①内部回声与肾实质相等或呈略低回声。

②彩色多普勒多显示肿瘤内部血流信号很少。

③伴有肾盂和输尿管的扩张。

④输尿管及膀胱内也发现有病变（多中心性发育）。

本例的回声所见总结

右肾盂内与肾实质回声相等的肿瘤，彩色多普勒显示实性部分血流信号很少，伴有肾盂和肾盏的扩张，输尿管未见扩张。

肾❸ 恶性肿瘤（肾细胞癌）

在肾的恶性肿瘤中，80%～90%是近曲小管细胞来源的肾细胞癌，所以一般认为肾细胞癌是由近曲小管上皮细胞发生的恶性肿瘤。病理组织分为透明细胞癌、乳头状癌、嫌色细胞癌、纺锤状细胞癌（肉瘤样癌）、集合管癌，其中透明细胞癌最常见，约占70%。高龄者（50～70岁）多发，男女发病比例为（2～3）：1。最近有很多病例是在症状（肾细胞癌的三个主要典型特征为血尿、腹部肿块、疼痛）出现前，在健康体检和检查或其他疾病随访观察过程中被偶然发现的，这样的病例预后当然很好，超声检查的作用非常大。

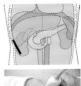

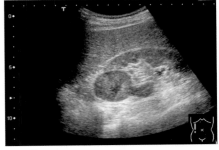
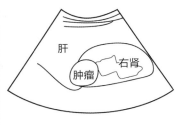

图像①

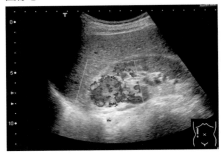
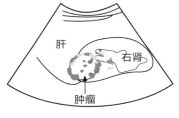

图像②

这些图像中的回声所见	这些图像以外的特征性回声所见
①大小为35mm×30mm、向肾外突出的肿瘤。 ②肿瘤呈类圆形，边界清楚。 ③内部回声与皮质相等或呈低回声，不均匀。 ④彩色多普勒显示肿瘤内部及肿瘤边缘有血流信号。	①内部回声可呈高回声，也可呈等回声至低回声，回声不均匀，有时可呈囊性回声。 ②直径小于30mm的肾细胞癌有时会呈高回声，但是大部分表现为比肾实质的回声还要低。 ③随着肿瘤直径的增大，内部回声大多变得不均匀（有时也会伴有钙化）。 ④向肾外突出的大肿瘤，其边缘不整齐。 ⑤肿瘤边界内侧可见边缘低回声带（为假被膜导致的声晕），在高回声和不均匀的肿瘤中比较多见。 ⑥囊性变会随着肿瘤直径的增大而增多。 ⑦有时可形成肾静脉瘤栓。

本例的回声所见总结

右肾上极可见向肾外突出的肿瘤。肿瘤呈类圆形，轮廓清楚。肿瘤内部的回声与肾皮质回声几乎相等，略不均匀。彩色多普勒显示肿瘤内部和肿瘤边缘有丰富的血流信号。

要点提示　肾细胞癌（RCC）与肾血管平滑肌脂肪瘤（AML）的鉴别要点

当在肾中发现高回声肿瘤时，鉴别是肾细胞癌（renal cell carcinoma，RCC）还是肾血管平滑肌脂肪瘤（angiomyolipoma，AML）就成了问题。

根据外形、边界、轮廓、回声水平、内部性状、多普勒观察结果等进行鉴别，但也存在仅通过超声检查很难鉴别的病例。

①与RCC相比，AML的内部回声强度更高。与肾脏中心部高回声（central echocomplex，CEC）相比，如果肿瘤的回声比中心部高回声要低，则怀疑为RCC；如果肿瘤的回声高于中心部高回声，则怀疑为AML。

②AML中几乎没有肿瘤内囊性回声和边缘低回声带（晕圈）。在小的AML中，内部高回声分布均匀，可显示出边界清晰的肿瘤外形。

③在大多数RCC病例中，肿瘤一般向肾表面突出；但在AML中，只有大的肿瘤才向肾外突出。

④应用彩色多普勒法显示时，RCC中经常可见明显的血流信号；但在AML中很少发现有血流信号，即使存在血流信号，也很微弱。

⑤虽然RCC是增长速度很慢的缓慢发育的肿瘤，但AML的增长速度更慢。

⑥几乎所有的RCC都向肾表面突出；而AML即使再大，也很少向外突出。

⑦虽然RCC是发育速度缓慢的肿瘤；但AML发育得更缓慢，没有增大的倾向，即使有也很不明显。

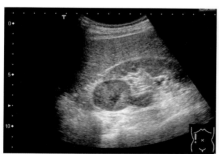
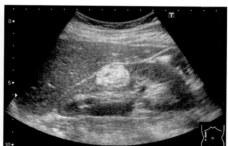

RCC　　　　　　　　　　　　　　　　AML

肾❹ 尿路结石

尿路（肾、输尿管、膀胱、尿道）形成的结石分为上尿路结石和下尿路结石，肾结石和输尿管结石为上尿路结石，膀胱结石和尿道结石为下尿路结石。上尿路结石和下尿路结石的病因是不同的。在日本及其他发达国家，由于生活水平的提高，下尿路结石有减少的趋势。尿道结石以30~50岁人群多发，男女发病比例为（2~4）：1。主要症状：上尿路结石患者可出现腰背部疼痛，结石嵌顿时可出现剧烈疼痛发作、肋脊角叩击痛、血尿等；下尿路结石时，由于结石对膀胱黏膜的刺激和并发的尿路感染，患者可出现尿频、尿痛和下腹部不适等膀胱刺激症状及血尿，如果结石嵌顿在膀胱颈部，就会出现尿潴留、尿流中断等。

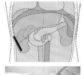

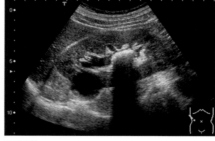

图像①

图像①中的回声所见

① 右侧肾盂内直径约20mm、伴有声影的高回声结石像。

② 肾盂出现梗阻，输尿管出现扩张，呈轻度肾积水。

③ 肾上极有囊肿。

图像①以外的特征性回声所见

① 输尿管的生理性狭窄处，即肾盂输尿管移行部（图像②）、输尿管与髂外动脉交叉处（图像③）及输尿管膀胱移行部（图像④），这3个部位附近较容易发现结石。

② 也有结石不伴声影的情况，因此应一边压迫排开消化道气体，一边仔细观察尿路扩张的末端。

③ 膀胱内出现伴有声影的结石（图像⑤）。

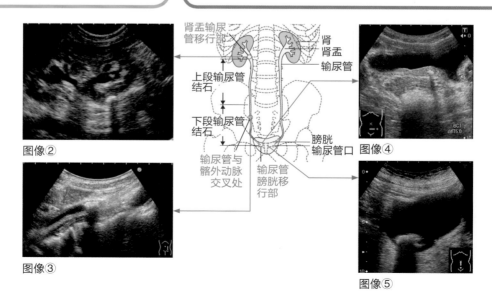

图像②

图像③

图像④

图像⑤

本例（尿路结石）的回声所见总结

　　肾、输尿管、膀胱内出现结石图像。在伴有肾盂、输尿管扩张的情况下，通过观察扩张末端，可以显示出导致梗阻的结石。

要点提示　　肾积水和输尿管积水

　　肾积水是指尿液引流障碍或膀胱过度充盈而使膀胱内压上升，导致肾盂、肾盏扩张的疾病。除结石和凝血块导致尿路狭窄或梗阻外，其他原因还有肾盂、输尿管、卵巢的肿瘤等。类似地，输尿管扩张时称为输尿管积水。根据肾积水的程度不同，分为轻度（肾盂只轻微地扩张）、中度（肾盂及肾盏扩张）和重度（肾盂和肾盏显著扩张，肾实质的厚度变薄）。以输尿管的生理性狭窄处（肾盂输尿管移行部、输尿管与髂外动脉交叉处及输尿管膀胱移行部）为中心，寻找导致梗阻的病变是非常重要的。

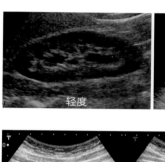
轻度

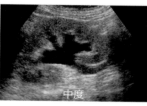
中度

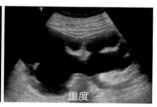
重度

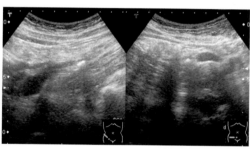

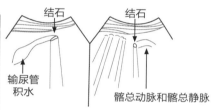

结石　　　　结石

输尿管积水

髂总动脉和髂总静脉

肾❺ 肾盂肾炎和急性蜂窝状细菌性肾炎

　　肾盂肾炎是肾盂、肾盏和肾实质的细菌感染性疾病，分为没有基础疾病的单纯性肾盂肾炎和有基础疾病的复杂性肾盂肾炎。引起单纯性肾盂肾炎的致病菌大多是大肠埃希菌。患者大多为急性发病，症状很明显，但对抗菌药物的反应良好，很容易治疗。与此相对，复杂性肾盂肾炎的致病菌除大肠埃希菌外，还有葡萄球菌、肠球菌、铜绿假单胞菌等，菌属多种多样。患者可无症状或症状轻微，因急性发作而出现发热、腰背部疼痛等。因解剖学和生理学的原因，女性患者较多，男性、小儿及有前列腺增生和尿路畸形等基础疾病的患者也较多。急性蜂窝状细菌性肾炎是以肾实质内形成液化区，但不伴肿瘤形成为特征的肾感染性疾病，患者大多主诉不明原因的发热，但缺乏尿路感染的症状。其基础疾病中，有很多是由前列腺增生和尿路畸形导致的尿路梗阻，以及由于糖尿病和血液疾病等而存在免疫功能低下。

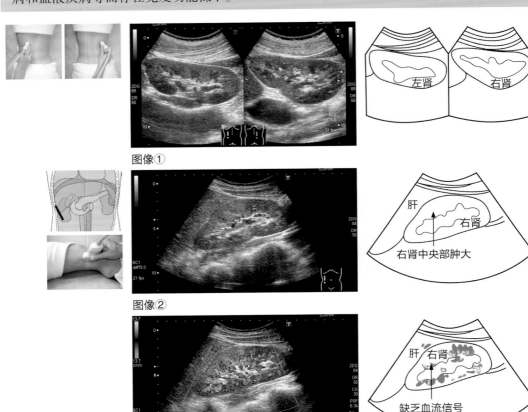

图像①

图像②

图像③

图像①～③中的回声所见

①从背侧观察，右肾肿大。
②从侧腹部观察，右肾集合系统肿大。
③彩色多普勒显示肿大的右肾集合系统内血流信号较少。

图像①~③以外的特征性回声所见

①伴随脓肿形成时，内部会呈现出囊性、低回声、肿瘤样的回声表现（图像④）。

②急性蜂窝状细菌性肾炎时，很多情况下超声无法显示液化区的影像，但是通过联合应用彩色多普勒法，有时就会通过血流信号的缺损来捕捉到（图像⑤）。

③肾盂肾炎时，很多情况下超声都不能得到明显异常的结果，临床观察很重要。

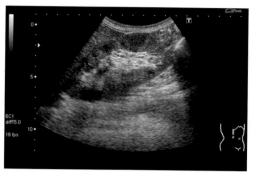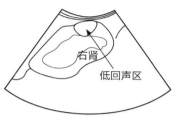

图像④

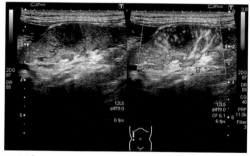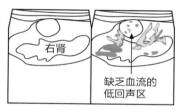

图像⑤

本例的回声所见总结

肾脏整体或一部分与病变部位回声相同，或肾脏弥漫性肿大、呈低回声但是B型超声模式中阳性所见不一定很多。这种情况下，结合彩色多普勒，可以发现血流信号缺乏的区域。

对于这些疾病，超声检查常不能发现阳性结果，但也很难排除这些疾病。更重要的是对合并的尿路结石和尿路畸形等进行检查，应注意观察整个尿路。

膀胱 膀胱肿瘤

大部分的膀胱肿瘤是上皮来源的，90%以上是尿路上皮癌。对于既往有尿路感染等慢性刺激者，其膀胱肿瘤也可以是扁平上皮癌。在组织学上肿瘤大多为乳头状，呈多中心性发育，大多为多发。该病50岁以后多见，男性多发。患者多表现为无症状的肉眼血尿，也包括显微镜下的血尿以及80%以上的有过肉眼血尿的患者，其他症状如尿频、尿痛、尿不尽感、尿急、排尿障碍等膀胱刺激症状。这些都是前列腺增生的症状，部分症状与膀胱肿瘤的症状类似，高龄男性更要注意。

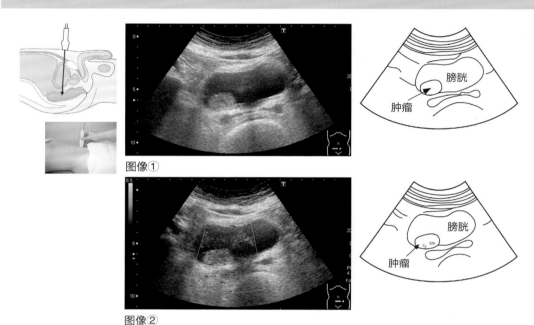

图像①

图像②

这些图像中的回声所见

①膀胱三角区大小为27mm×17mm的肿瘤。

②彩色多普勒显示内部有血流信号。

这些图像以外的特征性回声所见

①外形呈乳头状，向膀胱内突出的肿瘤图像。

②表面也可伴有钙化。

③扁平上皮癌不形成明显的肿瘤像，有时只显示膀胱壁的不规则。

④可利用多普勒法是否显示血流信号，或根据肿瘤是否随体位变化而移动来确认。注意与膀胱结石和凝血块进行鉴别。

⑤虽然好发部位是膀胱三角区，但是肿瘤也可以出现在前壁和侧壁上，所以要注意。

本例的回声所见总结

膀胱内乳头状肿瘤，首先考虑膀胱癌。应用多普勒法了解有无血流，或根据体位变化时是否可移动来确认。要注意与膀胱结石和凝血块进行鉴别。能够实时观察是超声检查的优势之一。

前列腺　前列腺增生

增生的前列腺可导致排尿障碍、尿频、尿失禁等自觉症状。增生的程度与症状的严重程度不一定成正比。前列腺增生患者会出现尿道和会阴部的不适感、尿频、夜尿增多、开始排尿的延迟、排尿时间的延长等症状。随着病情的进展，排尿障碍逐渐加重，残余尿增多。饮酒或某些药物有时会导致尿潴留，如果进一步恶化就会引起充溢性尿失禁和肾损害。

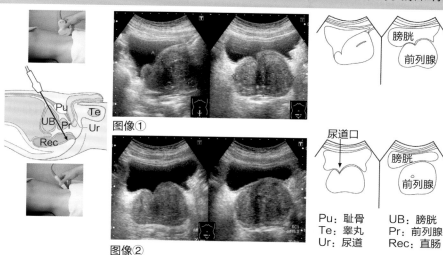

图像①

图像②

尿道口

膀胱

前列腺

膀胱

前列腺

Pu：耻骨	UB：膀胱
Te：睾丸	Pr：前列腺
Ur：尿道	Rec：直肠

这些图像中的回声所见

①前列腺肥大，外形近似球形。

②前列腺的大小为7.1cm×4.9cm×6.0cm，推算体积约为109ml（7.1×4.9×6.0×π/6），为重度。

③尿道口位置偏移。

④内部回声不均匀。

前列腺的观察要点

①前列腺的体积测定，除了上文所述的计算方法外，也可以在横断面图像中显示出最大的前后径（H）、横径（W），在纵断面图像中显示出最大的上下径（L），分别进行测量。也可以按椭圆体体积进一步简化，计算方法为$0.5 \times H \times W \times L$。

②外形（球形，左右不对称）。

③向膀胱内突出，尖部的左右不对称。

④前列腺内的回声不均匀或存在低回声区域。

⑤精囊有无左右对称的变形或肿大。

⑥与直肠之间的脂肪层是否断裂。

⑦是否向膀胱壁浸润。

前列腺由原来正常的左右对称、稍呈三角形栗子样而发生了改变，接近球形。推算前列腺的体积超过100ml，尿道口也出现位置偏移。前列腺与膀胱、直肠的分界清楚。

要点提示 **关于与前列腺癌的鉴别**

前列腺癌的好发部位是外周区（peripheral zone，PZ）。而前列腺增生是以尿道周围的移行区（transition zone，TZ）增生为主。前列腺癌容易从外周区向精囊、直肠等浸润，骨转移的发生率很高。超声检查中前后径对诊断前列腺增生有重要的意义，左右不对称、表面凹凸不平、与周围内脏器官的边界变得模糊等对诊断也有价值。前列腺癌增生时，其内部的射精管或移行区的纤维组织呈现形态不规则的低回声，经腹部超声检查一般难以与前列腺癌进行鉴别。

子宫❶ 恶性肿瘤（子宫癌和子宫肉瘤）

　　子宫发生的恶性肿瘤中，子宫颈部发生的恶性肿瘤为子宫颈癌，子宫体部的子宫内膜发生的恶性肿瘤为子宫体癌（子宫内膜癌），主要从子宫体部的肌层发生的恶性肿瘤为子宫肉瘤。子宫颈癌大多是扁平上皮癌，其病因是人乳头瘤病毒的持续感染，年龄分布上显示从20岁左右开始出现、30~40岁人群发病率增高、年轻患者较多的特点。子宫内膜癌多是腺癌，目前认为与雌激素的长期刺激（如肥胖、闭经延迟、未生育等）有关，年龄分布上呈现出40岁以后发病人数开始增加、50~60岁闭经前后发病人数最多的特点。子宫肉瘤是体部恶性肿瘤中比较罕见的疾病，详细的风险因素等尚不明确。由于与子宫肌瘤的鉴别非常困难，所以在遇到快速增长的或在闭经后仍在增长的包块时，要想到子宫肉瘤的可能。

子宫颈癌

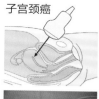
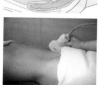
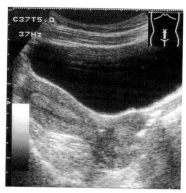
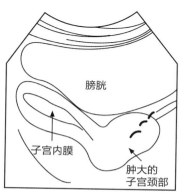

膀胱

子宫内膜

肿大的子宫颈部

图像中的回声所见

①子宫颈部肿大。
②肿大的子宫颈部呈不均匀的回声。

图像以外的特征性回声所见

①可见脓肿或血肿。
②向膀胱或直肠浸润的图像。

子宫内膜癌

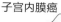
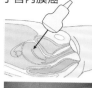
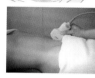
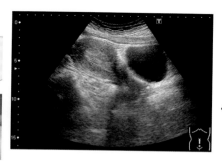
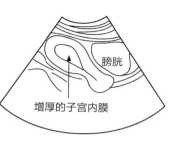

膀胱

增厚的子宫内膜

图像中的回声所见

子宫内膜增厚。

图像以外的特征性回声所见

①可见脓肿或血肿。
②体部肿大或囊性变。

子宫肉瘤

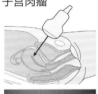

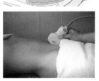

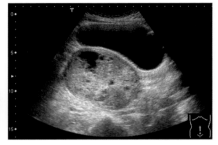

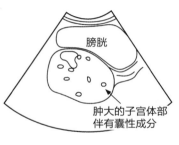
膀胱

肿大的子宫体部
伴有囊性成分

图像中的回声所见

①子宫体部肿大。
②子宫体部伴有囊性变，内部回声不均匀。

本例（子宫癌和子宫肉瘤）的回声所见总结

宫颈癌和子宫内膜癌，特别是在初期超声检查中很多时候是看不到的，所以不能用超声检查排除这些疾病。憋尿不充分或者腹壁的影响也可能导致不能充分显示的情况。

如果子宫肌瘤伴有变性，则较难与子宫肉瘤鉴别。在对子宫肌瘤进行随访观察的过程中，需要注意观察其大小和内部回声的变化。

在怀疑为子宫恶性肿瘤的情况下，不仅需要进行超声检查，还需要强烈建议患者进行妇科检查。

要点提示　子宫肌瘤与子宫肉瘤的鉴别要点

目前，术前鉴别诊断子宫肌瘤与子宫肉瘤是很困难的，但超声检查作为筛查手段起着重要的作用。可以列举出以下几项作为疑似肉瘤的要点。

【疑似肉瘤的要点】
①显示快速增大（特别是闭经后）。
②肿瘤巨大。
③显示为高回声，内部回声不规则，出现不规则形囊性结构等可疑变性、坏死表现。
④肿瘤的边界不清楚，显示为分叶状的不规则外形。

另外，在多普勒检查中，子宫肌瘤内的血流非常缺乏，即使是大的肌瘤，也常在多普勒检查中没有发现血流像。而子宫内膜癌和子宫肉瘤大多在整个肿瘤内可观察到明显的血流像，特别是子宫肉瘤的彩色多普勒可在肿瘤内部显示出马赛克样的血流信号，能量多普勒能够显示内部很多呈树枝状分布的丰富血流信号。子宫肌瘤的血流信号主要位于肌瘤周围（见后文"子宫肌瘤"），内部血流匮乏，很多是分支较少的直线状或弓状的血流信号。此外，肿瘤内血流的阻力指数（resistance index，RI）对于肌瘤与癌、肉瘤的鉴别也有价值。有报道，癌、肉瘤的RI值是0.37 ± 0.03，肌瘤是0.54 ± 0.12，与肌瘤相比，肉瘤的RI值明显要低。但是，这些数值始终被认为是参考值，不能作为确诊依据。

子宫❷ 子宫肌瘤

子宫肌瘤是子宫肿瘤性疾病中最常见的疾病。如果包括微小的子宫肌瘤，那么约90%的女性都有子宫肌瘤。据报道，约75%的切除的子宫中存在肌瘤。其中有症状（腹部肿物、月经过多、不育、痛经）者约占30%~35%。子宫肌瘤根据其发生部位分为体部肌瘤、颈部肌瘤，约90%发生在体部。子宫颈部肌瘤导致与阴道回声相连续的子宫颈部发生变形，可以被视为肿瘤来进行观察。另外，根据与肌层的位置关系，子宫肌瘤还可分为浆膜下肌瘤、肌壁间肌瘤和黏膜下肌瘤。

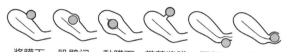

浆膜下肌瘤　肌壁间肌瘤　黏膜下肌瘤　带蒂浆膜下肌瘤　颈部肌瘤　肌瘤脱出

肌瘤的种类

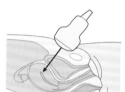

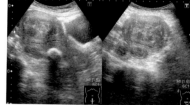

图像①

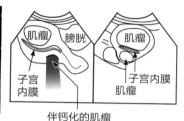

肌瘤　膀胱
肌瘤
子宫内膜
子宫内膜
肌瘤

伴钙化的肌瘤

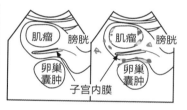

图像②

肌瘤　膀胱
肌瘤　膀胱
卵巢囊肿
卵巢囊肿
子宫内膜

图像①和②中的回声所见

①子宫增大（117mm×72mm×62mm）。

②子宫内膜没有增厚。

③子宫体部前壁大小为50mm×55mm×35mm的肿瘤。

④肿瘤的内部回声不规则（旋涡状）。

⑤体部后壁存在与前壁形状相同的肿瘤。

⑥另外可见高回声区伴声影。

⑦彩色多普勒显示在肿瘤周围及肿瘤内部缺乏血流信号。

⑧直肠子宫陷凹内可见40mm×45mm的囊性肿瘤。

图像①和②以外的特征性回声所见

①肌瘤一般分界清楚，内部回声呈旋涡状。

②肌瘤可显示出各种各样的变性，在玻璃样变性和红色变性中，显示为弥漫性低回声或高回声区与低回声区混合在一起的混合型内部回声（图像③）。坏死和囊肿形成时，肌瘤内可见无回声区；出现钙化时则显示为强回声后方伴声影（图像④）。

③浆膜下肌瘤显示为向外生长，因为子宫体的形状大多没有发生变化（图像⑤），所以也一定要对子宫周围进行确认。要与卵巢纤维瘤等卵巢实性肿瘤相鉴别。

④黏膜下肌瘤是与子宫内膜分离的肿瘤。

⑤较小的肌壁间肌瘤和黏膜下肌瘤，其内部回声多显示为比周围肌层还要低的低回声。

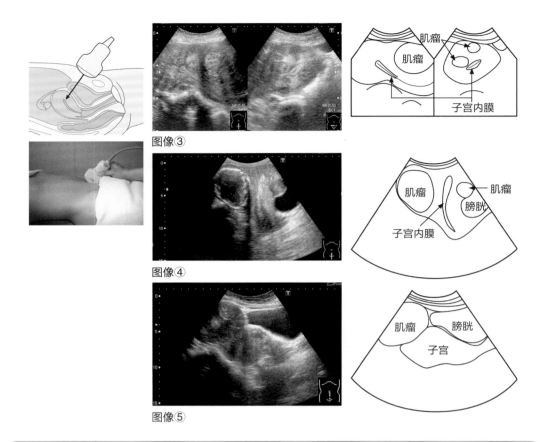

图像③

图像④

图像⑤

本例的回声所见总结

　　显示子宫内存在数个肿瘤，子宫增大。子宫内膜没有出现增厚。体部前壁的肿瘤边界清楚，内部回声不均匀，略呈旋涡状结构。彩色多普勒显示在肿瘤边缘有血流信号，但是肿瘤内部没有血流。另外，在体部后壁同样也显示有肿瘤，并且内部可见强回声后方伴声影。直肠子宫陷凹内可见卵巢囊肿。卵巢囊肿内部可及点状高回声，可疑为子宫内膜异位症。

子宫❸ 子宫腺肌病

子宫腺肌病是子宫内膜在子宫肌层内异常增殖，导致痛经或月经过多等症状的疾病，好发年龄为30～40岁。关于其发病机制，最有力的学说是子宫内膜基底层的腺管陷入肌层内，但确切的病因不明。子宫内膜上皮细胞转变为类似于内膜间质的细胞，并在子宫肌层内弥漫性浸润和增殖。周围的肌层也出现肥厚、过度生长，病变部位形成可触及的坚硬肿瘤。

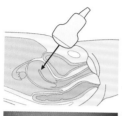
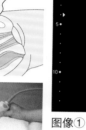
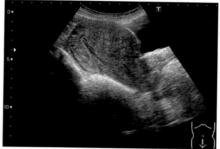
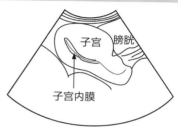

图像①

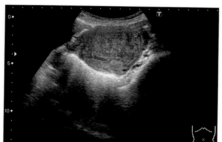
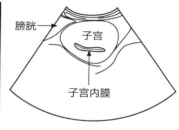

图像②

这些图像中的回声所见

①子宫体部前壁不均匀性肿大，子宫内膜被挤压而移向背侧。

②肿大的前壁外形不规则，边界不清楚，没有明显的被膜。

这些图像以外的特征性回声所见

①整个子宫体部的前壁及后壁均呈现不均匀性肿大。

②反映的是弥漫性、浸润性增殖，没有明显的被膜，边界不清楚。

③有时也可呈局限性增殖，此时病变类似于肌瘤，边界清楚（腺肌瘤），与子宫肌瘤的鉴别比较困难。

本例的回声所见总结

子宫增大，但是并没有明显的肿瘤像，首先要考虑子宫腺肌病，重点关注肌层结构。同时，也要关注卵巢和盆腔等，检查有无子宫外的子宫内膜异位症。

卵巢 卵巢肿瘤

在临床病理学的分类中，根据其来源，卵巢肿瘤可分为上皮性肿瘤、间质性肿瘤、性索间质性肿瘤、黏液性肿瘤等，其他分类有良性肿瘤、交界性肿瘤、恶性肿瘤等。卵巢肿瘤多通过对手术标本进行病理学诊断来确诊，很难通过影像学进行鉴别。超声检查的良恶性鉴别方面，使用卵巢肿瘤的回声图形分类（日本超声医学会诊断标准）。该分类标准将卵巢肿瘤分为Ⅰ~Ⅵ型和无分类共7种类型，各类别中恶性及交界性肿瘤的所占比例不同，Ⅰ、Ⅱ、Ⅲ型为3%以下，Ⅳ型约为50%，Ⅴ型约为70%、Ⅵ型约为30%。

特征			说明	恶性和交界性的概率
Ⅰ型		内部无回声	• 1个至数个 • 有分隔或无分隔；有分隔时，分隔薄且平滑 • 内部无回声	
Ⅱ型	囊性	内部有回声	• 有分隔或无分隔；有分隔时，分隔薄且平滑 • 内部整体或部分可见点状回声或线状回声	3%以下
Ⅲ型		实性部分平滑伴声影	• 中心部没有实性回声，实性部分位于边缘。有实性回声的部位轮廓平滑 • 后方回声衰减（声影）	
Ⅳ型	混合性	以囊性为主	• 边缘和轮廓粗糙、不规则（由肿瘤壁隆起），实性部分增厚、回声不均匀	约50%
Ⅴ型		以实性为主	• 肿瘤内部以实性回声为主，但一部分为无回声 • 实性部分的回声强度不均匀或均匀	约70%
Ⅵ型		实性	• 肿瘤全部呈实性回声 • 内部回声强度均匀或不均匀	约30%
不能分类			• Ⅰ~Ⅵ型分类困难	

注：1. 与囊性肿瘤有关的特征为有无分隔及其形态（双房性、多房性），以及内部回声的形态（点状、线状、一部分或全部）；与实性肿瘤相关的特征为均匀性（均匀或不均匀）。最好记录边缘、轮廓的形态等。

2. 分隔整体或一部分肥厚时，应被视为实体肿瘤，归为Ⅳ型。

（日本超音波医学会：卵巣腫瘍のエコーパターン分類の公示について. J Med Ultrasonics 27：912-913，2000より改変して転載）

Ⅰ型

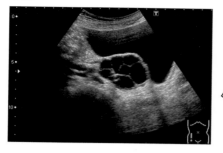
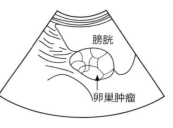

图像中的回声所见

①内部为无回声的囊性肿瘤。
②肿瘤壁薄，且为多房性。

Ⅱ型

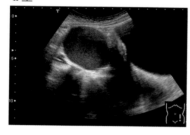
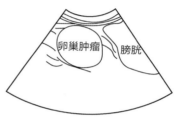

图像中的回声所见

①肿瘤内部呈囊性，伴有点状回声。
②肿瘤没有分隔，为单房性。

Ⅲ型

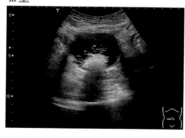
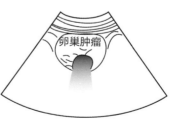

图像中的回声所见

①肿瘤呈混合回声，局部伴随偏心性实性部分。
②实性部分伴有声影。
③肿瘤没有分隔，呈单房性。

Ⅳ型

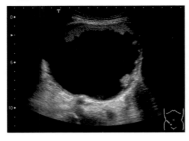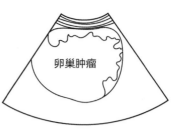

卵巢肿瘤

图像中的回声所见

①以囊性为主的混合性肿瘤。
②实性部分呈乳头状。
③囊性部分呈无回声。
④肿瘤没有分隔，呈单房性。

Ⅴ型

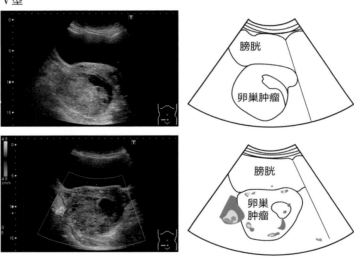

膀胱

卵巢肿瘤

膀胱

卵巢
肿瘤

图像中的回声所见

①以实性为主的混合性肿瘤。
②实性部分不均匀。
③多普勒显示实性部分有血流信号。

Ⅵ型

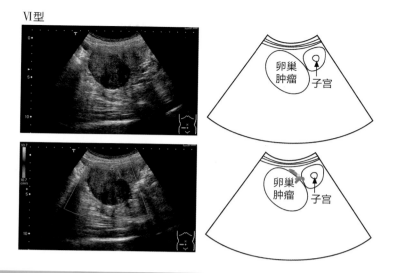

图像中的回声所见

①肿瘤全部为实性成分。

②内部回声稍不均匀。

③多普勒显示肿瘤边界有血流信号，内部没有血流信号。

本例的回声所见总结

　　根据卵巢肿瘤的回声图形特征对肿瘤进行分类，预测病变的良恶性。特别注意有无实性部分及形状。不伴随实性部分而呈囊性特征的肿瘤，根据内部有无回声分为Ⅰ型和Ⅱ型，两者为良性的可能性很大。伴随着实性部分而呈混合性特征的肿瘤，根据实性部分的性状和比例分为Ⅲ~Ⅴ型，其中准确地辨别Ⅲ型是判定的关键。

要点提示 **卵巢肿瘤的鉴别**

　　女性的盆腔内出现肿瘤时，根据发生的频率，应首先怀疑为卵巢肿瘤，需要与子宫肌瘤（特别是浆膜下肌瘤）和消化道来源的病变等相鉴别。确认与周围内脏器官的连续性，若证明是卵巢来源的肿瘤，必须确认不存在正常卵巢。但是确认不存在是影像诊断中最困难的事情，平时就需要习惯显示正常的卵巢。

　　在卵巢肿瘤中，判断实性部分是出血和潴留物，还是肿瘤成分，是鉴别良性与恶性的重要因素。多普勒法对血流的评价及观察随体位变换肿瘤可否移动或变形也有助于鉴别。

仰卧位　　　　　　　　　　　　　左侧卧位

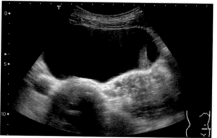

第三章

消化道

浅野幸宏，長谷川雄一

上消化道❶ 食管癌

食管癌是原发于食管的上皮性恶性肿瘤。

"早期癌"是指浸润深度局限在黏膜层内（没有淋巴结转移）的癌。

"浅表癌"是指浸润深度保持在黏膜下层（不论有无淋巴结转移）的癌。

其病因包括吸烟、饮酒、食用过热食物的习惯等。

发生部位以胸部中段食管较多，约占55%。

从发病率来看，50岁以上人群中食管癌的发病率随着年龄增长而增高，老年患者居多，男女发病比例为5∶1。

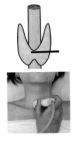

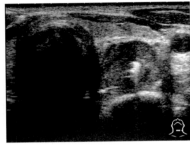

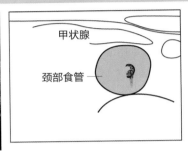

甲状腺

颈部食管

图像① 颈部食管癌

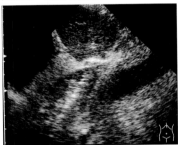

肝

心

主动脉

腹部食管

图像② 腹部食管癌

这些图像中的回声所见

【图像①，颈部食管癌】

甲状腺左叶背侧显示围绕食管腔内气体的低回声肿瘤，管壁层次结构消失，呈全周性明显增厚，为颈部食管进展期癌。吞咽时食管壁的传导性蠕动消失。

【图像②，腹部食管癌】

肝左叶背侧显示围绕食管腔内气体的低回声肿瘤。食管壁层次结构消失，全周呈凹凸不平的增厚，为腹部食管进展期癌。饮水后观察，蠕动消失。

这些图像以外的特征性回声所见

食管癌呈包围食管腔内气体的低回声肿瘤像或向腔内突出的隆起性病变。晚期食管癌时，管壁层次结构消失，食管壁的蠕动消失。还要注意周围有无淋巴结肿大。

本例的回声所见总结

虽然判断进展期食管癌很容易，但很多食管癌位于胸部中段的食管，体外式超声检查多很难诊断。但是对容易显示的颈部食管癌，在有吞咽困难等症状的情况下，通过超声检查是可以观察到异常改变的。另外在筛查时，腹部食管也是应该注意观察的部位。最好在平时的检查中熟悉正常的图像。

上消化道❷ 急性胃黏膜病变

急性胃黏膜病变（acute gastric mucosal lesion，AGML）是指内镜下所见的弥漫性胃炎、出血性胃炎、急性胃溃疡中的任意一种，或者是上述病变的混合性病变。胃黏膜病变与十二指肠黏膜病变（球部或降部）共存的情况被称为急性胃十二指肠病变（acute gastroduodenal mucosal lesion，AGDML）。

患者可出现剧烈的上腹痛、恶心、呕吐、呕血、便血等临床症状。

最常见的病因为药物因素（16%~46%），其次是酒精（15%~33%），再次是精神压力（10%~16%）。

精神压力、水杨酸制剂（阿司匹林）等原因引起的病变多发生于胃体部。

类固醇激素、非甾体抗炎药（除水杨酸以外的芳基醋酸、芳基丙酸类、芬那酸类等）引起的病变多发生于胃窦部。

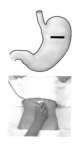
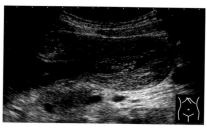
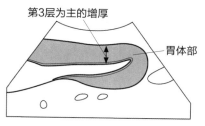

第3层为主的增厚

胃体部

图像中的回声所见

胃体部表现为以第3层为主的显著性增厚，层次结构清楚。还可对增厚的程度进行实时动态观察，可观察到胃壁随着蠕动伸缩性很好。

图像以外的特征性回声所见

①AGML的超声图像特征是胃壁全周性、弥漫性、明显的增厚。

②根据病例的不同，因糜烂和溃疡诱发的炎症的波及，也可见第2层和第4层增厚。

本例的回声所见总结

详细观察胃壁增厚部分的胃壁形状。牢记下表中的鉴别要点并进行诊断。胃壁增厚是一过性的，在症状减轻的同时会消失。在怀疑为本病时，可以嘱患者饮1~2杯水来充盈胃，从而进一步详细观察胃壁增厚处的形态。

胃壁增厚性疾病的鉴别要点

鉴别要点		AGML	胃异尖线虫病	Ⅳ型进展期胃癌	胃淋巴瘤
胃壁的形态特征	层次结构	保留	保留	消失或保留	消失或保留
	增厚的部位	黏膜下层	黏膜下层	全层	黏膜层至固有肌层
	增厚的范围	一部分为全周性增厚	局限性增厚	弥漫性增厚	局限性或弥漫性增厚
回声水平		较高回声	低回声	较低回声	极低回声
伸展性		良好	良好	不良	较好

上消化道❸ 胃溃疡和十二指肠溃疡

消化性溃疡是指消化道黏膜的局限性组织缺损，超过黏膜肌层的深度缺损被称为溃疡，黏膜层以内的缺损被称为糜烂。在病理组织学上，根据组织缺损的深度，溃疡可被分为UL-Ⅰ（糜烂）～UL-Ⅳ4个阶段（图）。胃溃疡的好发部位是幽门腺和胃底腺的交界处附近，十二指肠溃疡的好发部位是球部前壁。自觉症状有恶心、剑突部疼痛、呕吐、胸闷。

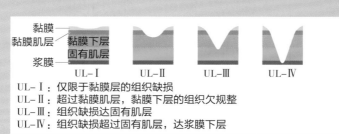

黏膜
黏膜肌层　黏膜下层
浆膜　　　固有肌层
UL-Ⅰ　UL-Ⅱ　UL-Ⅲ　UL-Ⅳ

UL-Ⅰ：仅限于黏膜层的组织缺损
UL-Ⅱ：超过黏膜肌层，黏膜下层的组织欠规整
UL-Ⅲ：组织缺损达固有肌层
UL-Ⅳ：组织缺损超过固有肌层，达浆膜下层

溃疡的分类

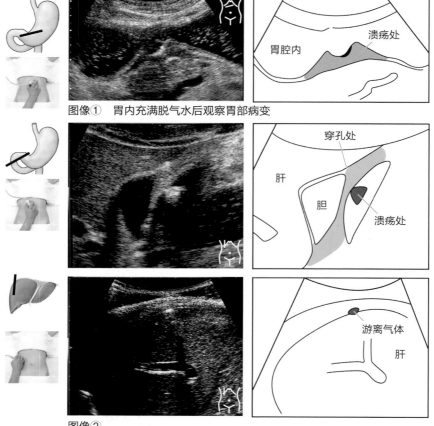

图像① 胃内充满脱气水后观察胃部病变

图像②

这些图像中的回声所见

【图像①】

在胃角部后壁上，肥厚的胃壁中第3层到第4层呈均匀的低回声像（溃疡回声），其表面可观察到伴随声影的高回声。

【图像②】

上图：在右肋弓下扫查得到的十二指肠球部侧面图像中，可见贯穿浆膜层的线状高回声，考虑出现了穿孔。

下图：通过右肋间扫查，在肝表面发现伴有少许多重反射的点状高回声（游离气体），可以诊断为十二指肠溃疡穿孔。

这些图像以外的特征性回声所见

①胃十二指肠溃疡的基本超声图像是呈低回声、局限性水肿的胃壁肥厚，并且因溃疡底部存在白苔（渗出物）及空气的进入等因素而呈高回声像。

②在大而深的溃疡中，由于胃壁水肿性的肥厚为全周性，所以有时会呈现与进展期胃癌相似的超声图像。但是，在1~2周后水肿消失时再观察就可以进行鉴别诊断。

③在穿孔的病例中，可观察到突入肥厚胃壁内的线状、带状高回声，呈贯穿肌层的溃疡图像，在肝周围出现多重反射，可以看到游离气体。腹部X线片上，即使没有发现腹腔内游离气体，也可以在肝前方看到少量的腹腔内气体。

④浆膜的边缘不整，因大网膜组织的积聚而显示为胃壁外周高回声区，强烈提示出现穿孔。

本例的总结

溃疡部的回声：从表层到深层呈水肿性低回声。在水肿较严重的情况下，很难识别层次结构，难以与癌相鉴别，但是癌症病变一般更硬。

白苔回声：凹陷表面的高回声像，侧面为弧状，正面为圆形。

穿孔：固有肌层外突出的线状或带状回声和肝表面游离气体像。游离气体不一定位于肝被膜的正上方。

要想更清晰地显示溃疡图像，饮用脱气水至关重要。但是，急腹症时需要注意与主管医生进行协商来决定。

怀疑有溃疡穿孔时，为了检测肝表面的微量游离气体，需要使用高频探头。

要点提示 对胃十二指肠溃疡穿孔病例采取保守治疗的考虑因素

①穿孔部位是否有大网膜覆盖？如果穿孔部位被肝下面（或其他脏器）覆盖，可见穿孔周围被大网膜覆盖的回声图像。

②腹水量比较少。

③游离气体的量不会造成明显影响。

根据以上超声表现和患者的全身状况来综合考虑是否选择保守疗法。

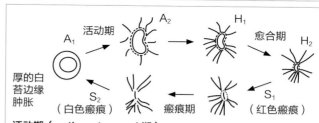

活动期（active stage，A期）
A₁：溃疡底部有厚的白苔，边缘水肿，没有再生上皮，有出血和凝血块附着
A₂：溃疡底部有白苔，溃疡边缘的水肿消退，有再生的上皮组织

愈合期（healing stage，H期）
H₁：溃疡缩小，边缘出现上皮再生的发红带
H₂：溃疡明显缩小，发红带较宽，只能看到少量的白苔

瘢痕期（scaring stage，S期）
S₁：溃疡消失，形成红色瘢痕
S₂：形成白色瘢痕

消化性溃疡的内镜分期（﨑田－三轮分期）

（﨑田隆夫，三轮 刚：悪性潰瘍の内視鏡診断—早期診断のために．日消病会誌 67：984-989，1970 を改変して転載）

上消化道 ❹ 胃异尖线虫病

消化道异尖线虫病是Anisakis亚科的异尖属（*Anisakis*）线虫侵入人体消化道而导致的疾病。由于虫体寄生在鱼贝类中，所以在食用生鱼量较多的日本，消化道异尖线虫病的发病率非常高，1年内新发病例为2000～3000例。

在日本，导致该病的病原体是异尖属线虫。其中最常见的是简单异尖线虫（*Anisakis simplex*），其体长19～36mm，肉眼可见。调查结果显示，150种以上非常大范围的鱼类中存在该寄生虫。

在消化道异尖线虫病中，胃异尖线虫病最常见，其次是小肠，十二指肠也较多。另外，还有关于大肠、口腔黏膜、食管异尖线虫病的报道，可以认为该病可以发生于消化道的各个部位。其临床特点是在食用新鲜鱼贝类后发生腹痛，并伴有恶心、呕吐的情况，另外也有罕见的伴有荨麻疹的病例。大部分患者从进食到出现症状的时间为数小时至24小时。

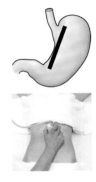 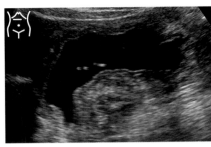 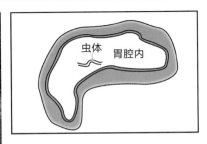

图像中的回声所见

①胃角部胃壁肥厚，饮用脱气水后可详细观察。

②在胃腔内可观察到实时运动的、呈两条线状的回声。结合有食用生鱼片史，根据显示出的虫体像可以判断为胃异尖线虫病。

图像以外的特征性回声所见

①病变主要位于黏膜下层，病理组织学上是以虫体刺入部为中心，伴有嗜酸性粒细胞高度浸润的炎症及水肿、毛细血管扩张等。

②超声图像的特征：刺入部局限性低回声为主的明显水肿性肥厚及腹水。

③如果胃内充满脱气水并积极进行观察的话，可以显示虫体本身，从而可确诊胃异尖线虫病。

④描述的要点是，通过体位变换，把水集中到局部病变部位，附着于胃壁上、可以运动的双线状高回声即为虫体。

本例的总结

- 如下图所示，虫体被显示为接近直线的形状或高回声的螺旋状隆起；但当它与 AGML 鉴别困难时，应询问患者是否有食用含有虫体的新鲜鱼贝类的病史，这是诊断的决定性因素。

- 有多个部位同时存在虫体的可能性，所以在观察到胃部病变后，也有必要仔细观察小肠等其他部位。

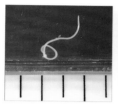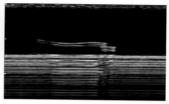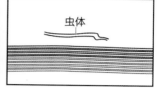

取出的虫体和虫体的超声图像

取出的虫体（左图）在水下的超声图像（中图）。应用高频探头观察，显示异尖线虫的虫体呈平行的双线样高回声

上消化道❺ 胃黏膜下肿瘤

胃黏膜下肿瘤是指肿瘤存在于黏膜下，与周围组织一样，其表面有黏膜覆盖，呈球形向胃腔内突出的病变的总称。其大部分是非上皮性，部分为上皮性肿瘤。临床上经常遇到的有平滑肌瘤、脂肪瘤、异位胰腺、囊肿等良性肿瘤。

胃肠道间质瘤（gastrointestinal stromal tumor，GIST；见下文"本例的总结"）可发生于从食管到直肠的消化道的各个部位，其中胃间质瘤占50%～60%，其次为小肠间质瘤（占20%～30%），根据报道，食管间质瘤和大肠间质瘤分别占5%。

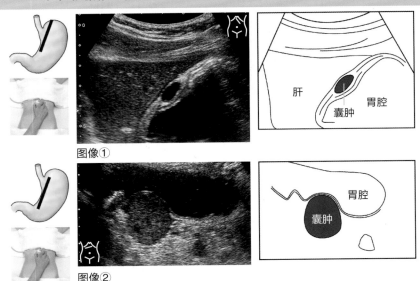

图像①

图像②

这些图像中的回声所见

【图像①】

检查时发现胃壁内肿瘤性病变。饮用脱气水后详细观察，判断为胃体上部小弯侧第3层（黏膜下层）内的囊肿。

【图像②】

可见与胃壁相连的肿瘤，饮用脱气水后进行详细观察，在胃角部后壁上显示与第4层（固有肌层）相连续的、向壁外突出的低回声肿瘤，判断为GIST。

这些图像以外的特征性回声所见

①尽管在常规筛查中也有可能被偶然发现，但是很多胃黏膜下肿瘤是在内镜检查中被发现的，饮水后可以较清晰地显示出层次结构。

②黏膜下肿瘤的诊断：肿瘤出现在哪一层很重要，观察层次结构，对肿瘤的回声水平和血流等特点做出综合评价，从而进行诊断。

③关于GIST的恶性程度，根据肿瘤直径和核分裂象的数目进行风险分类。

本例的总结

GIST的概念：既往认为固有肌层来源的肿瘤很多是肌源性肿瘤（平滑肌瘤、平滑肌母细胞瘤、平滑肌肉瘤），现在发现其中有一小部分为神经源性肿瘤（神经鞘瘤、神经纤维瘤）。但是，根据遗传学和免疫组织化学检测，将来源于卡哈尔（Cajal）间质细胞（存在于固有肌层，负责起搏消化道运动的细胞）的肿瘤视为GIST。即表达KIT蛋白和CD34蛋白，在免疫染色中诊断为c-kit、CD34阳性的肿瘤，在临床病理学上被诊断为GIST，与肌源性肿瘤、神经源性肿瘤等间质性肿瘤相区别。

上消化道❻ 肥厚性幽门狭窄

肥厚性幽门狭窄是导致新生儿呕吐的代表性疾病，胃幽门肌的显著肥厚造成胃内容物通过障碍，是在婴儿消化道疾病中比较高发的疾病。该病最早出现于出生后2～3周，出生后4～8周高发，患儿的男女比例约为3.5：1。

其症状为喷射性呕吐，但呕吐物中不会有胆汁。查体所见：触诊可及橄榄样肥大的幽门肌，类似于肿瘤。

为了明确诊断，既往一直是用X线检查。但是最近，超声检查由于可以观察肥厚的肌层，并观察食物的通过状态，因此被认为是首选的检查方法。应用高频探头进行观察，可清晰地显示出幽门肌。

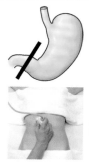

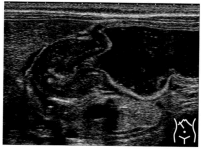

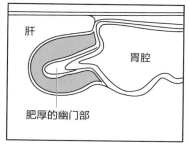

肝

胃腔

肥厚的幽门部

图像中的回声所见

幽门肌明显肥厚，经测量肌层厚度达7mm。这是典型的肥厚性幽门狭窄的图像。

图像以外的特征性回声所见

①固有肌层厚度在4mm以上最有意义。

②应用凸阵型探头，显示肥厚的幽门肌为比较均匀的低回声。

③应用高频线阵探头可显示肥厚的中层环行肌与正常的外层纵行肌呈分离状态，所以必须应用高频探头进行详细观察。

④应用高频线阵探头观察，从肥厚的幽门肌腔内侧按照低回声（黏膜下层和环行肌的边界）、高回声（中屋环行肌的肥厚）、低回声（外层纵行肌）的顺序显示。

⑤幽门狭窄的诊断标准如右图所示。

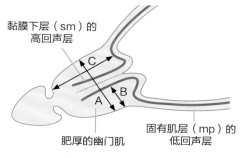

黏膜下层（sm）的高回声层

肥厚的幽门肌

固有肌层（mp）的低回声层

肥厚性幽门狭窄的超声诊断标准

A—幽门部直径（14mm以上）
B—肌层的厚度（4mm以上）
C—幽门管的长度（14mm以上）

本例的总结

通常的检查体位为仰卧位，此时胃窦部至幽门部在胃整体中的位置比较高，胃内的气体聚集而导致幽门部难以显示。可给予糖水或哺乳，稍微向右下侧卧位时，幽门部的气体向胃底方向移动，饮用的液体充满幽门部，容易观察到幽门管。

上消化道❼ 胃癌

胃癌是指发生于胃的恶性上皮性肿瘤，约占胃恶性肿瘤的98%。90%以上的胃癌为腺癌。
另外，胃幽门腺区多为分化型癌，胃底腺区多为未分化型癌。
好发部位为胃窦部，特别是小弯侧。
胃癌的发病年龄多为40～70岁，60岁为高峰。男女发病比例约为2∶1（年轻患者中女性有增多的倾向）。

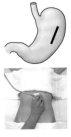
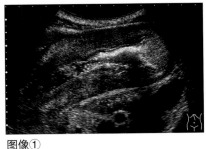
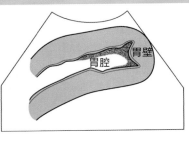

图像①

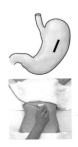
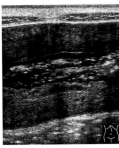
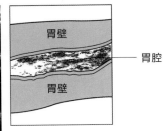

图像②

这些图像中的回声所见

【图像①】

从胃体部到窦部可见明显的全周性胃壁肥厚。

胃壁的层次结构模糊，外形尚保持。

诊断为Ⅳ型进展期胃癌。

【图像②】

同一病例的高频探头图像。

可详细观察层次结构。

这些图像以外的特征性回声所见

①局限性胃壁肥厚伴层次结构消失。

②若合并溃疡、纤维化、黏液产生等，能看到多种不同的回声征象。

③早期胃癌的超声图像显示为低回声性胃壁肥厚，Ⅱc、Ⅲ型胃癌中为凹陷形的溃疡回声。

④在胃内充满脱气水后应用超声内镜同样可显示出胃的5层结构，除浸润深度浅的SM1癌、难以显示的部位（贲门、胃体上部）以外，通过详细地观察可以对SM2深度癌进行诊断。

本例的回声所见总结

本例所示是晚期癌中的Ⅳ型进展期胃癌（皮革样胃癌），胃壁的层次结构尚保留，但是各层的厚度不规则，有一定的硬度。

实时动态观察，可发现胃壁缺乏伸展性，有非常硬的感觉。

把病变的硬度作为鉴别依据是有用的，癌症病变一般很硬。

注意观察有无其他脏器的远处转移。

上消化道❽ 胃淋巴瘤

胃淋巴瘤是胃原发的非上皮性恶性肿瘤，占胃恶性肿瘤的0.5%~2%。肉眼分类法中，根据佐野分类法可分为：①表层型；②溃疡型；③隆起型；④塌陷型；⑤巨大皱襞型。或根据广田分类法分为：①表层扩大型；②巨大皱襞型；③肿瘤形成型。该病好发于50~60岁人群，男性患者居多。好发部位为胃体中下部大弯侧。在病理组织学上，自从Isaacson等提出来自黏膜相关淋巴组织（mucosa-associated lymphoid tissue，MALT）的淋巴瘤的概念以来，多数原发性胃恶性淋巴瘤属于该类。胃MALT淋巴瘤是发生于边缘区B细胞的低级别MALT淋巴瘤，而高级别MALT淋巴瘤则被认为是弥漫性大B细胞淋巴瘤的过渡。幽门螺杆菌感染与胃MALT淋巴瘤的发生密切相关，对低级别MALT淋巴瘤的治疗，正在尝试抗菌治疗。

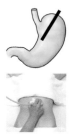
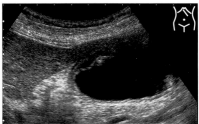
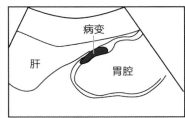

图像①

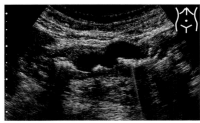
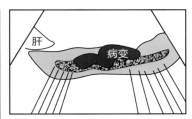

图像②

这些图像中的回声所见

【图像①】

胃体上部的胃壁呈均匀低回声性肥厚。饮用脱气水后检查，可以得到更清楚的图像。经过进一步检查，诊断为恶性淋巴瘤。

【图像②】

胃窦部前壁可见呈均匀低回声的隆起性病变，顶部凹陷，浆膜侧有结节样突起。没有滤泡样结构，考虑为弥漫型。

这些图像以外的特征性回声所见

①超声检查显示低回声性肿瘤，内部回声均匀，以回声水平极低为主要特征。

②滤泡型有低回声滤泡样结构；弥漫型没有滤泡样结构，多呈均匀的胃壁肥厚像。

③对表层型胃MALT淋巴瘤，用超声内镜来评价治疗效果较好。

本例的总结

当检查出回声水平极低的肿瘤性（或隆起性）病变时，首先要想到恶性淋巴瘤。但是，并非所有恶性淋巴瘤都呈现同样的检查结果，因此需要注意这一点。表现为胃壁肥厚的疾病的鉴别要点请参见"急性胃黏膜病变"。

下消化道❶ 炎性肠病①溃疡性结肠炎

　　溃疡性结肠炎是指结肠（特别是直肠黏膜及黏膜下组织）以形成糜烂、溃疡为特征的原因不明的慢性炎症性疾病。患者反复出现症状缓解和恶化，不能完全治愈。通常患者均存在直肠病变。病变主要发生在黏膜层，但由于炎症程度不同，也可累及黏膜下层和固有肌层，从直肠向口侧可连续形成糜烂、溃疡、充血、出血、炎症性息肉等，有时也与罕见的克罗恩病一样呈现非连续性病变。

　　临床症状表现为持续性或反复出现的黏液血便、血便、腹泻、腹痛、发热等。好发年龄虽然是20岁，但也可发生于老年人和小儿（25岁前后有一高峰，60岁前后形成第二个高峰）。男女发病比例为1∶1。

　　并发症方面，肠道内的并发症有结肠癌（文献报道以Ⅳ型癌、低分化癌居多）及中毒性巨结肠。另外，已知的肠道外并发症有口腔炎、硬化性胆管炎、皮肤病变（坏疽性脓皮病、结节性红斑）、眼部病变、关节病等。

　　根据患病范围、严重程度等，还可进行以下分类。

　　根据患病范围，可分为全结肠炎型、左侧结肠炎型、直肠炎型、右侧结肠炎型和区域性结肠炎型。

　　根据严重程度，可分为轻度、中度、重度。

　　根据临床经过，可分为初次发作型、慢性持续型、复发缓解型、急性重症型。

　　根据病程，可分为活动期、缓解期。

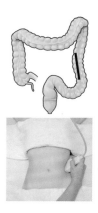
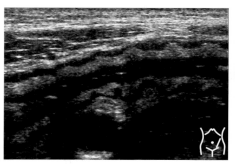
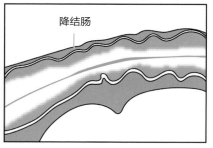

降结肠（慢性持续型，中度）

降结肠

图像中的回声所见

　　第二层、第三层增厚，但第三层的低回声化不明显。内镜观察可见局部发红，有小溃疡形成。

图像以外的特征性回声所见

①典型病例呈均匀的连续性病变。

②表层有局限性炎症（弥漫性发红、出血、浅层小溃疡）时可见第二层轻度增厚，伴有第三层散在、呈低回声的增厚。腔内可见黏稠的高回声黏液像。

③在形成深溃疡的病例中，第三层的增厚、低回声化变得更明显，可以观察到溃疡回声。

①～③是活动期溃疡性结肠炎的基本图像，追踪肠管走行可确定患病范围（左侧结肠炎型，全结肠炎型）。

④对于非连续性病变，肛门侧结肠没有病变或只存在局限性病变。

⑤缓解期肠壁的增厚会得到改善。伴有炎性息肉的病例，肠腔内会出现凹凸不平的表现。

本例的总结

通常根据内镜检查结果来判断溃疡性结肠炎的疾病活动性，但是也有一些病例因内镜或钡剂灌肠X线检查而出现病情加重。通过非侵袭性的检查来评价其活动性是最好的办法。超声检查可以通过详细观察肠壁情况来判断炎症程度，由于能够把握病变范围，因此超声对于该病的诊断很有价值。

下消化道❷ 炎性肠病②克罗恩病

克罗恩病（Crohn病）是原因不明的、累及肠壁全层的非特异性慢性炎症性疾病。因溃疡和纤维化而形成的肉芽肿性炎症性病变可见于从口腔到肛门的全部消化道内，但最常见的部位是回肠（回盲部）。该病很少能痊愈，加重和缓解反复出现。对于形成狭窄及瘘管的病例，外科手术是必要的治疗手段。

该病患者的肠道内可见全层性、非连续性的跳跃性病变（skip lesion），以形成纵行溃疡和鹅卵石样表现（cobblestone appearance）为特征，初期只出现糜烂，也有小溃疡形成。随着病变的进展，会出现狭窄、裂隙或瘘孔（内瘘、外瘘）、脓肿、穿孔、出血等并发症，多伴有肛门病变（痔瘘、肛门溃疡）。

主要症状是腹痛、腹泻、发热、体重减轻，但因病程、并发症不同而表现多样。

根据病变的部位，克罗恩病分为小肠型、小肠-结肠型、结肠型。另外，较常见的特殊类型还有盲肠-阑尾局限型等。小肠-结肠型约占1/2，小肠型和结肠型分别约占1/4，其他类型比较罕见。

好发年龄是15～25岁，15～29岁患者占全部患者的75%。男女发病比例约为2：1。

该病主要根据钡剂灌肠X线、小肠X线及结肠内镜的图像进行诊断，如果能发现纵向溃疡、鹅卵石样表现，则很容易诊断。因为在胃、十二指肠上也可形成糜烂、溃疡性病变，有时上消化道内镜检查也可以为诊断提供线索。对出现口疮样糜烂性病变的病例，若上消化道和下消化道内镜的组织病理学检查发现结节病样非干酪性肉芽肿，则有重要意义。

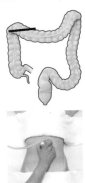
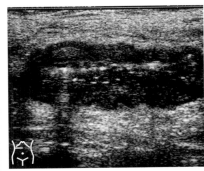
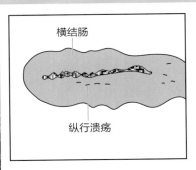

横结肠

纵行溃疡

图像中的回声所见

右侧横结肠肠壁明显增厚的部位呈明显的低回声。肠壁层次结构不清楚，在壁内发现呈线状排列的高回声，考虑是纵行溃疡形成。

图像以外的特征性回声所见

①克罗恩病的超声图像特征是病变呈全层性、明显低回声性的非连续性肠壁增厚。

②活动期肠壁的层次结构变得不清楚，呈水肿性增厚。

③长轴图像中，当增厚的肠壁内显示凹凸的线状高回声时，提示纵行溃疡的存在，相当于鹅卵石样表现。

④通过追踪肠道走行来确定患病范围并进行分型（小肠型、小肠-结肠型、结肠型）。

⑤狭窄性病变的肠腔内呈线状回声，蠕动能力下降，肠壁局限性增厚。

⑥瘘孔、周围脓肿形成的病例显示为第四层有不规则形、贯穿肠壁的低回声区。

⑦肠管周围出现淋巴结肿大。

⑧用彩色多普勒观察时，活动期病变部肠管大多清楚地显示出彩色信号，这强烈提示克罗恩病活动性的可能。

⑨在没有形成纵行溃疡的病例中，口疮样糜烂性病变、口疮样病变、多发小溃疡显示为肠壁第二层和第三层低回声性的轻度增厚图像。

本例的总结

非连续性病变（跳跃性病变）的特征是增厚的病变部位与病变之间存在正常的肠壁结构。横断像可见肠系膜侧广泛的楔状狭窄及层次结构消失（FD征）。纵行溃疡是高度提示本病的可能。

说明：FD征是指局部肠壁的层次结构消失。

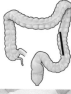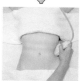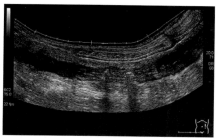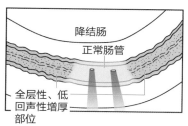

病变呈非连续的全层性、低回声性肠壁增厚

降结肠
正常肠管
全层性、低回声性增厚部位

要点提示　溃疡性结肠炎与克罗恩病的鉴别要点

特征	溃疡性结肠炎	克罗恩病
病变范围	• 连续性病变：左侧结肠炎型、全结肠炎型	• 非连续性病变：小肠型、小肠-结肠型、结肠型
层次结构	• 轻度至中度病例：第2层轻度增厚 • 重度病例：第2层和第3层增厚，第3层出现低回声 • 随着严重程度的增加，纵行的层次结构不清楚，可见溃疡和白苔	• 节段性病变，小溃疡：第2层轻度增厚 • 纵行溃疡的回声图像：长轴显示线状白苔回声 • 鹅卵石样表现：肠腔凹凸不平伴纵行溃疡回声 • 严重的全层性炎症病变：全层性、明显低回声性肠壁增厚及层次结构不清楚
血流	• 壁内血流特征：CD时和UC活动期增强 • 阻力指数（RI值）：CD时和UC活动期减小 • 血管结构：UC，炎症深度浅；CD时，正常血管结构保留 • 全层性炎症及CD一起发展成纤维化时，正常的血管结构消失	
并发症	• 中毒性巨结肠：肠腔扩张，肠壁菲薄，穿孔，狭窄	• 狭窄，肉芽肿，瘘管，脓肿
其他	• 淋巴结肿大（＋），腹水罕见	• 淋巴结肿大（＋＋），腹水（±）

注：CD—Crohn's disease（克罗恩病）；UC—ulcerative colitis（溃疡性结肠炎）。

（長谷川雄一・浅野幸宏・伊能崇税：潰瘍性大腸炎，Crohn病の超音波像．Medical Technology 31：379-385，2003 より転載）

下消化道❸ 肠梗阻

　　肠梗阻是某种原因导致肠道内容物通过障碍的疾病。其3个主要特征是呕吐、腹痛、停止排气和排便。肠梗阻可以大致分为通过障碍性的机械性肠梗阻，以及肠道运动功能障碍性的功能性肠梗阻。

【单纯性肠梗阻】

　　器质性疾病导致肠道发生机械性梗阻，但不伴有肠系膜动静脉的循环障碍。比较多见的是手术后的粘连性肠梗阻、结肠癌等。症状有腹痛、呕吐、腹部胀满感、发热等。X线片显示梗阻部以上肠道内容物和气体积存，可见液平面。可采取禁食、补液、胃肠减压等治疗手段，并治疗器质性疾病。

【绞窄性肠梗阻】

　　与器质性疾病导致的机械性肠梗阻相比，绞窄性肠梗阻伴有肠系膜动静脉的循环障碍，肠道有坏死的可能性。初期的X线检查也不会出现液平面。多需要紧急手术，故需要医生准确地做出诊断。

【麻痹性肠梗阻】

　　由于周围脏器炎症的波及，或神经-肌肉疾病、药物、休克、压力等因素的影响，肠道出现运动麻痹。

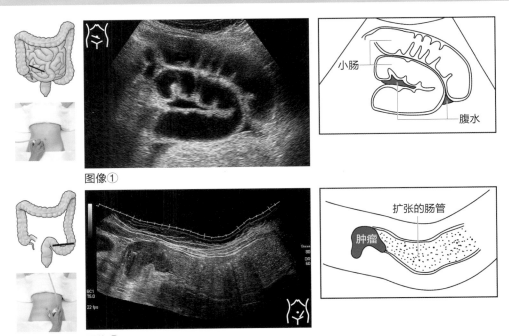

图像①

图像②

这些图像中的回声所见

【图像①】

小肠扩张，呈"键盘征"。实时观察可见肠内容物随小肠的蠕动而浮动。还观察到少量腹水。根据经验判断为单纯性肠梗阻的可能性大。

【图像②】

降结肠明显扩张，为了明确梗阻的原因而向肛侧扫查，发现肠壁不规则增厚，为乙状结肠癌的表现。

这些图像以外的特征性回声所见

①肠道内充满液体成分，呈现扩张的图像。小肠的Kerckring皱襞因形似钢琴的键盘而呈"键盘征"，这是基本的知识，需要记住。

②观察肠道扩张的程度、肠壁的厚度、皱襞（Kerckring皱襞，"键盘征"）、肠内容物的活动性。

③通常，如果在X线片中能看到液平面的话，诊断肠梗阻很容易。

④如果大部分扩张的肠道内液体成分较多而气体较少，这种情况被称为"无气腹部（gasless abdomen）"，此时不会出现液平面。

⑤早期超声检查提示绞窄性肠梗阻的可能性，经过慎重的临床观察能够较准确地做出诊断。

⑥单纯性肠梗阻时，可在扩张的肠管内观察到内容物的浮动，还能显示出少量腹水。

⑦绞窄性肠梗阻时，显示肠管明显扩张，内容物的浮动减弱，腹水量增加。绞窄性肠梗阻进一步发展，会出现局限性肠管扩张，内容物的浮动消失，腹水量急剧增加。至肠管坏死时，Kerckring皱襞坏死，黏膜面上附着高回声，点状高回声为混浊的内容物沉积。

本例的总结

超声检查对肠梗阻是有价值的，可显示梗阻机制并与绞窄性肠梗阻相鉴别。

梗阻部位位于扩张的肠管与空虚的肠管的交界处。有无肠道蠕动是判断是否发生绞窄的重要指征。

要点提示　肠梗阻的病因分类

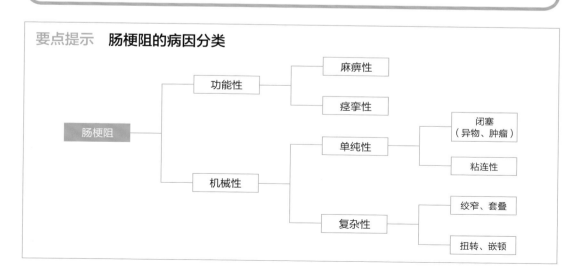

下消化道 ❹ 肠套叠

　　肠套叠是肠道的一部分套入邻近的肠管内腔的状态，几乎都是向肛侧套入。套入肠管的肠系膜被压迫，出现充血、水肿、出血及肠液分泌增加的情况，会引起肠系膜动脉的血液循环障碍。另外，套叠部位触诊时类似于肿瘤。治疗方法采取钡剂灌肠法或阵发性充气灌肠，在X线透视下边加压边复位，不能复位或发病超过20小时是手术复位的适应证。

　　间歇性腹痛（哭闹）、呕吐、血便是该病的3个主要症状。

　　约90%的肠套叠发生在小儿，成人很少发生。一般的好发人群是新生儿及2岁以下婴幼儿，特别是6～9月龄婴儿比较多见。小儿的肠套叠大多病因不明，70%发生在回盲部。

　　成人肠套叠的病因有息肉、肿瘤、肠炎、憩室、瘢痕等，没有特别的好发部位。

　　好发部位多为回肠→结肠、回肠→回肠→结肠、回肠→盲肠等，罕见的有小肠→小肠、结肠→结肠。

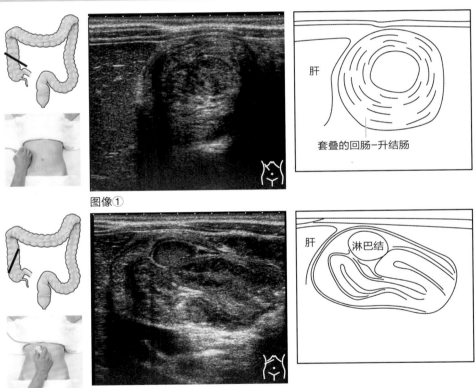

肝

套叠的回肠-升结肠

图像①

肝　　淋巴结

图像②

这些图像中的回声所见

【图像①】

短轴图像显示肠管壁重叠，层状结构形成"同心圆征（multiple concentric ring sign）"，这是肠套叠的典型图像。

【图像②】

长轴图像可看到水肿性增厚的小肠壁，还可看到套入部肿大的肠系膜淋巴结。肠套叠发生于回盲部，根据套入部淋巴结肿大，判断为回肠-结肠型肠套叠。

这些图像以外的特征性回声所见

①呈现典型的"同心圆征"时多容易诊断。

②一定要特别注意观察套入部的状态。

③如果出现外周环绕的高回声像，需要考虑为穿孔导致的游离气体。

本例的总结

对于婴幼儿，因腹痛严重而身体活动剧烈，从而导致检查困难的情况很多。当怀疑本病时，因回肠-结肠型肠套叠高发，所以宜对该部位进行重点检查。对于成年人，因为套入部多存在肿瘤，所以根据典型的图像进行诊断后，还要寻找有无肿瘤。

要点提示 **灌肠造影的影像学表现**

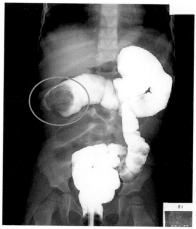

以复位为目的的灌肠造影中，升结肠内可见蟹足样影（圆圈内），肿物内部存在Kerckring皱襞，判断为回肠-结肠型肠套叠

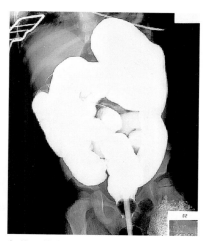

复位后的灌肠造影图像

下消化道❺ 感染性肠炎

感染性肠炎的超声图像的共同特征是肠壁水肿性增厚和肠管扩张。仅通过超声图像来确定感染性肠炎的病原菌很困难，但可通过超声图像观察感染范围和炎症最严重的部位，同时更详细地了解食物摄入史和药物史，以及海外航行经历等，来推测可能的病因。在感染性肠炎部分，下文将对细菌性食物中毒（沙门菌肠炎、弯曲菌肠炎）的临床图像进行重点讲解。

【沙门菌肠炎】

在日本的细菌性食物中毒中排在第一位，其发病率有增高的趋势，多是通过食用受感染的动物肉、鸡蛋、乳制品而引起。沙门菌是组织侵袭性高的细菌。因胃酸不能有效杀菌而导致细菌到达小肠下部，侵入黏膜上皮细胞而引起炎症。经过8~48小时的潜伏期，患者可出现嗳气、呕吐、持续性腹泻、发热等症状。25%~30%的患者可出现血便，也有重症病例及迟发性病例。

【弯曲菌肠炎】

在细菌性食物中毒中约占5%。弯曲菌常存在于鸡、牛等的肠道内，因鸡肉等食材烹饪不充分而导致食物中毒。弯曲菌是组织侵袭性高的细菌。该病潜伏期为2~7日或更长，主要症状是腹泻、腹痛、发热、便血、呕吐，很少出现腹膜炎、败血症等重症表现。一般来说，该病的症状比沙门菌肠炎的症状要轻微。

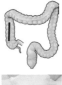

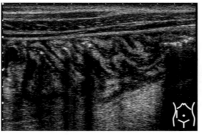
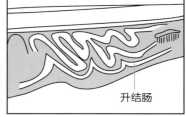

图像① 沙门菌肠炎（升结肠）

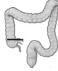

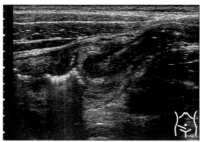
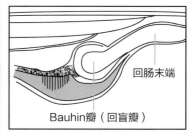

图像② 弯曲菌肠炎（回盲部）

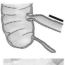

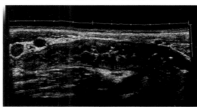

图像③ 肠伤寒（回盲部）

这些图像中的回声所见

【图像①，沙门菌肠炎】
- 从回肠末端到右侧升结肠或全部结肠呈明显的水肿性肠壁增厚像。
- Bauhin 瓣（回盲瓣）肿大，多伴有回盲部的淋巴结肿大。

【图像②，弯曲菌肠炎】
- 从回肠末端到右侧升结肠或全结肠呈水肿性肠壁增厚像。
- 多伴有回盲部的淋巴结肿大。
- 虽然与沙门菌肠炎的超声表现类似，但是弯曲菌肠炎时肠壁的水肿性增厚比沙门菌肠炎要轻。

【图像③，肠伤寒】
- 回肠末端局部的黏膜、黏膜下层呈非常明显的低回声性水肿性增厚（反映的是派尔集合淋巴结的炎症），周围可见显著的淋巴结肿大。
- 沙门菌肠炎、弯曲菌肠炎也呈回肠末端的炎性改变，与本病相比，肠壁的派尔集合淋巴结的变化较少，低回声化也不明显，也可根据周围淋巴结的大小进行鉴别。

这些图像以外的特征性回声所见

如图所示，细菌性肠炎多为大半或右半结肠呈现明显的肠壁增厚。还要注意回盲部淋巴结的肿大。

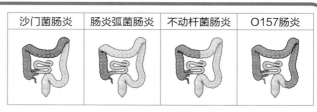

沙门菌肠炎	肠炎弧菌肠炎	不动杆菌肠炎	O157肠炎

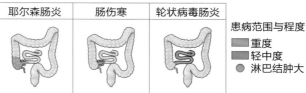

耶尔森肠炎	肠伤寒	轮状病毒肠炎

患病范围与程度
- 重度
- 轻中度
- 淋巴结肿大

（長谷川雄一：コンパクト超音波αシリーズ　消化管アトラス．ベクトルコア，2008，p125より転載）

本例的总结

由于菌种不同而呈不同的特征性超声所见（以右侧结肠为主的增厚），所以可在一定程度上推断病原菌的可能性。肠壁的层次结构尚保留。

肠炎弧菌导致的肠炎以肠液潴留导致结肠（升结肠）扩张为主要超声表现，肠壁增厚是由黏膜损害引起的轻度缺血所致。

要点提示 药物性肠炎

绝大多数药物性肠炎是由抗生素引起的结肠炎，所以药物性肠炎又被称为抗生素相关性结肠炎。药物性结肠炎大致分为急性出血性结肠炎（acute hemorrhagic colitis，AHC）和假膜性结肠炎（pseudomembranous colitis，PMC）。二者都是药物引起肠内菌群失调而发生的疾病改变。

导致药物性肠炎的药物有抗生素、抗炎镇痛类药物、抗癌药、重金属、类固醇类药物、口服避孕药等。

对急性肠炎患者，当怀疑为本病时，用药史是非常重要的鉴别要点。

下消化道❻ 缺血性结肠炎

缺血性结肠炎是虽然血管主干没有明显的闭塞，但结肠出现各种缺血性变化的疾病。

缺血性结肠炎多分为一过性型、狭窄型、坏死型，但也有学者认为应除外伴有不可逆性变化的坏死型，狭义的缺血性结肠炎主要是指一过性型和狭窄型。3种类型的发病率不同，大部分（90%以上）是一过性型。狭窄型不足10%，坏死型则更少。

该病患者中女性居多，男女患者比例为1:（2~3），50岁以上的中老年患者较多，但该病在年轻人中也不少见。既往有糖尿病、高血压、动脉硬化等血管方面的基础疾病可作为本病的诱因，但是既往体健的病例也很多。在坏死型中，很多老年人合并动脉硬化性的基础疾病。一过性型（特别是年轻患者）几乎没有血管相关因素，诱因为肠管蠕动亢进和管腔内压力上升等肠道因素。

患者多存在慢性便秘、宿便、发病前一过性的便秘、排便困难等情况。既往的腹部手术史、口服避孕药、口服泻药、透析等也可能是诱因。

典型的表现是突然自觉剧烈的腹痛，然后开始腹泻。最初大便是成形的，紧接着是频繁的腹泻，并且可出现血便。几乎所有病例都有腹痛和血便，有的病例还会出现嗳气。

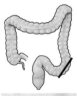

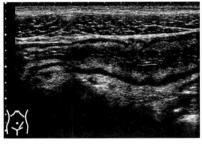
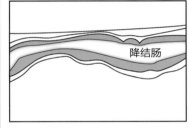

降结肠

图像中的回声所见

①降结肠至乙状结肠的肠壁呈局限性、水肿性增厚，第三层（黏膜下层）增厚，部分可见浅层至中层的低回声化。

②病变是区域性的，炎症主要位于黏膜下层，所以判断为缺血性结肠炎。

图像以外的特征性回声所见

①缺血性结肠炎的基本超声图像是炎症主要位于黏膜下层，表现为第三层的低回声性、水肿性增厚，多为比较均匀的低回声，也能看到混有斑状低回声的病例。

②应用高频探头进行观察，清晰地显示从黏膜下层的浅层到深层的低回声化。回声越低，临床表现越严重。

③因为是区域性病变，所以炎症最严重的部位大多位于患病范围的中心。

④一过性型经过5~14日水肿性增厚会消退。

⑤狭窄型发病14日以后仍会存在水肿性增厚。

本例的总结

根据临床症状与超声所见，缺血性结肠炎的诊断本身并不那么困难。

一定要观察病变到肛门侧，不要漏掉与癌症狭窄相类似的阻塞性肠炎表现，这才是最主要的。

下消化道 ❼ 结肠憩室

结肠憩室是因为血管穿过肠壁的部位（结肠系膜缘的外侧两排，结肠系膜缘对侧的两侧两排）较脆弱，当肠道内压力上升时，黏膜向浆膜方向突出而形成的。

憩室的好发部位：在日本右侧者约占70%，而在欧美乙状结肠憩室约占80%（但老年人中左侧结肠憩室也较多）。

结肠憩室缺乏排出内容物的能力，粪便会长期积滞，导致憩室黏膜的糜烂，继而产生炎症、微小穿孔，逐渐形成憩室炎。

结肠憩室炎与其说是憩室黏膜的炎症，不如说是憩室周围组织的炎症。

结肠憩室并发憩室炎的发生率为10%~20%。

症状表现为腹痛、发热，患病部位在右侧结肠时，其临床表现难以与急性阑尾炎相鉴别。

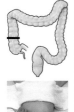

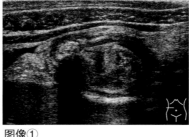

图像①

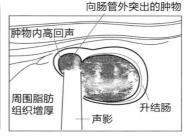

向肠管外突出的肿物

肿物内高回声

周围脂肪组织增厚

声影

升结肠

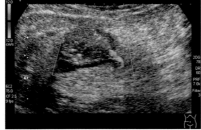

图像②

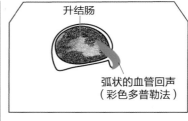

升结肠

弧状的血管回声（彩色多普勒法）

这些图像中的回声所见

【图像①】

升结肠横断扫查（短轴断面）显示为向肠管外突出的肿物像。

肿物内呈高回声伴声影。

周围脂肪组织增厚。

【图像②】

彩色多普勒可观察到弧形的血管回声。

这些图像以外的特征性回声所见

①从肠壁向肠管外突出的低回声肿物像（憩室的炎症、脓肿形成）。

②肿物内部为高回声像（渗出物、粪石）。

③与肿物相连续的肠壁（固有肌层和黏膜下层）增厚。

④肿物周围可见高回声区（周围脂肪组织炎）。

⑤弧形的血管回声。

本例的回声所见总结

临床上重点是与阑尾炎相鉴别。如果考虑为结肠憩室炎，要想显示结肠增厚，一定要转换成横断扫查（短轴图像），对前文所述的特征性回声所见进行确认。如果能确认从肠壁向肠管外突出的低回声肿物像的话，则诊断相对容易。

下消化道❽ 结直肠癌

结直肠癌是发生于结肠或直肠的上皮性恶性肿瘤，发生于大肠黏膜上皮，大多数为腺癌。

50~70岁人群多发。

好发部位为乙状结肠至直肠，发病者约占80%；其余的20%发生于盲肠至升结肠。

发生的部位不同，症状也有所不同。右侧结肠癌患者一般缺乏自觉症状，左侧结肠癌因其容易导致肠梗阻而更易使患者出现症状。

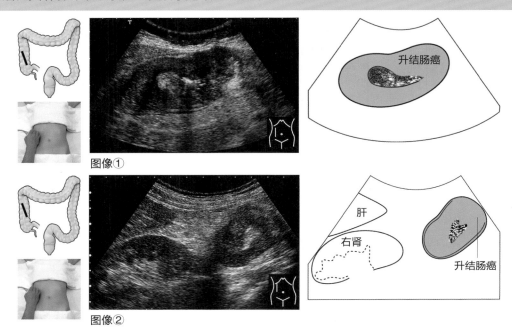

图像①

图像②

这些图像中的回声所见

【图像①】

升结肠出现全周性的肠壁增厚，肠腔狭窄；肠壁变硬，蠕动消失；还可见肠腔内容物呈现的高回声区，呈现出"假肾征（pseudo kidney sign）"，为Ⅱ型进展期癌。

【图像②】

右肾与升结肠癌相对比，可以更好地理解"假肾征"。

这些图像以外的特征性回声所见

①肠壁层次结构消失，局限性增厚。

②进展期癌的典型病例，增厚的肠壁有低回声的肿瘤形成，显示其腔内内容物或气体的强回声，呈"假肾征"。

③腔内呈明显狭窄的状态，没有看到"假肾征"。不拘泥于典型征象而对图像进行详细的分析是非常重要的。

④周围淋巴结有肿大。

⑤浆膜面出现变形，考虑为癌向壁外浸润所致。

本例的回声所见总结

根据进展期癌的典型图像，可比较容易地做出诊断。

注意观察有无向其他脏器的远处转移。

阑尾　急性阑尾炎

　　急性阑尾炎是阑尾的非特异性急性化脓性炎症，是由阑尾腔内的阻塞、阑尾黏膜的细菌感染所引起的炎症，是由黏膜下淋巴滤泡的增生、粪便的滞留、粪石、食物残渣等导致的。其病理生理学改变为淋巴回流受阻，阑尾黏膜水肿，随着细菌感染，黏膜出现糜烂。急性阑尾炎是急腹症中最常见的疾病。

　　疼痛最初是以上腹部和脐部为中心的内脏痛，逐渐转移到右下腹部而成为局限性疼痛。

　　阑尾炎分为单纯性、蜂窝织炎性及坏疽性。

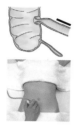
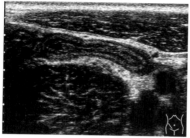
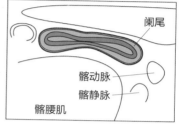

图像①　蜂窝织炎性阑尾炎

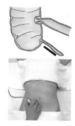
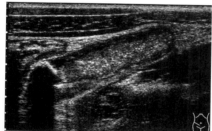
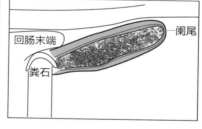

图像②　坏疽性阑尾炎

这些图像中的回声所见

【图像①，蜂窝织炎性阑尾炎】

　　阑尾肿大，短轴径为9mm。比较连续性地保留了层次结构，第3层（黏膜下层）的增厚比较清楚。还可看到周围脂肪组织的增厚。

【图像②，坏疽性阑尾炎】

　　阑尾肿大，短轴径为13mm。在阑尾开口部可确认有粪石。层次结构不连续，第3层（黏膜下层）消失。

这些图像以外的特征性回声所见

【直接所见】

①肿大的阑尾像（靶环状图像，鱼眼状图像）。

【间接所见】

②阑尾结石（粪石）的存在。

③炎症累及回盲部、升结肠时出现水肿性肠壁增厚。

④局限性肠管麻痹像。

⑤回盲部附近肿大的淋巴结。

⑥由于炎症累及肠系膜和大网膜等而出现周围高回声区。

⑦回盲部周围及直肠子宫陷凹内有腹水潴留。

⑧阑尾周围脓肿形成。

阑尾短轴径为6mm以上的肿大与判定。

- 单纯性阑尾炎：保留层次结构的连续性，第3层（黏膜下层）轻度增厚。
- 蜂窝织炎性阑尾炎：仍保留比较连续性的层次结构，第3层（黏膜下层）的增厚比较明确。
- 坏疽性阑尾炎：层次结构杂乱、不连续，第3层（黏膜下层）消失。

虽然不是疾病，但应该了解的回声表现

❶ 腹腔内游离气体

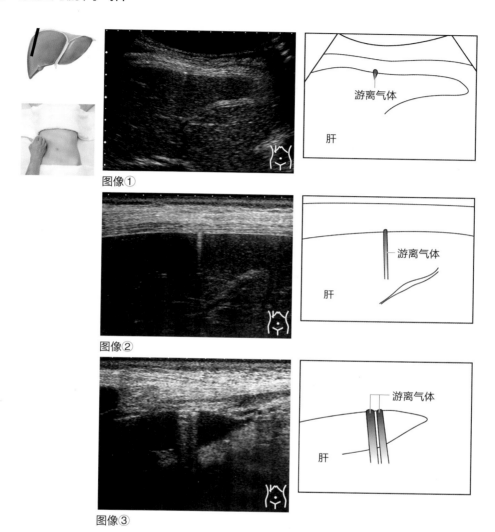

图像①

图像②

图像③

游离气体的量一般非常少，即使有大量游离气体，很多情况下也较难判断。

如果考虑为十二指肠溃疡穿孔，特别有必要在十二指肠周围和肝被膜以上仔细观察。

图像①：凸阵型探头，显示肝被膜上高亮度的点状回声。

图像②：线阵型探头，显示肝被膜上彗星尾样回声。

图像③：线阵型探头，显示肝被膜上多处彗星尾样回声。

❷ 口服肠道清洁剂后的肠管扩张

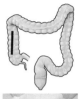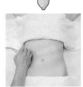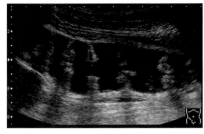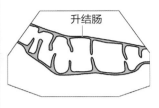

升结肠

　　结肠内镜检查前为进行肠道准备而口服肠道清洁剂，通过清洁剂对结肠进行扩张（服用30分钟之后的升结肠像）。

要点提示　　**了解胃脱气水充盈法**

- 饮用 500ml 以上的脱气水（如果没有的话，可用瓶装水或茶水代替）。实际上多数情况下不会全部饮用，只饮用一部分。
- 根据病变的所在部位，采取相应的体位（坐位、卧位、右侧或左侧卧位）进行观察。

【胃脱气水充盈法的扫查方法】

　　各部位的扫查方法与通常观察时相同。检查前要了解胃部X线片、内镜所见的病变部位，采取合适的体位进行观察。因为右侧卧位时水会流到十二指肠，所以要追加饮水的量。

　　①坐位扫查

　　适用于胃体下部、胃窦部及胃角部存在病变时（图1和图2）。采取坐位，使脱气水集中在胃角部，与X线照相时立体充满像的状态相似。

　　②右侧卧位扫查

　　适用于胃窦部、幽门部及十二指肠球部存在病变时（图3和图4）。右侧卧位时，水比较容易集中在胃窦部。

　　③左侧卧位扫查

　　适用于贲门部、穹隆部及胃体上部存在病变时（图5～7）。左侧卧位时，水比较容易集中在贲门至胃体上部。

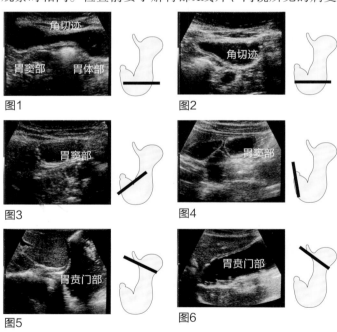

图1　图2　图3　图4　图5　图6　图7

第四章

心　脏

種村正，岡庭裕貴

① 主动脉瓣狭窄

主动脉瓣狭窄是主动脉瓣口的狭窄使得左室与主动脉之间产生压力差，导致左室肥大的疾病。初期由于向心性肥大，左室舒张功能下降。病因包括随着年龄增加而出现的动脉硬化（主要是钙化）、风湿性因素及先天性因素（主要是二叶瓣）。

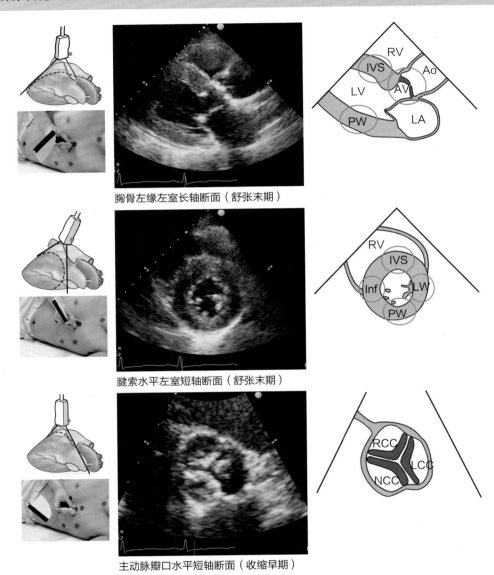

胸骨左缘左室长轴断面（舒张末期）

腱索水平左室短轴断面（舒张末期）

主动脉瓣口水平短轴断面（收缩早期）

这些图像中的回声所见

①主动脉瓣的3个瓣膜都出现肥厚，显示为高回声（钙化）。
②主动脉瓣口狭窄，但是接合部并没有粘连。
③左室壁全周性肥厚。
④升主动脉扩张，出现马赛克样的血流信号。
⑤主动脉瓣口处的最大血流速度明显增快，为5.2m/s。

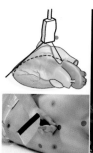
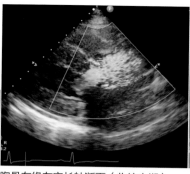
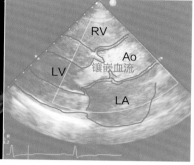

胸骨左缘左室长轴断面（收缩中期）

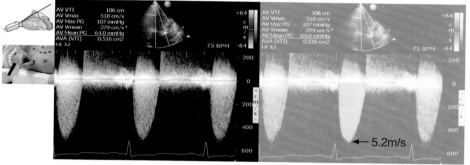

连续多普勒法显示通过主动脉瓣的血流波形

这些图像以外的特征性回声所见

①主动脉瓣的活动性下降。

②左室收缩功能正常，但舒张功能下降。

③重症患者出现升主动脉扩张（狭窄后扩张）。

本例的回声所见总结

AVA为0.5cm²（连续式），0.6cm²（平面测量法）；Vmax＝5.2m/s；MPG＝61mmHg。

IVST 17mm，PWT 15mm，LVDd 40mm，LVDs 25mm，FS 38%，EF 68%。

LAD 45mm，AoD 37mm，AsAoD 39mm，LV mass 308g，LV mass index 189g/m²。

E/A 0.61，DcT 283ms，E/E' 27.4，RVSP 31mmHg。

MR（＋），AR（＋），TR（±），PR（±）。

动脉硬化性的重度主动脉瓣狭窄，左室向心性肥大。尽管左室收缩功能正常，但是舒张功能轻度低下。

升主动脉与左房轻度扩张。主动脉瓣轻度反流。

要点提示　主动脉瓣狭窄的严重程度

特征	轻度	中度	重度
主动脉瓣口最大血流速度/m·s⁻¹	<3.0	3.0~4.0	>4.0
收缩期平均压力差/mmHg	<25	25~40	>40
瓣口面积/cm²	>1.5	1.0~1.5	<1.0
瓣口面积系数/cm²·m⁻²	–	–	<0.6

(Bonow RO, Carabello BA, Kanu C, et al. ACC/AHA 2006 guidelines for the management of patients with valvular heart disease: a report of the American College of Cardiology/American Heart Association Task Force on Practice Guidelines. J Am Coll Cardiol 48: e1-e148, 2006)

❷ 二尖瓣狭窄

二尖瓣狭窄是指二尖瓣口的狭窄导致左房与左室间产生压力差，使左房扩张的疾病，容易合并心房颤动、左房内血栓。病因有风湿性因素、二尖瓣环钙化、先天性因素（降落伞型二尖瓣），其中以风湿性因素最多。近年来，随着风湿热的减少，风湿性因素减少，二尖瓣狭窄本身有减少的倾向。

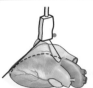

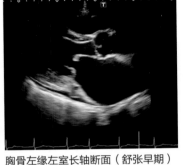
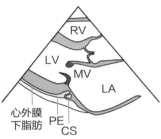

胸骨左缘左室长轴断面（舒张早期）

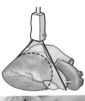
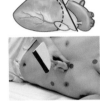
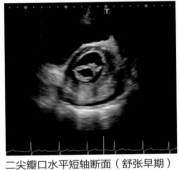
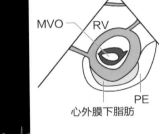

二尖瓣口水平短轴断面（舒张早期）

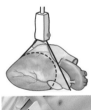
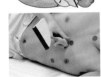
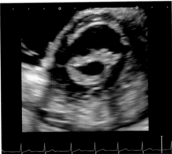
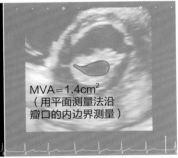

$MVA=1.4cm^2$
（用平面测量法沿瓣口的内边界测量）

二尖瓣口水平短轴断面（放大像）

这些图像中的回声所见

①二尖瓣肥厚伴瓣口狭窄。

②二尖瓣前叶更明显。

③左房、右房扩张。

④左室流入道呈现马赛克样血流。

⑤左房与左室间的平均压力差上升，压力减半时间延长。

⑥少量的心包积液。

这些图像以外的特征性回声所见

①瓣下组织肥厚、缩短、融合。

②左房内出现云雾状回声。

③左房内血栓。

④左房压力上升常导致继发性肺动脉高压、三尖瓣反流。

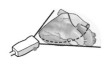

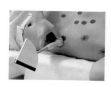

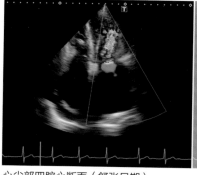

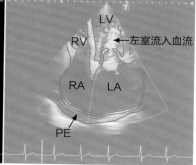

心尖部四腔心断面（舒张早期）

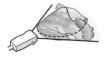

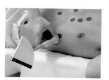

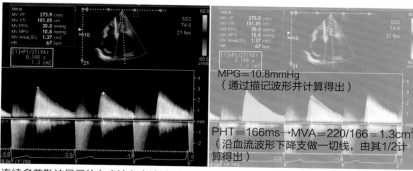

MPG＝10.8mmHg
（通过描记波形并计算得出）

PHT＝166ms→MVA＝220/166＝1.3cm²
（沿血流波形下降支做一切线，由其1/2计算得出）

连续多普勒法显示的左室流入血流波形

本例的测量值与回声所见总结

MVA＝1.4cm²（平面测量法），1.3cm²（PHT法）；MPG＝10.8mmHg。

IVST 9mm，PWT 9mm，LVDd 54mm，LVDs 36mm，FS 34%，EF 62%。

LAD 56mm，AoD 36mm，Aortic root 40mm，LV mass 211g，LV mass index 129g/m²。

RVSP 60mmHg。MR（＋），AR（±～＋），TR（±～＋），PR（±）。

风湿性的中度二尖瓣狭窄合并轻度反流，伴有心房颤动、两心房扩张。左房内未见血栓。

左室内径达正常值上限，收缩功能正常。右室收缩压上升，达60mmHg。轻度瓣下病变适合行经皮经静脉二尖瓣分离术（PTMC）。

要点提示

二尖瓣狭窄的严重程度评价

轻度：瓣口面积为1.6～2.0cm²，平均压力差＜5mmHg。

中度：瓣口面积为1.0～1.5cm²，平均压力差为5～10mmHg。

重度：瓣口面积＜1.0cm²，平均压力差＞10mmHg。

经皮经静脉二尖瓣分离术（PTMC）

是二尖瓣狭窄的导管治疗方法。

手术方法：在二尖瓣口插入带有球囊的导管，将球囊充气扩开连接部以解除狭窄。

❸ 二尖瓣关闭不全（二尖瓣反流）

二尖瓣关闭不全（二尖瓣反流）是二尖瓣关闭不完全，从左房进入左室的一部分血液反流到左房，导致左房与左室扩张的疾病。病因有二尖瓣脱垂、腱索断裂、风湿性因素、感染性心内膜炎、先天性因素（瓣叶裂缺）等瓣膜与腱索本身的原发性因素，也有左室扩张而导致功能性（继发性）反流的情况。

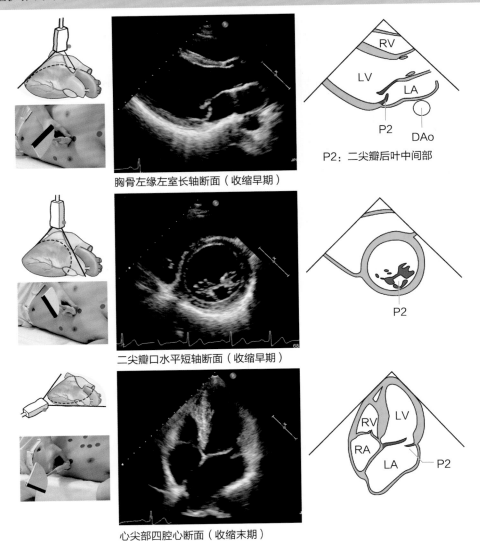

胸骨左缘左室长轴断面（收缩早期）

P2：二尖瓣后叶中间部

二尖瓣口水平短轴断面（收缩早期）

心尖部四腔心断面（收缩末期）

这些图像中的回声所见

①二尖瓣后叶P2区域的脱垂。
②左房、左室扩张。
③重度的二尖瓣反流。
④二尖瓣反流束冲向左房前侧壁。通常情况下，反流束冲向脱垂瓣膜的对侧方向。

这些图像以外的特征性回声所见

①容量负荷使左房压力上升，导致肺淤血。
②肺淤血导致继发性肺动脉高压。
③肺动脉高压引发右室扩张，进而导致三尖瓣反流。
④左室射血功能在代偿期正常，在失代偿期低下。

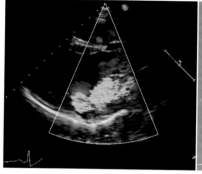
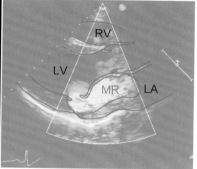

胸骨左缘左室长轴断面（收缩末期）

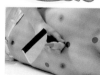
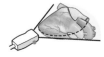
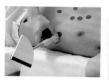
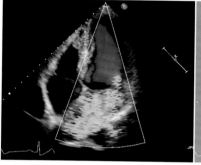
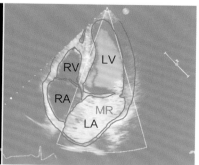

心尖部四腔心断面（收缩末期）

本例的测量值与回声所见总结

IVST 9mm，PWT 8mm，LVDd 64mm，LVDs 43mm，FS 33%，EF 60%。

LAD 39mm，LAVI 5ml/m^2，AoD 30mm，Aortic root 26mm，LV mass 266g，LV mass index 158g/m^2。

E/A 2.98，DcT 236ms，E/E' 9.0，RVSP 28mmHg。MR（3+），AR（−），TR（±），PR（±）。

二尖瓣反流的定量评价（体积测量法）：反流量为65ml，反流率为51%，反流瓣口面积为0.43cm^2。

二尖瓣后叶的P2区域脱垂产生重度二尖瓣反流，左室扩张，但收缩功能正常。

心尖部断面显示左房扩张。右室收缩期压力正常。可考虑行二尖瓣成形术。

要点提示　二尖瓣反流的严重程度评价

定性评价是按反流量和反流范围从视觉上进行判断，中度以上最好应用体积测量法和近端等速表面积（PISA）法等进行定量评价（也有较难进行评价的病例）。

定量评价标准如下。

轻度：反流量<30ml，反流率<30%，反流瓣口面积<0.20cm^2。

中度：反流量为30～59ml，反流率为30%～49%，反流瓣口面积为0.20～0.39cm^2。

重度：反流量≥60ml，反流率≥50%，反流瓣口面积≥0.40cm^2。

❹ 主动脉瓣关闭不全（主动脉瓣反流）

主动脉瓣不能完全关闭，导致从左室进入主动脉的一部分血液又反流到左室，引起左室扩张。病因有动脉硬化引起的瓣膜本身的病变、先天性疾病（主要是二叶瓣）、风湿性疾病、瓣膜脱垂、感染性心内膜炎等，以及主动脉的病变如马方综合征、主动脉夹层、多发大动脉炎等。

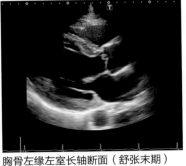
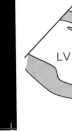

胸骨左缘左室长轴断面（舒张末期）

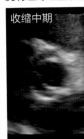
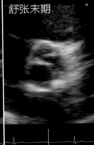
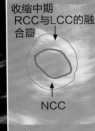
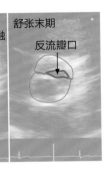

收缩中期　舒张末期　　收缩中期　舒张末期

主动脉瓣口水平短轴断面

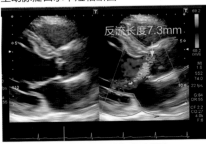
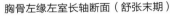
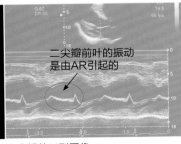

反流长度7.3mm

二尖瓣前叶的振动是由AR引起的

胸骨左缘左室长轴断面（舒张末期）　　二尖瓣的M型图像

这些图像中的回声所见

①主动脉瓣呈二瓣化。

②右冠瓣尖与左冠瓣尖融合，前侧脱垂。

③左室扩张（离心性肥大）。

④主动脉瓣重度反流，血流冲向二尖瓣前叶。

⑤主动脉瓣反流的压力减半时间中度缩短。

这些图像以外的特征性回声所见

①即使主动脉瓣没有器质性的异常，如果主动脉的根部扩张，也会产生反流。

②重度反流导致腹主动脉产生全舒张期反流。

③急性重度反流多不伴有左室的扩张。

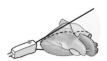
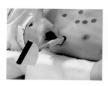
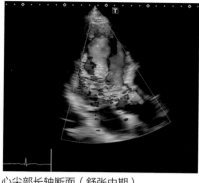
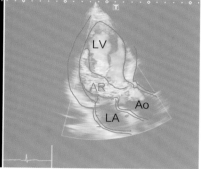

心尖部长轴断面（舒张中期）

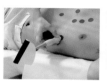
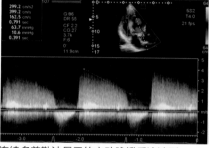
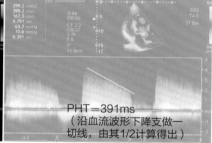

PHT=391ms
（沿血流波形下降支做一切线，由其1/2计算得出）

连续多普勒法显示的主动脉瓣反流波形

本例的测量值与回声所见总结

IVST 13mm，PWT 13mm，LVDd 69mm，LVDs 45mm，FS 35%，EF 60%。

LAD 43mm，AoD 39mm，Aortic root 38mm，LV mass 536g，LV mass index 313g/m^2。

E/A 1.32，DcT 217ms，E/E' 15.4，RVSP 27mmHg。MR（－），AR（3+），TR（±），PR（－）。

AR的反流长度为7.3mm，AR的PHT为391ms，腹主动脉全舒张期反流（+）。

主动脉瓣反流的定量评价（体积测量法）：反流量为98ml，反流率为57%，反流瓣口面积为0.44cm^2。

主动脉瓣二瓣化相当于右冠瓣和左冠瓣脱垂。重度的AR反流束朝向二尖瓣前叶至下壁。左室射血分数是正常的，但是由于AR冲下的血流，下壁收缩功能轻度下降。如果有症状，最好考虑手术治疗。

要点提示 **主动脉瓣反流的严重程度评价**

定性评价是从视觉上根据反流的形态进行评价，其中反流长度是最常用的指标（轻度＜3mm，中度3~6mm，重度＞6mm）。

定量评价标准如下。

轻度：反流量＜30ml，反流率＜30%，反流瓣口面积＜0.10cm^2。

中度：反流量为30~59ml，反流率为30%~49%，反流瓣口面积0.10~0.29cm^2。

重度：反流量≥60ml，反流率≥50%，反流瓣口面积≥0.30cm^2。

❺ 三尖瓣关闭不全（三尖瓣反流）

三尖瓣关闭不全（三尖瓣反流）是由于三尖瓣不能完全关闭，从右房进入右室的一部分血液又反流到右房，导致右房与右室扩张的疾病。病因包括风湿性疾病、先天性疾病（Ebstein畸形等）、瓣膜脱垂、感染性心内膜炎、外伤性瓣膜损伤，以及由肺动脉高压和右室梗死等导致的右室扩张。

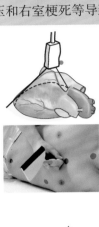
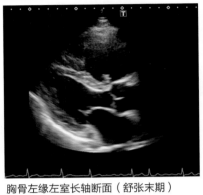
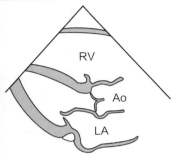

胸骨左缘左室长轴断面（舒张末期）

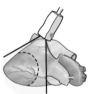
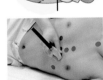
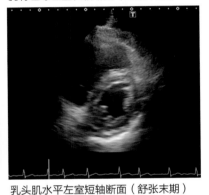
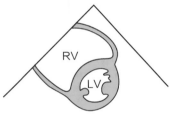

乳头肌水平左室短轴断面（舒张末期）

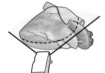
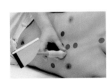
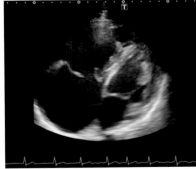
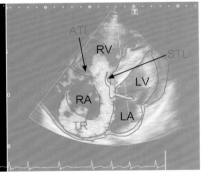

左胸壁四腔心断面（收缩中期）

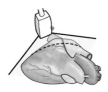
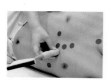

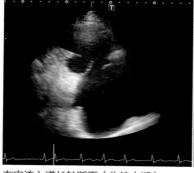
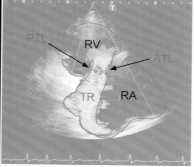

右室流入道长轴断面（收缩中期）

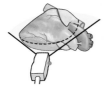
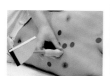

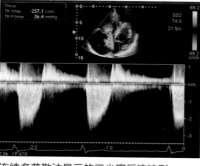
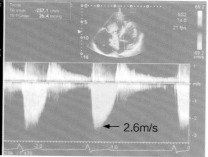

连续多普勒法显示的三尖瓣反流波形

这些图像中的回声所见

①三尖瓣前叶脱垂。

②右室及右房扩张。

③重度的三尖瓣反流。

④右室与右房之间的压力差为26mmHg。

这些图像以外的特征性回声所见

①由于右室容量负荷的影响，室间隔产生矛盾运动。

②下腔静脉扩张，伴随呼吸的活动功能下降。

③肝静脉扩张，收缩期出现反流性血流。

本例的测量值与回声所见总结

IVST 11mm，PWT 10mm，LVDd 43mm，LVDs 28mm，FS 35%，EF 64%。
LAD 40mm，AoD 39mm，Aortic root 33mm，LV mass 176g，LV mass index 96g/m²。
DcT 171ms，E/E' 11.5，RVSP 36mmHg。MR（±），AR（−），TR（3+），PR（±）。

三尖瓣前叶脱垂，形成重度TR。右室、右房扩张。右室收缩功能正常。左室收缩功能正常，但室间隔出现矛盾运动。下腔静脉扩张，内径为23mm，存在呼吸性活动，推测右房压、右室收缩压在正常范围内。

要点提示 **继发性三尖瓣反流**

　　二尖瓣反流、高血压、心肌梗死、心肌病等左心系统疾病可导致左房压上升和肺淤血。肺淤血的产生和代偿性血流改善会引起肺动脉高压。肺动脉高压导致右室扩张及三尖瓣反流的产生，这被称为继发性三尖瓣反流。右室、三尖瓣本身没有异常的三尖瓣反流被称为继发性三尖瓣反流。

⑥ 人工瓣膜功能障碍

即由人工瓣膜本身和人工瓣膜周围的异常导致的人工瓣膜功能障碍。这种功能障碍主要是狭窄与反流。病因有血栓、风湿性疾病、感染性心内膜炎、生物瓣结构的退化等。

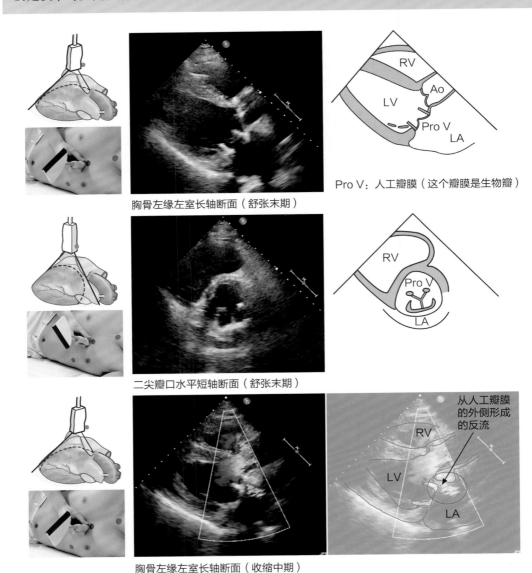

Pro V：人工瓣膜（这个瓣膜是生物瓣）

胸骨左缘左室长轴断面（舒张末期）

二尖瓣口水平短轴断面（舒张末期）

从人工瓣膜的外侧形成的反流

胸骨左缘左室长轴断面（收缩中期）

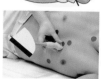

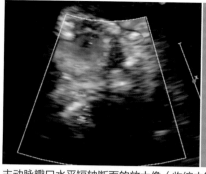

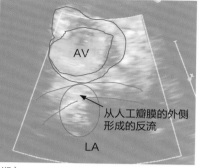

AV

从人工瓣膜的外侧
形成的反流

LA

主动脉瓣口水平短轴断面的放大像（收缩中期）

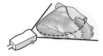

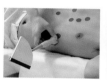

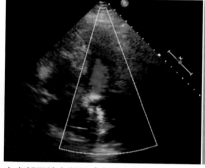

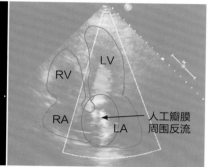

LV

RV

RA

LA

人工瓣膜
周围反流

心尖部四腔心断面（收缩中期）

这些图像中的回声所见

①二尖瓣生物瓣置换术后。

②人工瓣膜周围反流。

③二尖瓣反流的严重程度从视觉上评价为中度。

④左房扩张。

这些图像以外的特征性回声所见

①人工瓣膜周围反流伴感染时，多有赘生物、瓣周脓肿，也有可能出现由人工瓣膜脱离引起的摇摆。

②人工瓣膜周围有两个以上反流部位。

本例的测量值与回声所见总结

IVST 12mm，PWT 11mm，LVDd 52mm，LVDs 3mm，FS 37%，EF 66%。

LAD 60mm，AoD 38mm，Aortic root 39mm，LV mass 279g，LV mass index 159g/m²。

左室流入血流MPG 4.7mmHg，PHT 107ms，RVSP 42～56mmHg。MR（2+），AR（–），TR（±），PR（±）。

二尖瓣生物瓣置换术后，人工瓣膜周围产生了二尖瓣反流。没有显示人工瓣膜的声影与马赛克样反流束，考虑为中度反流。可应用经食管超声进行准确评价。

左室收缩功能正常。手术后的心内膜轻度粘连，导致心室缩小。

要点提示　怀疑人工瓣膜功能障碍时

用探头从多个方向进行仔细观察，应观察人工瓣膜及其周围，这一点很重要。人工瓣膜功能障碍的原因很多，如血栓、风湿性疾病、人工瓣膜感染、生物瓣结构的退化等。另外，功能障碍的异常表现有狭窄、反流及瓣膜周围结构异常。应一边进行检查，一边诊断有无异常及原因。

⑦ 感染性心内膜炎

感染性心内膜炎是因心脏瓣膜、心内膜和大血管内膜细菌聚集（包括赘生物的形成）而出现菌血症、心功能不全（瓣膜反流、心功能下降等）、栓塞症（心肌梗死、脑梗死）等多种临床症状的全身性败血症性疾病。

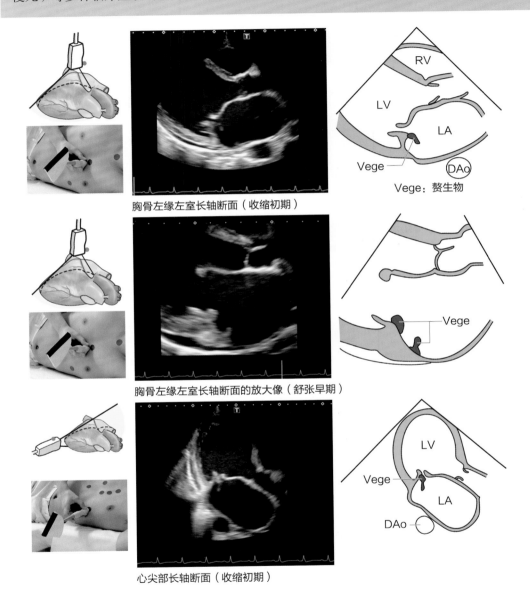

胸骨左缘左室长轴断面（收缩初期）

Vege：赘生物

胸骨左缘左室长轴断面的放大像（舒张早期）

心尖部长轴断面（收缩初期）

这些图像中的回声所见

①二尖瓣后叶肥厚，赘生物形成。
②二尖瓣反流的血流方向朝向左房壁，并可见赘生物形成。
③重度二尖瓣反流。瓣尖的变化和左室扩张是容易形成赘生物的原因。
④左房、左室扩张。

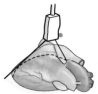

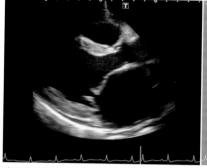
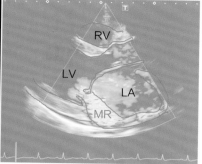

胸骨左缘左室长轴断面（收缩中期）

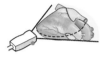
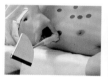
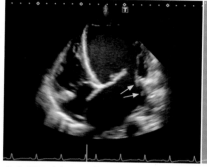
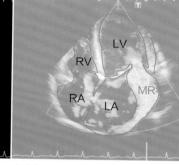

心尖部四腔心断面（舒张末期）　　　心尖部四腔心断面（收缩中期）

这些图像以外的特征性回声所见

①新生的赘生物为低回声，陈旧的赘生物多为强回声。
②赘生物容易附着在异常血流（高速血流）处。
③也有附着在人工物（人工瓣膜起搏器）上的情况。

本例的测量值与回声所见总结

IVST 7mm，PWT 8mm，LVDd 67mm，LVDs 45mm，FS 33%，EF 58%。

LAD 55mm，AoD 21mm，Aortic root 26mm，LV mass 247g，LV mass index 176g/m^2。

E/A 2.19，DcT 158ms，E/E' 22.0，RVSP 58mmHg。MR（3+），AR（±），TR（±），PR（±）。

二尖瓣后叶与瓣环附近的左房侧，以及左房壁可见活动性赘生物形成。瓣尖肥厚、缩小，形成重度二尖瓣反流，考虑是导致左室扩张的主要原因。尽管左室下壁出现局限性运动幅度减小，但是射血分数正常。右室收缩压上升，为58mmHg。

要点提示　**怀疑为感染性心内膜炎时**

当患者出现发热时，临床医生可能会怀疑有感染性心内膜炎，为明确诊断或排除诊断，需做心脏超声检查。心脏超声检查时，首先探查有无赘生物，检出时要注意其大小、活动性和回声强度。注意人工瓣膜及人工瓣膜周围有无反流或瓣环脓肿。新出现的瓣膜反流可作为重要的间接征象，对本病的诊断多有帮助。

⑧ 急性心肌梗死

急性心肌梗死是冠状动脉闭塞引起的心肌缺血、心肌损害的疾病。

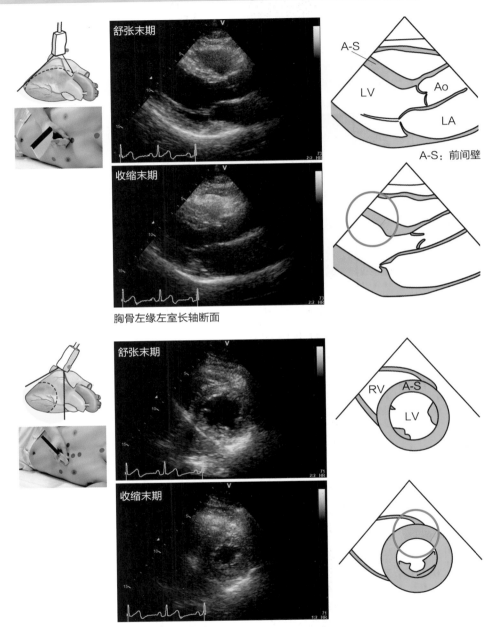

A-S：前间壁

胸骨左缘左室长轴断面

乳头肌水平左室短轴断面

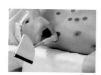

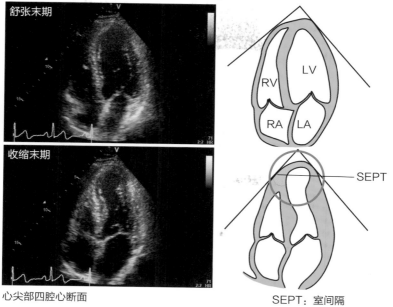

舒张末期

收缩末期

心尖部四腔心断面

SEPT：室间隔

这些图像中的回声所见

①左室前间壁及中部至心尖部的全部室壁收缩期增厚消失。
②室壁未变得菲薄，没有出现室壁回声性状的变化。
③其他壁的活动良好。

这些图像以外的特征性回声所见

①室壁运动异常与冠状动脉的走行一致。
②并发症。
  a. 室间隔穿孔：右室内显示出马赛克样的血流信号。
  b. 乳头肌断裂：二尖瓣瓣尖附着的块状回声下方可见重度二尖瓣反流。
  c. 心脏破裂：心脏周围检查出游离性无回声区。
  d. 右室梗死：右冠状动脉梗死病例多合并右室梗死，表现为右室壁活动异常与心输出量下降。

本例的回声所见总结

    左室前间壁及从中部至心尖部的全部室壁运动异常，室壁未变得菲薄，没有出现室壁回声性状的变化，由此怀疑为以左冠状动脉前降支病变为主的急性冠状动脉综合征。

评价左室壁运动异常时，以下三项为重点。

①心内膜的活动。

②有无室壁增厚。

③室壁的回声性状。

另外，再结合胸痛等胸部症状，以及左室壁运动异常与冠状动脉走行一致的情况，可以怀疑为急性冠状动脉综合征。

注：急性冠状动脉综合征是冠状动脉急性闭塞引起的缺血性心脏病的总称。根据闭塞的程度，急性冠状动脉综合征包括不稳定型心绞痛、非ST段抬高型心肌梗死、ST段抬高型心肌梗死等各种类型。

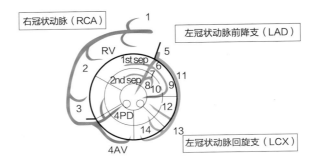

RV—右室；1—右冠状动脉近段；2—右冠状动脉中段；3—右冠状动脉远段；4AV—右冠状动脉右室前支；4PD—右冠状动脉后降支；5—左冠状动脉近段；6—左冠状动脉前降支近段；7—左冠状动脉前降支中段；8—左冠状动脉前降支远段；9—左冠状动脉室间隔支；10—左冠状动脉室间隔支；11—左冠状动脉回旋支中段；12—左冠状动脉室间支；13—左冠状动脉回旋支远段；14—左冠状动脉室间支；1st sep—前间壁中段；2nd sep—前间壁基底段

❾ 陈旧性心肌梗死

陈旧性心肌梗死是指心肌梗死发病1个月以后的状态。坏死的心肌变得菲薄，且回声水平升高。

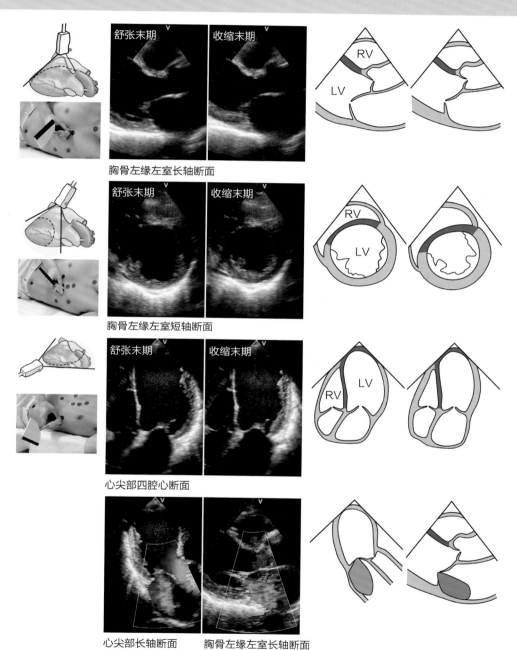

胸骨左缘左室长轴断面

胸骨左缘左室短轴断面

心尖部四腔心断面

心尖部长轴断面　胸骨左缘左室长轴断面

①左室扩大。

②左室全部前间壁及从前间壁中部到心尖部的全部室壁收缩期增厚消失。

③对应的部位变得菲薄，回声水平增高。

④其他壁厚度没有改变，可观察到有效收缩，但幅度减小。

⑤左室扩大，腱索的牵引导致二尖瓣产生反流（继发性）。

这些图像以外的特征性回声所见

①室壁运动异常，与冠状动脉的走行一致。

②心肌坏死与纤维化，变得菲薄，回声水平升高（心肌梗死后局部形成的瘢痕）。

③梗死部位向外部突出而形成室壁瘤。

④运动低下的部位容易形成附壁血栓。

本例的回声所见总结

AoD 28mm，LAD 53mm，IVST 8mm，PWT 9mm，LVDd 61mm，LVDs 45mm，FS 26%，EF 36%（改良辛普森法），E/A为5.6，DcT为119ms，MR（+），推断右室收缩压为61mmHg。

左室扩大，舒张末期内径为61mm。整个心脏的室壁运动减弱，特别是左冠状动脉前降支支配区域，判断为收缩期增厚消失与运动缺失。对应部位的室壁变得菲薄，回声水平增高，怀疑为左冠状动脉前降支陈旧性心肌梗死。二尖瓣结合部向心尖部偏移，考虑为继发性二尖瓣反流。

要点提示　左室重构

心肌梗死后，心脏结构发生了改变，称左室重构。

心肌梗死后，为了代偿心功能的低下，室壁应力增加，非梗死区会发生心肌细胞的肥大和间质的纤维化，引起左室心肌质量的增加和心室腔扩大（离心性肥大），进而导致左室射血分数下降，舒张功能低下。

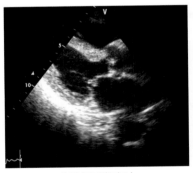

心肌梗死发病时

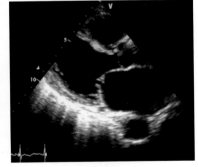

3个月后

要点提示　急性心肌梗死与陈旧性心肌梗死的鉴别

急性冠状动脉综合征发生后，心肌的收缩期增厚程度下降或消失，室壁厚度和室壁回声性状没有变化。而陈旧性心肌梗死时，可见部分心肌完全坏死、纤维化，变得菲薄，回声水平升高。

⑩ 扩张型心肌病

扩张型心肌病是以心肌的收缩功能不全及左室腔扩大为特征的疾病。

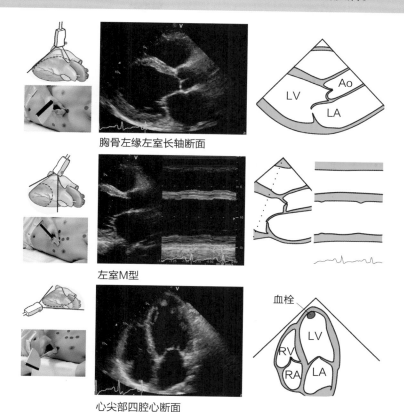

胸骨左缘左室长轴断面

左室M型

心尖部四腔心断面

血栓

这些图像中的回声所见

①左室腔呈球形扩大。

②左室壁未见肥厚。

③将肥大的形式归类为离心性肥大。

④左室壁弥漫性运动功能低下。

⑤心尖部血栓。

这些图像以外的特征性回声所见

①左室舒张功能低下（有必要根据多普勒法评价舒张功能）。

②左房容积增加。

③左室的扩大伴随瓣环的增大，导致二尖瓣反流。

④心功能不全时，判断有无肺动脉高压，判断肺动脉楔压是否上升。

本例的回声所见总结

IVST 12mm，PWT 11mm，LVDd 63mm，LVDs 57mm，FS 10%，EF 20%（改良法），LV mass 330g，LV mass index 201g/m^2。

AoD 35mm，LAD 53mm。MR（2+），AR（±），TR（±），PR（±）。

E/A 2.87，DcT 121ms，E/E' 12.3，RVSP 42mmHg，PCWP 20mmHg。

左室扩大，室壁弥漫性运动功能减弱。左室流入血流为限制型，判断肺动脉压，推测肺动脉楔压上升。

⑪ 肥厚型心肌病

肥厚型心肌病是指没有高血压和瓣膜病等明确的病因，表现为心室壁增厚和舒张功能障碍的心肌疾病。其特征是心室壁局限性增厚，约50%的患者伴有遗传基因的异常。

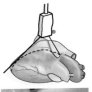

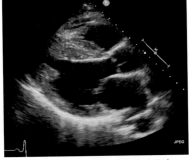
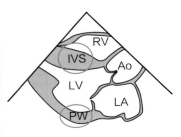

胸骨左缘左室长轴断面（舒张末期）

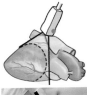

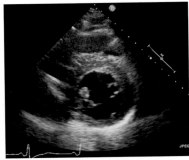
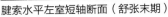
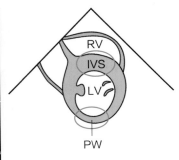

腱索水平左室短轴断面（舒张末期）

这些图像中的回声所见

①室间隔增厚比后壁更明显。
②室间隔基底部比中央部增厚明显。
③左室舒张末期内径正常。

这些图像以外的特征性回声所见

①左室壁不均匀性增厚。
②左室射血功能正常，但舒张功能降低。
③左室流出道没有出现狭窄性血流（左室内出现流速在3m/s以上的血流时称为梗阻性肥厚型心肌病）。

本例的回声所见总结

IVST 20mm，PWT 11mm，LVDd 51mm，LVDs 27mm，FS 40%，EF 77%。
LAD 46mm，AoD 34mm，AsAoD 30mm，LV mass 422g，LV mass index 226g/m²。
E/A 3.63，DcT 165ms，E/E' 13.8，RVSP 45mmHg。
MR（＋），AR（±），TR（±），PR（±）。
室间隔至左室心尖部增厚（非对称性室间隔增厚）。左室收缩功能正常，但是舒张功能明显降低。左室流出道未见狭窄，左房轻度扩张。

⑫ 梗阻性肥厚型心肌病

梗阻性肥厚型心肌病是指肥厚型心肌病中，左室流出道存在狭窄的疾病。

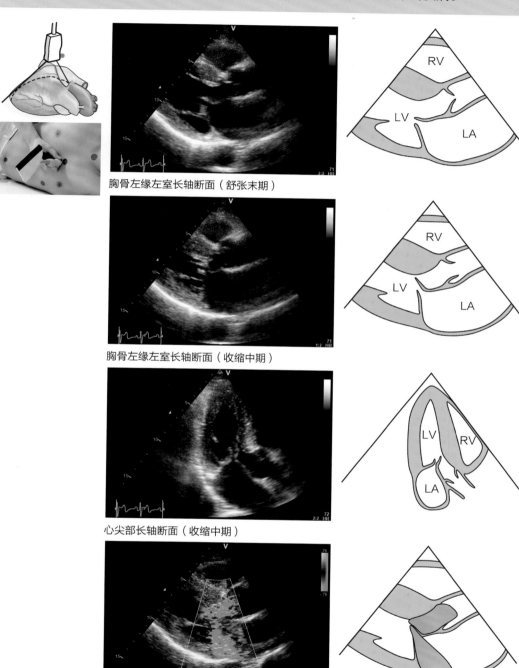

胸骨左缘左室长轴断面（舒张末期）

胸骨左缘左室长轴断面（收缩中期）

心尖部长轴断面（收缩中期）

胸骨左缘左室长轴断面（收缩中期）

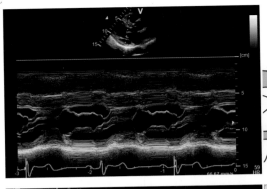
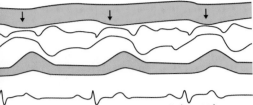

↓：二尖瓣收缩期前向运动（SAM）

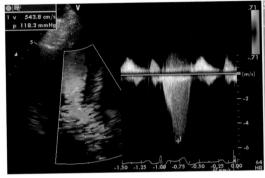
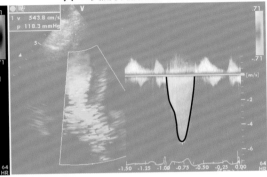

<table>
<tr><td>

这些图像中的回声所见

①室间隔增厚程度比后壁更明显。

②二尖瓣收缩期前向运动（systolic anterior motion，SAM）。

③左室流出道狭窄。

④二尖瓣反流。

</td><td>

这些图像以外的特征性回声所见

①主动脉瓣收缩中期半关闭（mid-systolic semiclosure）。

②尽管左室射血分数正常，但是舒张功能降低。

</td></tr>
</table>

本例的回声所见总结

左室从基底部间隔到前壁中等程度增厚。其他室壁轻度增厚。左室收缩功能良好。左室流出道狭窄，可见明显的二尖瓣收缩期前向运动。

要点提示　左室流出道血流与二尖瓣反流的多普勒波形鉴别要点

存在中度以上的二尖瓣反流时，连续多普勒法记录的左室流出道血流波形中，左室流出道血流和二尖瓣反流的多普勒波形重叠，有必要对两者进行鉴别。一般来说，左室流出道血流在压力差增大的收缩中期到后期出现波峰，而二尖瓣反流束的波峰则出现在收缩中期。另外，二尖瓣反流的血流信号持续时间长，其特征是2级以上的杂音。

⑬ 心肌淀粉样变性

淀粉样物质（纤维性异常蛋白）沉积于心肌细胞间质而产生的继发性心肌病。患者的心肌肥厚，心肌质量增加，表现为以舒张功能障碍为主的病理状态。

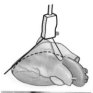

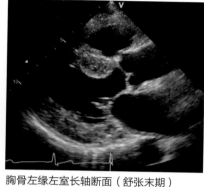
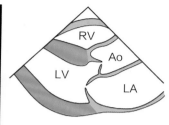

胸骨左缘左室长轴断面（舒张末期）

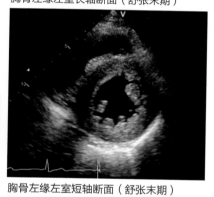
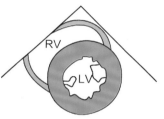

胸骨左缘左室短轴断面（舒张末期）

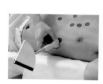
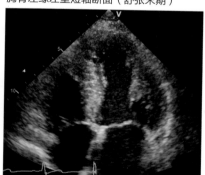
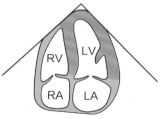

心尖部四腔心断面（舒张末期）

这些图像中的回声所见

① 心脏肌壁弥漫性肥厚。
② 心肌回声稍增强。
③ 左室舒张末期内径正常。
④ 左室舒张功能降低。
⑤ 左房扩张。

这些图像以外的特征性回声所见

① 心包积液。
② 心肌颗粒状回声增强（granular sparkling pattern）。
③ 收缩功能进行性降低。

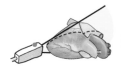

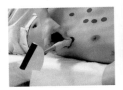

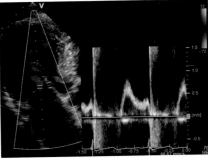

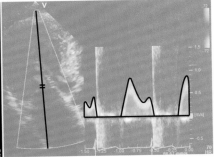

左室流入血流

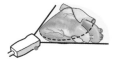

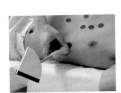

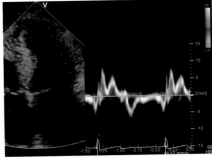

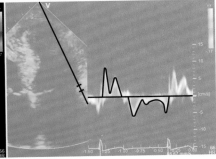

二尖瓣环移动速度

本例的回声所见总结

这是1例74岁男性患者。IVST 17mm，PWT 17mm，LVDd 42mm，LVDs 30mm，FS 29%，EF 57%（改良辛普森法），PWT 0.81，LV mass index 182g/m²，LAVI 92ml/m²，E/A 2.1，DcT 198ms，E/E'14，S/D 0.4，MR（+），RVSP 32mmHg。

左室各壁呈接近均匀性中度肥厚。心肌回声也有所增强，怀疑为心肌淀粉样变性等继发性心肌病。左室射血分数仍保持正常，左室流入血流出现与年龄不相称的伪正常化模式，提示左房压上升（本病例的心肌活组织检查结果为心肌淀粉样变性）。

要点提示　心肌颗粒样变性

心肌的回声水平增强，可见不均匀性的颗粒状高回声。现在，作为主流的组织谐波成像技术，对即使不是淀粉样变性也会得到同样的观察结果。在这种情况下，可以通过数字减影技术进行确认，也就是利用组织谐波成像以外的技术同样也可以进行确认。

要点提示　提示可能为心肌淀粉样变性的表现

心肌淀粉样变性是心肌沉积淀粉样物质的状态，左室壁可增厚，由于电势降低而在心电图上表现为低电压。因此，对于左室壁肥厚、低电压的情况，可考虑为心肌淀粉样变性。另外，心电图$V_1 \sim V_4$导联上呈现QS型波为本病的特征。

[Rahman JE, Helou EF, Gelzer-Bell R, et al. Noninvasive diagnosis of biopsy-proven cardiac amyloidosis. J Am Coll Cardiol, 2004, 43(3): 410-415]

⑭ 结节病性心肌病

结节病是原因不明的全身性肉芽肿性疾病。

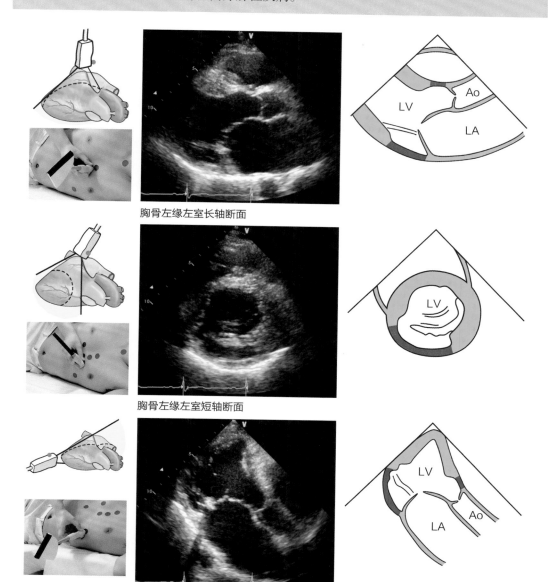

胸骨左缘左室长轴断面

胸骨左缘左室短轴断面

心尖部长轴断面

这些图像中的回声所见

①室间隔基底部及从基底部到后下壁的中部变得菲薄，收缩期增厚消失。

②左室其他壁轻度至中度增厚。

这些图像以外的特征性回声所见

①初期，发生炎症和间质的心室壁出现肥厚。炎症消退后，病变部位出现纤维化，导致室壁变得菲薄。

②病变蔓延，呈扩张型心肌病样的表现。

左室的室间隔基底部与基底部至后下壁的中部变得菲薄，收缩期增厚消失。与冠状动脉的走行不一致，怀疑为结节病性心肌病。其他区域呈现轻度至中度肥厚。除外菲薄部分，可以观察到有效收缩。

要点提示　结节病性心肌病的诊断

结节病的诊断分为组织学诊断和临床诊断。临床诊断中，虽然没有证明存在组织学的非干酪性上皮样细胞内肉芽肿，但在2个以上的内脏器官中存在相当于"强烈提示结节病病变的临床表现"，在6个反映全身反应的检查项目中有2个以上项目出现异常，就可做出临床诊断。

（津田富康·他：サルコイドーシスの診断基準と診断の手引き．サルコイドーシス27：89-102，2007）

【提示结节病导致心脏病变的临床所见】

分为主要特征与次要特征，以下两种情况下满足任意一种情况。

- 4个主要特征中有2个以上项目阳性。
- 4个主要特征中有1个为阳性，5个次要特征中有2个以上项目为阳性。

（1）主要特征

　　a. 高度房室传导阻滞。

　　b. 室间隔基底部变得菲薄。

　　c. 枸橼酸镓［67Ga］闪烁照相法可显示心脏的异常聚集。

　　d. 左室收缩功能不全（左室射血分数＜50%）。

（2）次要特征

　　a. 心电图异常：心室律不齐（频发室性心律失常、多源性或频发的室性期前收缩）、传导阻滞、电轴偏移、异常Q波中的任何一种。

　　b. 超声心动图：局限性左室壁运动异常及形态异常（室壁瘤、室壁肥厚）。

　　c. 核医学检查：心肌血流闪烁照相法提示灌注异常。

　　d. 钆增强的MRI可见心肌延迟增强。

　　e. 心内膜心肌活检：中度异常的心肌间质纤维化或单核细胞浸润。

【提示全身反应的检查所见】

（1）两侧肺门淋巴结肿大。

（2）血清血管紧张素转换酶（ACE）活性值增高。

（3）结核菌素反应阴性。

（4）67Ga闪烁照相法可显示心脏的异常聚集。

（5）支气管肺泡灌洗液检查可见淋巴细胞增多或CD4细胞与CD8细胞比值增高。

（6）血清或尿中钙浓度增高。

要点提示　提示可能为结节病性心肌病的超声表现

结节病导致的心脏病变首先发生于室间隔的基底部，然后向左室后下壁基底部、右室等其他所有部位发展。其诊断要点为与冠状动脉分布不一致的局部心肌变薄、室壁瘤形成和室壁运动异常等。

⑮ 应激性心肌病

应激性心肌病是症状和心电图异常与急性心肌梗死类似，左室壁运动异常与冠状动脉走行不一致，左室宛如"章鱼壶"样的室壁运动异常性疾病。

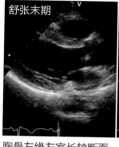
舒张末期

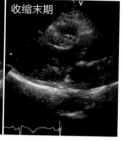
收缩末期

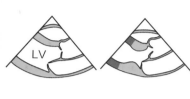

胸骨左缘左室长轴断面

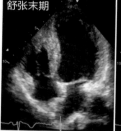
舒张末期

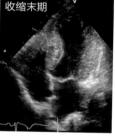
收缩末期

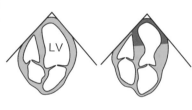

心尖部四腔心断面

这些图像中的回声所见

①左室壁从中部至心尖部的局限性运动异常。

②心脏基底部出现相反的过度收缩。

这些图像以外的特征性回声所见

①心尖部室壁运动异常，通常随着时间的推移而恢复正常。

②也有与本例相反，心脏基底部至中部室壁运动异常，而心尖部出现过度收缩的病例。

③也有右室心尖部运动异常的病例。

本例的回声所见总结

IVST 10mm，PWT 10mm，LVDd 44mm，LVDs 27mm，FS 39%，EF 57%（改良辛普森法），RVSP 27mmHg，E/A 0.59，DcT 219ms。

左室中部至心尖部局限性收缩期增厚消失，呈现运动缺失。没有出现室壁厚度及回声性状的改变。基底部逆向过度收缩，怀疑为应激性心肌病。

要点提示　**应激性心肌病的特征**

①左室壁运动异常的出现部位与冠状动脉的走行不一致，一般对各个区域都要从心尖部到中部附近仔细观察。

②基底部水平的室壁运动呈过度收缩状态。

③室壁运动异常的程度较轻，肌酸激酶（CK）水平轻度升高。

④精神刺激和兴奋后容易发病。

⑯ 主动脉夹层

主动脉夹层是指主动脉壁中膜剥离而形成两个腔（真腔和假腔）的状态。
真腔与假腔之间可观察到剥离的内膜（flap）。

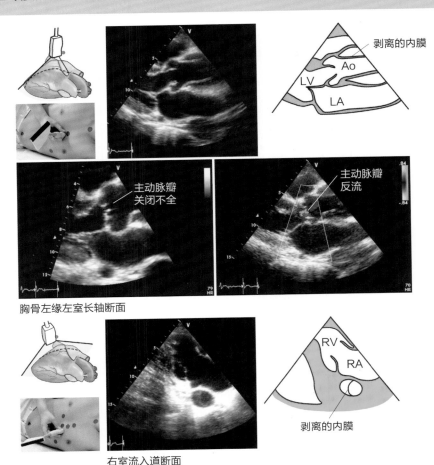

胸骨左缘左室长轴断面

右室流入道断面

这些图像中的回声所见	这些图像以外的特征性回声所见
①升主动脉内可观察到剥离的内膜。 ②主动脉瓣脱垂。 ③主动脉瓣反流。 ④降主动脉内也观察到剥离的内膜。	①心包积液及心脏压塞。 ②主动脉夹层累及分支血管时，可发生急性动脉闭塞。 ③在假腔被血栓闭塞的情况下，可观察到主动脉壁为双层。 ④假腔开放型，可观察到从真腔到假腔的入口部（entry），以及从假腔到真腔的再入口部（re-entry）。

本例的回声所见总结

在升主动脉和降主动脉内观察到活动性的剥离的内膜，判断为DeBakey Ⅰ型主动脉夹层。主动脉瓣环扩张，主动脉瓣脱垂产生反流。

⑰ 急性肺栓塞

肺栓塞是深静脉等产生的血栓通过静脉到达肺部，并栓塞肺动脉所导致的疾病。

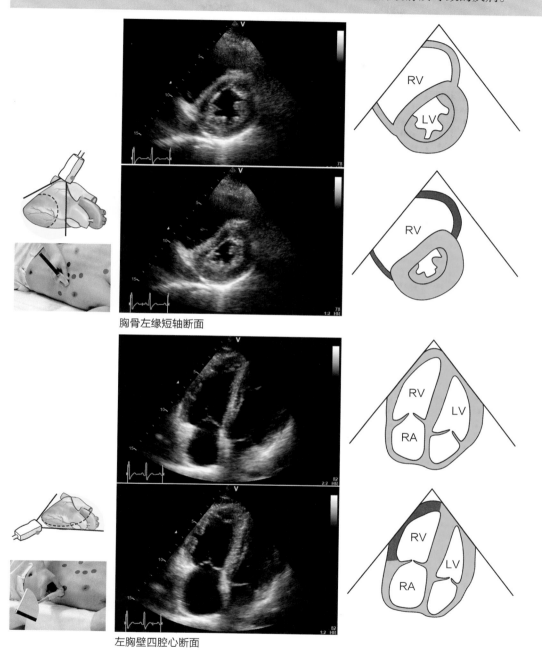

胸骨左缘短轴断面

左胸壁四腔心断面

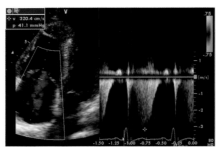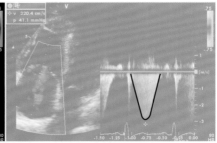

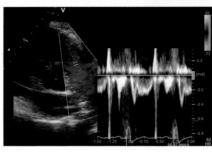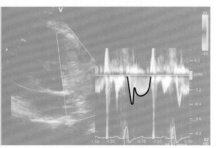

这些图像中的回声所见	这些图像以外的特征性回声所见
①右室、右房扩大。 ②除右室心尖部外，室壁运动减弱（McConnell征）。 ③推算右室收缩压上升，为（41+15）mmHg（根据IVC推算右房压）。 ④室间隔在舒张早期被右室挤压呈扁平化。 ⑤右室射出血流的收缩早期峰呈双峰改变。	①确认右心系统存在血栓。 ②肺血管阻力上升。 ③有必要评价下腔静脉至下肢静脉是否有血栓（同时评价凝血功能也很重要）。

本例的回声所见总结

右室扩大，室壁运动异常（McConnell征），由于肺血管阻力的上升，估算右室收缩压也上升，怀疑为肺栓塞。

要点提示　由下腔静脉推算右房压

根据下腔静脉内径、有无呼吸性变化来推算右房压（见下表）。以平静呼吸为基础，必要时做深吸气。

当判定右房压=15mmHg时，还要参考右室流入血流速度波形呈限制型、三尖瓣环的E/E'>6、肝静脉血流速度波形表现为舒张期优势模式等。

下腔静脉内径（呼气末）	吸气时的缩短率	推算右房压
≤2.1cm	>50%	3mmHg
	<50%	8mmHg
>2.1cm	>50%	
	<50%	15mmHg

注：在自然呼吸状态下观察吸气引起的直径缩短率。

[Rudski LG, Lai WW, Afilalo J, et al. Guidelines for the echocardiographic assessment of the right heart in adults: a report from the American Society of Echocardiography endorsed by the European Association of Echo-cardiography, a registered branch of the European Society of Cardiology, and the Canadian Society of Echocardiography. J Am Soc Echocardiogr, 2010, 23(7): 685-713.]

⑱ 急性心外膜炎（心脏压塞）

急性心外膜炎是由细菌和病毒感染等引起的心外膜炎症性的疾病。
炎症可导致心包积液，大量的心包积液可导致心脏压塞。

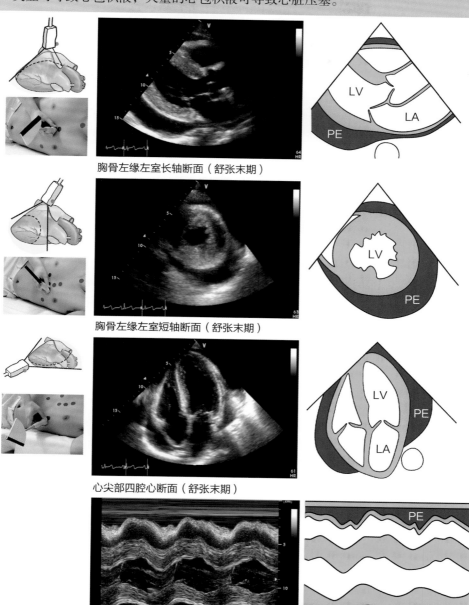

胸骨左缘左室长轴断面（舒张末期）

胸骨左缘左室短轴断面（舒张末期）

心尖部四腔心断面（舒张末期）

2b区M型超声心动图

4

第
四
章

心

脏

这些图像中的回声所见

①心脏周围有大量的心包积液。
②观察到右室前壁运动减弱。
③整个左室壁轻度肥厚。

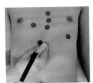

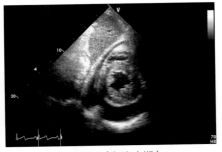

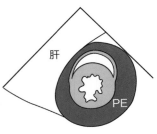

剑突下左室短轴断面（舒张末期）

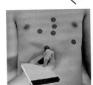

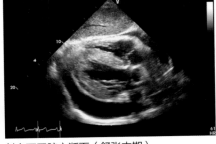

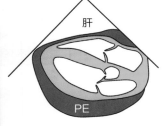

剑突下四腔心断面（舒张末期）

这些图像以外的特征性回声所见

①由于有大量积液，心脏呈钟摆样运动。

②由于存在心脏舒张功能障碍，右室和左室流入血流的呼吸性变化更明显。

③心脏压塞导致下腔静脉怒张。

④炎症也会波及心肌而并发心肌炎。

⑤伴随心肌炎时，可出现室壁运动异常，或水肿导致室壁增厚。

本例的回声所见总结

IVST 14mm，PWT 13mm，LVDd 39mm，LVDs 24mm，FS 24%，EF 65%（改良辛普森法），RVSP 32mmHg。

心脏周围可见大量的心包积液（左室后方25mm，右室前方12mm，左室心尖部后方28mm）。右室前壁舒张早期运动减弱，怀疑心包腔内压力上升。另外，心脏呈钟摆样运动，判断为心脏压塞。

要点提示　钟摆样运动

心包积液时，心脏在大血管的支持下像钟摆一样运动的现象。短轴图像可见心脏向逆时针方向偏转（室间隔和左室后壁收缩期向后方移动，舒张期向前方移动）。

要点提示　心包积液量的评价方法

积液量	无回声区出现的部位
50ml	随着心脏的舒缩，左室后壁后方可观察到无回声区
100～200ml	整个右室前壁都可观察到无回声区
200～400ml	无回声区向心尖部扩散
400～500ml	部分心尖部可观察到无回声区
500ml以上	整个心尖部可观察到无回声区

注：如果积液量少，但右室功能出现衰竭的话，积液量有可能迅速增加，需要注意。

⑲ 缩窄性心包炎

缩窄性心包炎是由于心包膜的纤维性肥厚、钙化及与心外膜的粘连，心室舒张功能出现明显异常的疾病。

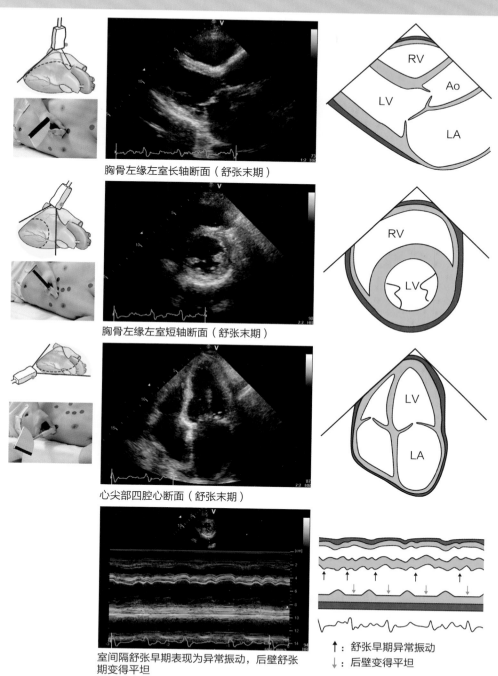

胸骨左缘左室长轴断面（舒张末期）

胸骨左缘左室短轴断面（舒张末期）

心尖部四腔心断面（舒张末期）

室间隔舒张早期表现为异常振动，后壁舒张期变得平坦

↑：舒张早期异常振动
↓：后壁变得平坦

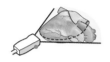

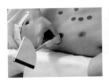

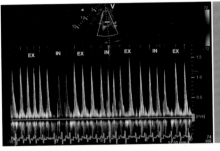

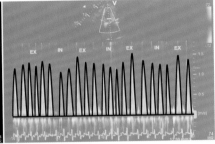

左室流入血流

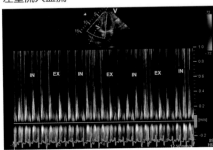

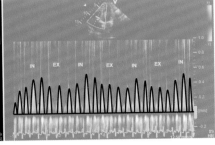

右室流入血流

这些图像以外的特征性回声所见

①心包粘连。
②心包钙化。
③室间隔的呼吸性变化（septal bounce）。

本例的回声所见总结

IVST 9mm，PWT 11mm，LVDd 41mm，LVDs 28mm，FS 32%，EF 55%（改良辛普森法），LAVI 60ml/m²，RVSP 32mmHg + 8mmHg。IVC内径为18mm，呼吸性变化消失。

心包肥厚，左室舒张受限。通过观察左室流入血流和右室流入血流有效的呼吸性变化，判断为缩窄性心包炎。

要点提示　超声心动图对缩窄性心包炎的检查

缩窄性心包炎的超声心动图检查可表现出多种多样的征象，不一定能看到所有的征象。对于可疑病例，即使有一个可疑征象，也有必要进行进一步检查。

⑳ 房间隔缺损

房间隔缺损是由于房间隔发育不全，部分房间隔缺损的疾病。

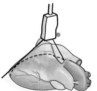

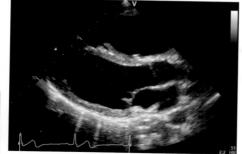
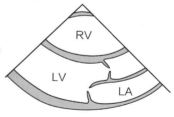

胸骨左缘左室长轴断面（舒张末期）

舒张末期

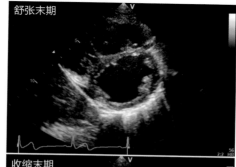
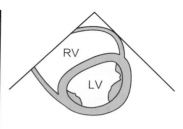

收缩末期

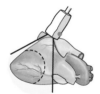

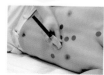

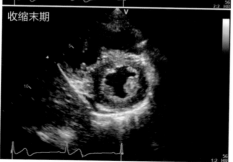
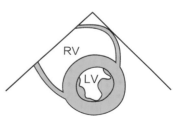

胸骨左缘左室短轴断面

这些图像中的回声所见

①在房间隔继发孔处观察到左、右心房相通。
②右房、右室扩大。
③舒张期室间隔向右室挤压而呈现扁平化。

这些图像以外的特征性回声所见

①肺循环与体循环的血流量之比（Qp/Qs）超过1.5时为外科治疗或导管治疗的适应证。
②肺血管阻力上升，形成艾森门格综合征，产生右向左的分流。

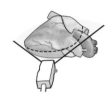
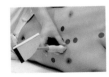
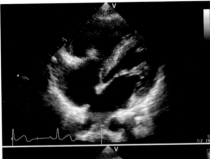
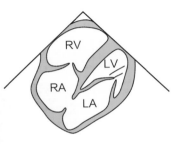
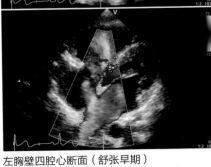
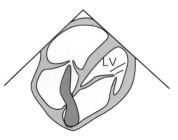

左胸壁四腔心断面（舒张早期）

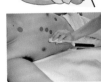
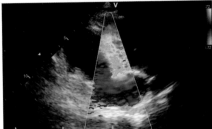
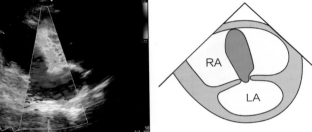

胸骨右缘短轴断面（舒张早期）

从这些图像中可以看出的回声所见

　　房间隔继发孔处出现左右通路，诊断为房间隔缺损（继发孔型）。肺循环与体循环的血流量之比（Qp/Qs）为2.0。根据三尖瓣反流，推断右室收缩压为35mmHg，为轻度上升，是外科治疗或导管治疗的适应证。

要点提示　房间隔缺损的分类

　　根据缺损的部位，房间隔缺损分为以下5种类型。

①继发孔缺损型	包含卵圆窝在内的房间隔中央部的缺损
②原发孔缺损型	房室瓣存在缺损 房室间隔缺损（心内膜垫缺损）
③上腔静脉窦缺损型	上腔静脉流入部存在缺损 部分多合并肺静脉缺损
④下腔静脉窦缺损型	下腔静脉流入部存在缺损
⑤冠状静脉窦缺损型	冠状静脉窦存在缺损 合并左上腔静脉残存

　　注：对于静脉窦缺损型，取左侧卧位时一般较难被检出，需要采取右侧卧位，在右侧胸壁进行观察。

㉑ 室间隔缺损

室间隔缺损是由于室间隔的一部分缺损，左室与右室相交通的疾病。

（病例1）

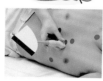
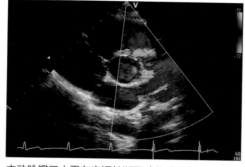
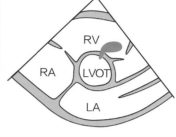

主动脉瓣口水平左室短轴断面（收缩期）

（病例2）

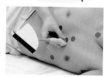
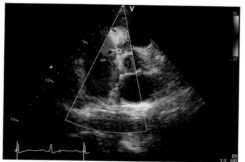
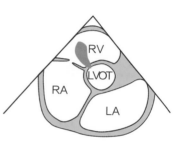

主动脉瓣口水平左室短轴断面（收缩期）

（病例3）

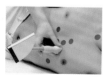
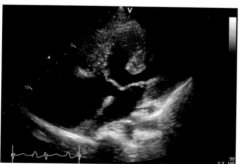
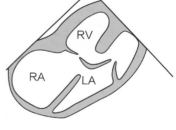

左胸壁四腔心断面（收缩中期）

4

第四章 心脏

这些图像中的回声所见

病例1：肺动脉瓣下存在左右通路。
病例2：膜部存在左右通路。
病例3：房室间隔存在缺损。（房间隔缺损：原发孔型缺损。）
病例4：肌部存在左右通路。

（病例4）

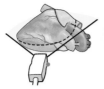

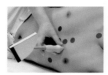

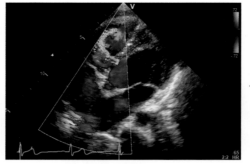

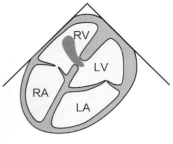

左胸壁四腔心断面（收缩中期）

这些图像以外的特征性回声所见

①肺血管阻力上升，形成艾森门格综合征，产生右向左分流。
②肺动脉下缺损，主动脉瓣脱垂、变性，导致主动脉瓣关闭不全。
③肌部缺损，在收缩期缺损孔缩小，有时可能观察不到收缩期血流。另外，还有多孔性缺损的情况。

本例的回声所见总结

病例1：肺动脉瓣下存在左右通路，判断为双动脉下型。
病例2：膜部存在左右通路，判断为膜周型。
病例3：房室间隔缺损，判断为房室通道型（房间隔缺损：原发孔型缺损）。右室壁肥厚，判断为肺动脉高压。
病例4：肌部存在左右通路，判断为肌部型缺损。

要点提示　**室间隔缺损的分类**

根据缺损孔的部位，室间隔缺损分为以下4种类型（Kirklin分型）。
①双动脉下型（肺动脉瓣下型、漏斗部肌部型）。
②膜周型。
③房室通道型。
④肌部型。

要点提示　**艾森门格综合征**

艾森门格综合征是指肺血管阻力与全身血管阻力相等或增高时产生右向左分流的状态。红细胞的体积和数量增加，多个器官出现并发症。

要点提示　**室间隔缺损与心脏扩大**

心室的容量负荷增加，在舒张期储存的血液会由左向右分流。室间隔缺损时，分流大多发生在收缩期，右室不扩大，而左室扩大。
另外，伴有肺动脉高压时，右室会出现扩大。

㉒ 左房黏液瘤

左房黏液瘤是心脏的一种原发性肿瘤，绝大多数是良性肿瘤。
黏液瘤多有蒂相连于房间隔上，并存在于左房内。

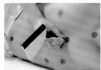
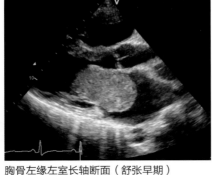
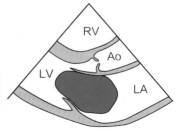

胸骨左缘左室长轴断面（舒张早期）

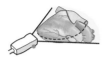
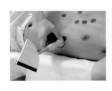
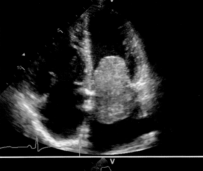
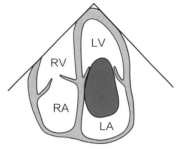
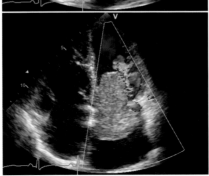
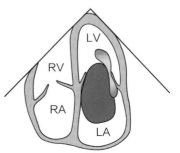

心尖部四腔心断面（舒张早期）

这些图像中的回声所见

①左房内大小为64mm×38mm的肿瘤。

②房间隔上有蒂，舒张期一部分肿瘤进入左室。

③肿瘤造成左室流入道血液通过障碍。

这些图像以外的特征性回声所见

①也有肿瘤内部回声不均匀的病例。

②肿瘤的边缘有时呈软的果冻状，在这种情况下，容易发生栓塞。

③肿瘤多位于左房内，其次是在右房或左室内。

④彩色多普勒法也可观察到肿瘤的营养血管。

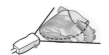
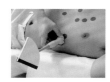
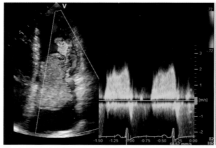
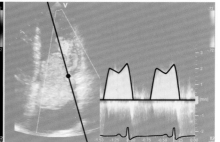

左室流入血流

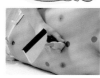
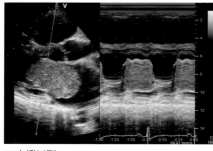
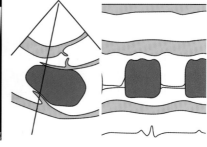

二尖瓣M型

本例的回声所见总结

　　IVST 9mm，PWT 7mm，LVDd 49mm，LVDs 34mm，FS 31%，EF 55%（改良辛普森法），RVSP 62mmHg，PCWP 21mmHg，MR（2+）。

　　左房内存在大小为64mm×38mm的肿瘤。房间隔近卵圆窝处有蒂，怀疑为左房黏液瘤。肿瘤外形规则，内部回声基本均匀，比心肌的回声强度稍强。肿瘤的活动幅度大，舒张期一部分肿瘤进入左室。另外，因肿瘤会导致左室流入道受阻，患者可合并肺动脉高压。

要点提示 **左房黏液瘤与左房内血栓的鉴别**

　　对黏液瘤与血栓，可以根据形态、活动性、是否引起血液循环障碍进行鉴别；而对其他心脏肿瘤，很难根据回声所见与组织学特征做出诊断。

鉴别要点	左房黏液瘤	左房内血栓
好发部位	多数位于房间隔的卵圆窝，其他部位的发生频率依次为左房后壁、左房前壁、左心耳	左心耳，左房后壁
外形	球形，卵圆形	附壁性（很少呈球形或卵圆形）
表面	形态多平滑或者呈小叶状	各种各样
活动性	随着心动周期而有规律地活动	表面有小幅的振动，在心脏中不规则地活动
蒂	多有蒂（无蒂的例外）	多无蒂
对治疗的反应	抗凝疗法无效	抗凝疗法可使之缩小

㉓ 心内血栓（左房内血栓）

由于心房颤动或二尖瓣狭窄等，左房内血液处于淤滞状态而容易形成血栓。

（病例1）

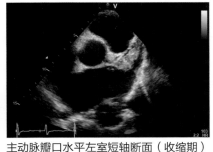

主动脉瓣口水平左室短轴断面（收缩期）

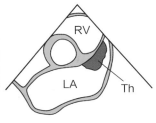

Th：血栓

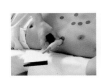

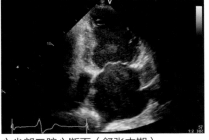

心尖部二腔心断面（舒张末期）

（病例2）

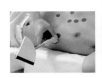

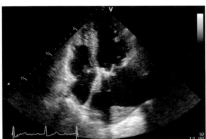

心尖部四腔心断面（舒张末期）

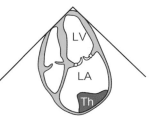

这些图像中的回声所见

病例1：左心耳内存在血栓。
病例2：左房上壁附着血栓。

这些图像以外的特征性回声所见

①左房内呈现云雾状回声所见。
②出现可移动的血栓时，患者容易出现栓塞。

要点提示　左心耳

左心耳内侧有一个被称为梳状肌的隆起，容易发生血栓，且容易被漏诊。

㉔ 高血压心脏病

高血压心脏病是指由动脉硬化、肾病等引起的高血压导致左室壁肥厚，心脏出现功能障碍（主要是舒张功能障碍）的疾病。

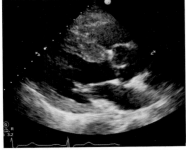
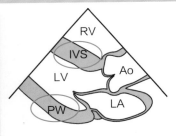

胸骨左缘左室长轴断面（舒张末期）

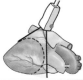

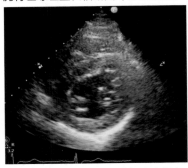
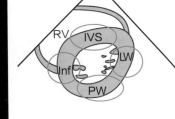

腱索水平左室短轴断面（舒张末期）

这些图像中的回声所见	这些图像以外的特征性回声所见
①整个左室壁肥厚。 ②左室舒张末期内径正常。 ③左室呈向心性肥大。	①左室收缩功能正常，舒张功能下降。 ②左房容积增加。 ③升主动脉扩张。

本例的回声所见总结

IVST 15mm，PWT 14mm，LVDd 47mm，LVDs 28mm，FS 40%，EF 70%。
LAD 36mm，AoD 40mm，AsAoD 37mm，LV mass 335g，LV mass index 197g/m²。
E/A 0.92，DcT 212ms，E/E' 15.0，RVSP 36mmHg。
MR（-），AR（-），TR（±），PR（-）。
左室向心性肥大。左室收缩功能正常，但舒张功能轻度降低。

要点提示 **高血压心脏病与肥厚型心肌病的鉴别**

肥厚型心肌病　　高血压心脏病

　　虽然不是绝对的鉴别方法，但明显不均匀肥厚时一般是肥厚型心肌病，均匀性肥厚时一般是高血压心脏病。另外，室间隔基底部和中央部相比，中央部较肥厚的是肥厚型心肌病（左图）。但是，高血压加重时则较难与肥厚型心肌病相鉴别。

虽然不是疾病，但应该了解的回声表现

❶ 乙状间隔（sigmoid septum）

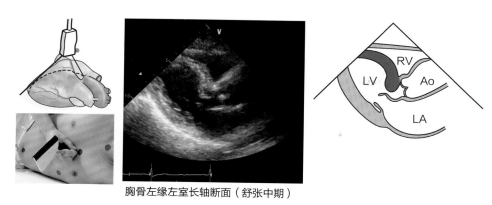

胸骨左缘左室长轴断面（舒张中期）

　　左室长轴断面显示室间隔呈"S"形，为老龄化或动脉硬化导致主动脉对室间隔产生压迫的结果，肥厚的室间隔基底部向左室流出道膨出而造成流出道狭窄。

❷ 二尖瓣瓣环钙化（mitral annular calcification）

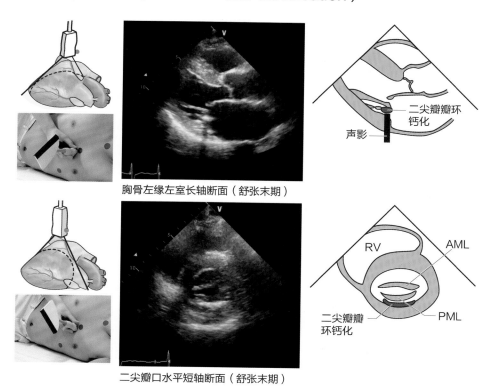

胸骨左缘左室长轴断面（舒张末期）

二尖瓣口水平短轴断面（舒张末期）

　　钙盐沉积在二尖瓣瓣环部，使之呈现出高回声（伴声影），多见于老年人和透析患者。虽然这不是异常表现，但如果较严重，它也会成为导致反流和狭窄的原因。

❸ 主动脉瓣钙化（aortic valve calcification）

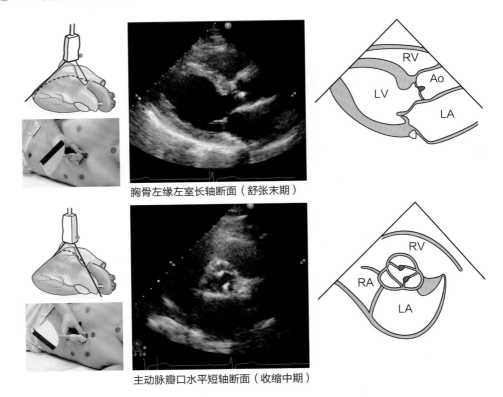

胸骨左缘左室长轴断面（舒张末期）

主动脉瓣口水平短轴断面（收缩中期）

钙盐沉积在主动脉瓣上，使之呈高回声，多见于高龄者。这并非异常表现，却是导致进行性反流和狭窄的原因。

❹ 库马丁嵴（Coumadin ridge）

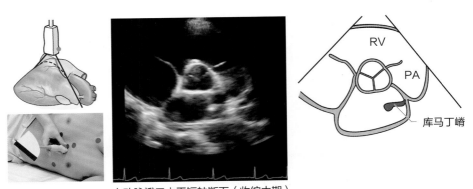

主动脉瓣口水平短轴断面（收缩中期）

左心耳与左上肺静脉之间有隔壁状的组织，是左房内向腔内突出的库马丁嵴，注意不要误诊为异常结构。

⑤ 心外膜下脂肪（subepicardial fat）

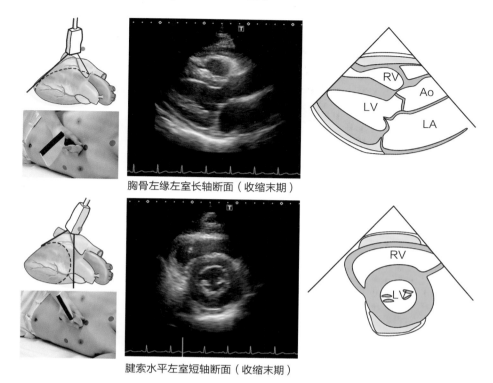

胸骨左缘左室长轴断面（收缩末期）

腱索水平左室短轴断面（收缩末期）

　心外膜下脂肪是心肌与心包膜之间的低回声带，很容易被误诊为积液。与心包积液相比，其厚度很少有周期性变化。内部可见点状回声是其特征。

⑥ 下腔静脉瓣（欧氏瓣，Eustachian valve）

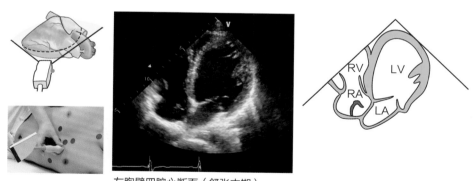

左胸壁四腔心断面（舒张末期）

　下腔静脉瓣是胎儿期下腔静脉瓣在出生后的残存结构，位于下腔静脉的右房开口部位，显示为向右房内延伸的、可活动的线样结构。布加综合征时，该瓣膜呈网格状。

❼ 房间隔脂肪瘤样肥厚（lipomatous hypertrophy）

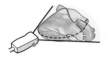
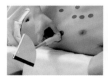
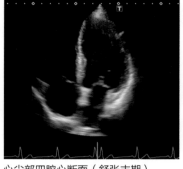
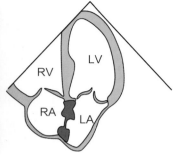

心尖部四腔心断面（舒张末期）

脂肪浸润导致的房间隔肥厚被称为脂肪瘤样肥厚。房间隔呈现高回声的肥厚，多见于老年人或肥胖者，其特征为除了卵圆窝处以外的整个房间隔肥厚。

❽ 界嵴（crista terminalis）

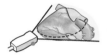
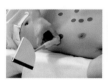
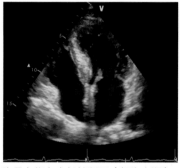
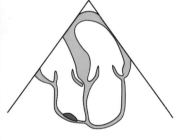

胸骨左缘左室长轴断面（舒张末期）

界嵴是右心耳与上腔静脉之间的肌纤维束，是右心房内的隆起。界嵴如果比较大的话，有可能会被误诊为右房内血栓或肿瘤，必须注意鉴别。

A-S：antero-septal，前间壁

AML：anterior mitral leaflet，二尖瓣前叶

Ao：aorta，主动脉

AoD：aortic diameter，主动脉内径

Aortic root：升主动脉根部内径

AR：aortic regurgitation，主动脉瓣反流

AsAoD：ascending aorta diameter，升主动脉内径

ATL：anterior tricuspid leaflet，三尖瓣前叶

AV：aortic valve，主动脉瓣

AVA：aortic valve area，主动脉瓣口面积

CS：coronary sinus，冠状窦

DAo：descending aorta，降主动脉

DcT：（E-wave）deceleration time，（E波）减速时间

EF：ejection fraction，射血分数

FS：fractional shortening，（左室）短轴缩短率

Inf：inferior，下壁

IVC：inferior vena cava，下腔静脉

IVS：interventricular septum，室间隔

IVST：interventricular septal thickness，室间隔厚度

LA：left atrium，左房

LAD：left atrial dimension，左房内径
　　　left anterior descending artery，左冠状动脉前降支

LAVI：left atrial volume index，左房容积指数

LCC：left coronary cusp，左冠瓣

LCX：left circumflex coronary artery，左冠状动脉回旋支

LV：left ventricle，左室

LV mass：left ventricular mass，左室心肌质量

LV mass index：left ventricular mass index，左室心肌质量指数

LVDd：left ventricular end-diastolic dimension，左室舒张末期内径

LVDs：left ventricular end-systolic dimension，左室收缩末期内径

LVOT：left ventricular outflow tract，左室流出道

LVPW：left ventricular posterior wall，左室后壁

LW：lateral wall，侧壁

MAC：mitral annular calcification，二尖瓣瓣环钙化

MPG：mean pressure gradient，平均压力差

MR：mitral regurgitation，二尖瓣反流

MV：mitral valve，二尖瓣

MVA：mitral valve area，二尖瓣口面积

MVO：mitral valve orifice，二尖瓣口

NCC：non-coronary cusp，无冠瓣

PA：pulmonary artery，肺动脉

PCWP：pulmonary capillary wedge pressure，肺毛细血管楔压

PE：pericardial effusion，心包积液

PHT：pressure half time，压力减半时间

PML：posterior mitral leaflet，二尖瓣后叶

PR：pulmonary regurgitation，肺动脉瓣反流

Pro V：prosthetic valve，人工瓣

PTL：posterior tricuspid leaflet，三尖瓣后叶

PW：posterior wall，后壁

PWT：posterior wall thickness，后壁厚度

Qp/Qs：pulmonary blood flow/systemic blood flow，肺循环与体循环的血流量之比

RA：right atrium，右房

RCA：right coronary artery，右冠状动脉

RCC：right coronary cusp，右冠瓣

RV：right ventricle，右室

RVSP：right ventricular systolic pressure，右室收缩压

SAM：systolic anterior motion，（二尖瓣）收缩期前向运动

SEPT：septum，室间隔

STL：septal tricuspid leaflet，三尖瓣隔叶

Th：thrombus，血栓

TR：tricuspid regurgitation，三尖瓣反流

Vege：vegetation，赘生物

Vmax：maximum velocity，最大血流速度

4

第四章　心脏

第五章

血　管
（颈动脉和肾动脉）

小谷敦志

颈动脉❶斑块（隆起性病变）

颈动脉超声可见内中膜复合体（intima media complex，IMC）向血管腔内侧隆起，由于血管腔的扩大（血管重构），该部位的IMC厚度超过1.5mm时就可定义为斑块。

对于颈动脉的斑块，应对最大厚度和隆起部范围的大小、表面的形态、内部的性状、活动性进行评价。这些对于动脉硬化性病变的评价、治疗和随访观察很重要。

❶ 斑块表面的形态

斑块表面的形态分为以下3类：①平滑；②明显凹陷的溃疡；③不同于前面两种形态，表面呈不规则的凹凸不平（不规则）。溃疡斑块的破裂是重要的表现，与凹陷部位及大小无关，包括用彩色多普勒法进行的观察。在血管短轴断面及长轴断面中发现明显的凹陷时，将其归类为溃疡。

【平滑】

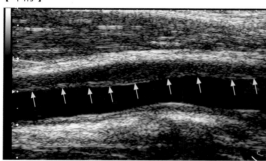

【不规则】

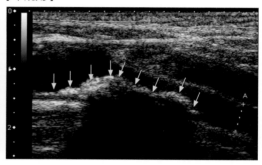

【溃疡】

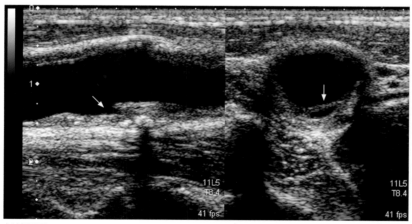

长轴断面 　　　　　　　　短轴断面

❷ 斑块的内部性状分类

根据回声水平，斑块的内部性状分为3类，若考虑内部的均匀性则分为6类。

根据均匀性，内部的性状分为2类，即均匀与不均匀。回声水平的分类以斑块周围的IMC作为标准，回声水平相同的为等回声，高于标准的为高回声，低于标准的为低回声。

回声水平	均匀性		评价标准
	均匀型（只有一种回声）	不均匀型（2种以上的回声混合存在）	
高			伴随声影的回声（钙化病变）
等			与斑块的回声水平大致相同
低			与斑块相比为低回声，或者断层法扫查时应用彩色多普勒法可显示其存在

注：如果出现低回声区域，则优先考虑对其进行处理。

● 高回声斑块

【高回声均匀型】

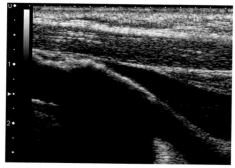

高回声均匀型斑块　胸锁乳突肌

IJV

AS　ICA

IJV：颈内静脉　ICA：颈内动脉

AS：声影

【高回声不均匀型】

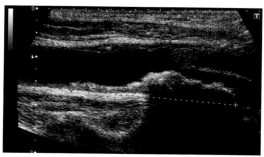

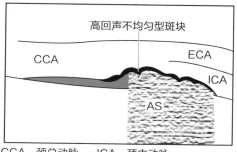

高回声不均匀型斑块

CCA　ECA

ICA

AS

CCA：颈总动脉　　ICA：颈内动脉

AS：声影　　ECA：颈外动脉

● 等回声斑块

【等回声均匀型】

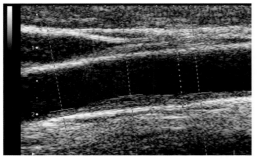

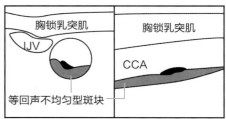

IJV：颈内静脉　　CCA：颈总动脉

【等回声不均匀型】

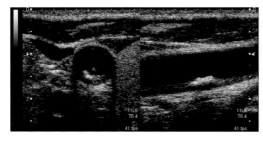

IJV：颈内静脉　　CCA：颈总动脉

● 低回声斑块

【低回声均匀型】

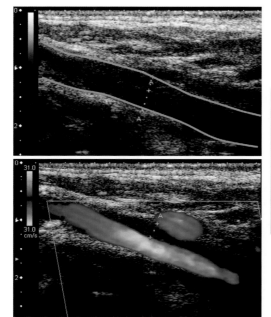

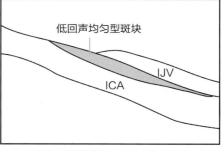

ICA：颈内动脉　　IJV：颈内静脉

上图为断面图像，下图为彩色多普勒图像

【低回声不均匀型】

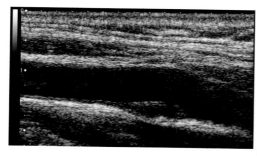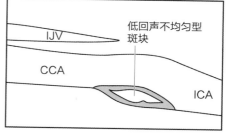

CCA：颈总动脉　ICA：颈内动脉　IJV：颈内静脉

❸ 活动性斑块

斑块整体或斑块的一部分可随着心脏搏动而活动，这样的斑块称为活动性斑块（mobile plaque）。根据可活动部位的形态，此类斑块分为以下2种类型。

● 漂浮斑块（floating plaque）

斑块的外侧附着于血管壁，并随着血流而漂动。

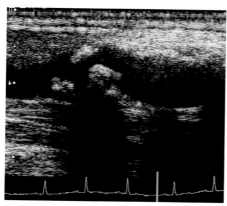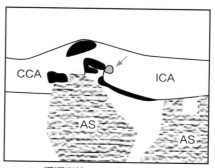

：漂浮斑块　　ICA：颈内动脉
CCA：颈总动脉　AS：声影

舒张期时相

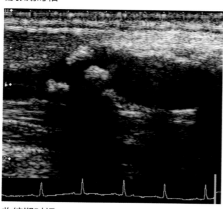

：漂浮斑块　　ICA：颈内动脉
CCA：颈总动脉　AS：声影

收缩期时相

● 水母斑（jellyfish plaque）

斑块的一部分或整体随着心脏搏动而出现形状改变，呈现像水母一样的伸缩运动。

【只有斑块表面的一部分呈现水母样的运动特征】

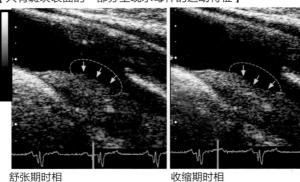

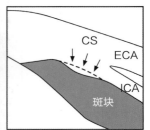

CS：颈动脉窦　ICA：颈内动脉
ECA：颈外动脉
⟨⟩▶：水母样的运动特征

舒张期时相　　　　　　　　收缩期时相

【斑块溃疡部分全部呈水母样的运动特征】

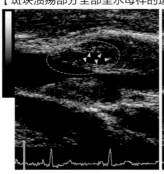

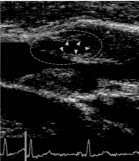

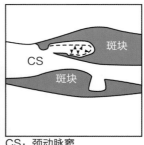

CS：颈动脉窦
⟨⟩▶：水母样的运动特征

舒张期时相　　　　　　　　收缩期时相

斑块表面及内部性状的总结

①在斑块表面性状中，溃疡是斑块破裂后的残留形态。

②在斑块内部性状中，低回声斑块为粥瘤和血肿，有报道其导致脑梗死的发病危险性很高。另外，等回声斑块内包含腺纤维性结缔组织，而高回声斑块是以钙化为中心的病变。

③活动性斑块是由斑块破裂和斑块内出血引起的，短时间的随访观察显示，斑块可活动部分的剥离形态发生变化时，并发脑栓塞的可能性很高。

④斑块形态方面，容易导致脑梗死的斑块被称为高风险斑块（或者不稳定斑块）。高风险斑块（不稳定斑块）包括低回声斑块和活动性斑块。特别是活动性斑块未得到有效治疗时，需要迅速与主治医生联系。

⑤检查出活动性斑块时，要注意探头的压迫性操作不要引起斑块的剥离。还应动态记录活动性斑块的形态。

颈动脉 ❷ 颈总动脉狭窄

颈动脉的狭窄是颈动脉内中膜复合体过度增厚形成斑块，斑块进一步增厚，导致血管腔进行性变窄的疾病。斑块占血管横截面积50%以上的情况被称为狭窄。重度狭窄病例可发生短暂性脑缺血发作。除脑循环血流量减少以外，其他风险包括斑块破裂引起的脑梗死。

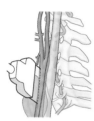

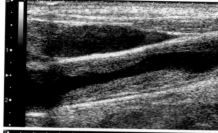
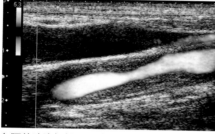
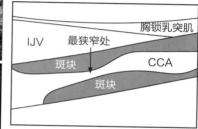

IJV：颈内静脉　CCA：颈总动脉

左颈总动脉长轴断面（上图为断面图像，下图为彩色多普勒图像）

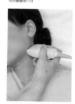

左颈总动脉短轴断面

IJV：颈内静脉　CCA：颈总动脉

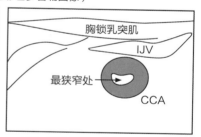

收缩期最大血流速度为210cm/s

IJV：颈内静脉　CCA：颈总动脉

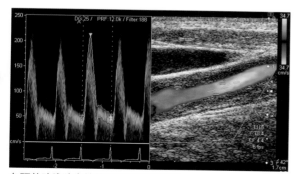

左颈总动脉狭窄处的脉冲多普勒波形

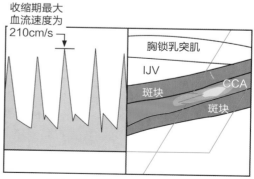

①左颈总动脉的近侧壁和远侧壁存在等回声斑块。

②视觉上颈总动脉血管腔的一半以上被斑块所占据，怀疑为狭窄性病变。

③短轴断面显示，狭窄的管腔大致位于中央部。

④没有显示为移动性或低回声的斑块，似乎不是高风险斑块（不稳定斑块）。

⑤在认为血管狭窄的部位，血流速度增快。

①对怀疑存在斑块的患者，还要检查颈动脉窦及对侧颈动脉。

②斑块破裂时，要观察颈内动脉有无狭窄性和闭塞性病变。

本例的测量值与回声所见总结

斑块病变长约7cm。

狭窄率：长轴断面管径狭窄率为76%，短轴断面面积狭窄率为94%。

最狭窄处的最大血流速度为210cm/s。

左颈总动脉内存在等回声斑块，管腔狭窄（斑块不具有移动性）。

要点提示 **管径狭窄率与面积狭窄率**

管径狭窄率
（在长轴断面上测量）

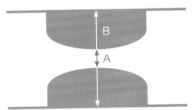

A：最狭窄部位的内径
B：与A为同一部位的血管内径

$$管径狭窄率 = \frac{B - A}{B} \times 100\%$$

面积狭窄率
（在短轴断面上测量）

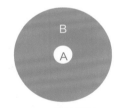

A：最狭窄部位的面积
B：与A为同一部位的血管短轴断面面积

$$面积狭窄率 = \frac{B - A}{B} \times 100\%$$

说明：在计算时，由于面积狭窄率＞管径狭窄率，所以需要注明计算方法。

重点

- **不适合计算管径狭窄率的情况**

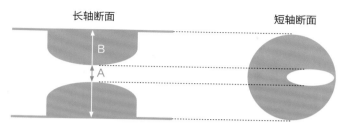

长轴断面　　　　　　　　　　短轴断面

　　如果狭窄管腔的长轴断面如左图所示，而短轴断面如右图所示的那样，长轴断面上对狭窄率的评价会过低，应计算面积狭窄率。

　　必须在短轴断面上确认狭窄断面，并选择合适的截面进行测量。

- **不适合计算面积狭窄率的情况**

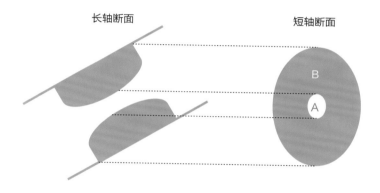

长轴断面　　　　　　　　　　短轴断面

　　如果长轴断面下血管走行与超声波声束不能平行，短轴断面下的血管断面如右图那样显示为椭圆形，那么计算面积狭窄率是不合适的。

　　在这种情况下，可在长轴断面中测量管径狭窄率，或者计算短轴径狭窄率（见下）。

　　总之，要同时确认长轴断面的血管走行和短轴断面的狭窄断面，并选择合适的截面进行测量。

要点提示　**短轴径测量狭窄率**

例1　　　　　　　　　　　　例2

A：最狭窄部位的最大短径
B：最狭窄部位的血管内径

$$短轴径狭窄率 = \frac{B - A}{B} \times 100\%$$

颈动脉❸ 颈内动脉狭窄

颈内动脉狭窄是颈内动脉的内中膜复合体过度增厚、形成斑块导致的，斑块占血管腔的50%以上的疾病被称为狭窄。血管造影检查时60%以上的狭窄为治疗的适应证。重度狭窄病例可发生短暂性脑缺血发作。除了可导致脑循环血流量减少外，斑块破裂还可引起脑梗死。颈动脉窦或颈内动脉是斑块的好发部位。

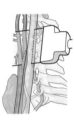

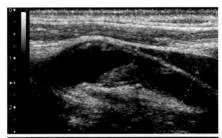
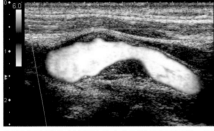

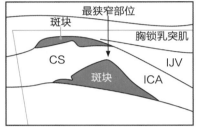

CS：颈动脉窦　ICA：颈内动脉
IJV：颈内静脉

左颈内动脉的长轴断面（上图为断面图像，下图为彩色多普勒图像）

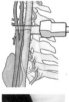
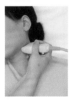

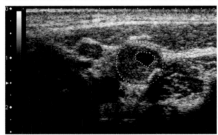

左颈内动脉最狭窄部位的短轴断面

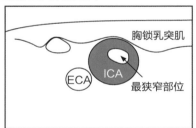

ICA：颈内动脉　ECA：颈外动脉

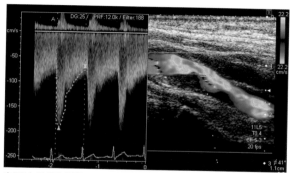

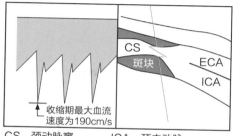

CS：颈动脉窦　　ICA：颈内动脉
ECA：颈外动脉

左颈内动脉长轴断面上最狭窄部位的脉冲多普勒波形

这些图像中的回声所见

①从左侧颈动脉窦到颈内动脉起始部可见等回声（部分为低回声）斑块。

②斑块部分占据血管腔一半以上的空间，怀疑存在狭窄性病变。

③斑块部位出现加速血流。

④斑块不具有移动性。

这些图像以外的回声所见

在颈内动脉狭窄较严重的情况下，患侧颈总动脉的舒张期血流速度降低。

本例的测量值与回声所见总结

狭窄性病变长约15mm。

长轴断面的狭窄率，欧洲颈动脉外科试验（European Carotid Surgery Trial，ECST）法为72%，北美症状性颈动脉内膜切除术试验（North American Symptomatic Carotid Endarterectomy Trial，NASCET）法为63%。

短轴断面的面积狭窄率为88%。

血管腔最窄处的最大血流速度为190cm/s。

左颈内动脉起始部存在等回声斑块。

要点提示　阻力指数与搏动指数

阻力指数（resistance index，RI）与搏动指数（pulsatility index，PI）由以下计算公式算出。两者都是高值时，怀疑末梢血管阻力增大。包含全时相信息的PI可反映末梢血管阻力，但是会受到心搏或中枢侧血流状态的影响。

$$RI = \frac{最大血流速度 - 最小血流速度}{最大血流速度}$$

$$PI = \frac{最大血流速度 - 最小血流速度}{平均血流速度}$$

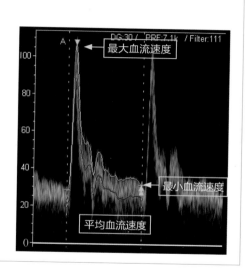

颈动脉❹ 颈内动脉闭塞

颈内动脉闭塞是指颈内动脉的内中膜复合体过度增厚形成斑块而造成血管腔闭塞的情况，或其他游离的血栓等栓子造成闭塞的情况。该病可造成脑缺血，所以患者可出现半身的运动障碍、感觉障碍、语言障碍，在重症的情况下可出现短暂性脑缺血发作和脑梗死。

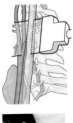

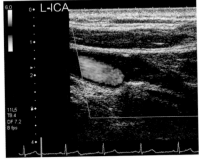

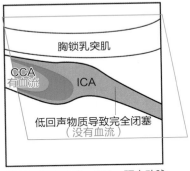

CCA：颈总动脉　ICA：颈内动脉

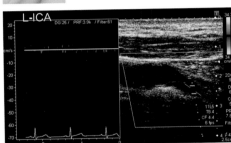

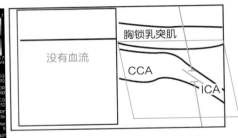

左侧颈动脉窦至颈内动脉的长轴断面（上图为彩色多普勒图像，下图为脉冲多普勒波形）

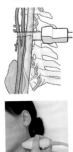

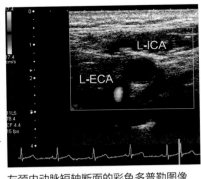

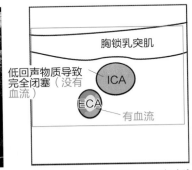

ECA：颈外动脉　ICA：颈内动脉

左颈内动脉短轴断面的彩色多普勒图像

这些图像中的回声所见

①左颈内动脉内低回声物质（血栓）导致完全闭塞。
②应用彩色多普勒法，左颈内动脉内未见血流信号。
③应用比彩色多普勒法更敏感的能量多普勒法，同样也没有显示出颈内动脉内的血流。
④左颈总动脉舒张期血流波形比右侧低。

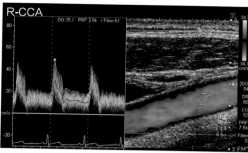

右颈总动脉长轴断面的脉冲多普勒波形

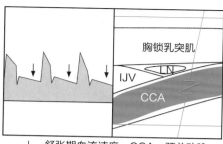

↓：舒张期血流速度　CCA：颈总动脉
LN：淋巴结　IJV：颈内静脉

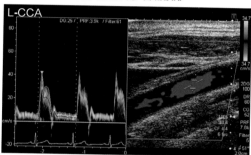

左颈总动脉长轴断面的脉冲多普勒波形

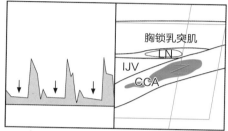

↓：舒张期血流速度　CCA：颈总动脉
LN：淋巴结　IJV：颈内静脉

这些图像以外的特征性回声所见

①如果脑的后循环与前循环之间的侧支丰富的话，椎动脉的血流速度会上升。

②健侧颈总动脉的血流速度增快。

③急性闭塞时，确认血栓充满血管腔或为活动性斑块等。

④慢性期颈内动脉或颈总动脉的血管腔比健侧细小。

⑤慢性期如果在患侧颈内动脉与颈外动脉之间建立侧支的话，颈外动脉的血流波形会变为颈内动脉化波形。

本例的测量值与回声所见总结

左颈内动脉血流速度：0m/s。右颈总动脉血流速度：收缩期最大血流速度为47cm/s，舒张末期血流速度为20cm/s，平均血流速度为25cm/s，搏动指数为1.08，阻力指数为0.57，多普勒角为54°。

左颈总动脉血流速度：收缩期最大血流速度为41cm/s，舒张末期血流速度为5cm/s，平均血流速度为14cm/s，搏动指数为2.57，阻力指数为0.87，多普勒角为51°。

右侧与左侧颈总动脉血流波形的舒张末期血流速度比（ED ratio）为4.0，较正常增高。

由于左颈内动脉内病变的发病时间很短，考虑低回声的异常回声为血栓。

要点提示　双侧颈总动脉舒张末期血流速度比（ED ratio）

颈内动脉系统的主干动脉发生闭塞性病变时，颈总动脉的血流速度与对侧相比会下降。健侧的舒张末期血流速度除以患侧相同部位的血流速度的值，为舒张末期血流速度比（end diastolic velocity ratio，ED ratio），有助于判断主干动脉闭塞性病变。

栓子栓塞性或血栓性颈内动脉闭塞时，ED ratio≥1.4。据报道，对于心源性栓塞症，其颈内动脉闭塞时，ED ratio≥4.0；大脑中动脉水平部闭塞时，1.3≤ED ratio＜4.0；而大脑中动脉分支闭塞时，ED ratio＜1.3。由于双侧侧支循环通路的差异及双侧血管内径的差异，实际筛查时若ED ratio≥1.4，则怀疑颈内动脉远端存在闭塞性病变。但是，此标准是基于以急性栓塞为对象的统计资料，对此要有正确的认识，这一点很有必要。

颈动脉❺ 颈动脉支架置入术前

颈动脉支架置入术（carotid artery stenting，CAS）是一种血管内治疗方法，这是一种不切开血管而进行血液循环重建的方法，所以适用于行切开术困难的患者和手术危险性高的患者。

【CAS治疗对象的选择标准】

- 不适合接受颈动脉内膜切除术（CEA），或具有危险因素者（参见"颈动脉内膜切除术前"）。
- 18 岁以上。
- 存在单侧或双侧动脉硬化性或复发性颈动脉狭窄。
- 由血管造影或颈部超声检查确认，有症状者的狭窄率为 50% 以上，无症状者的狭窄率为 80% 以上。

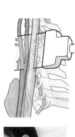

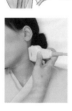

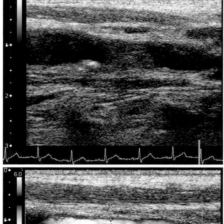

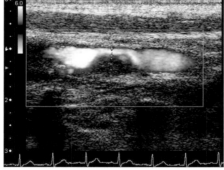

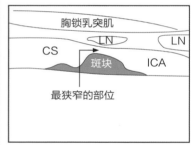

CS：颈动脉窦　ICA：颈内动脉
LN：淋巴结

左颈内动脉长轴断面（上图为断面图像，下图为彩色多普勒图像）

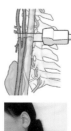

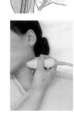

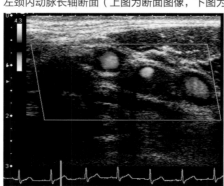

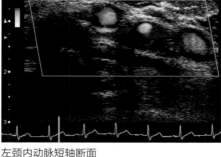

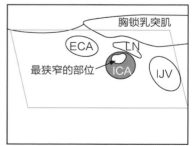

ICA：颈内动脉　ECA：颈外动脉
IJV：颈内静脉　LN：淋巴结

左颈内动脉短轴断面

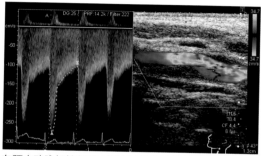

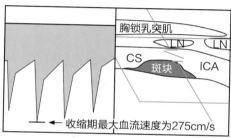

收缩期最大血流速度为275cm/s

CS：颈动脉窦　ICA：颈内动脉
LN：淋巴结

左颈内动脉长轴断面中狭窄处的脉冲多普勒波形

这些图像中的回声所见

①颈内动脉内存在等回声的均匀型斑块。
②斑块部位存在有意义的狭窄。
③斑块不具有移动性。

这些图像以外的回声所见

颈内动脉的狭窄非常严重，患侧颈总动脉的舒张期血流速度降低。

本例的测量值与回声所见总结

斑块病变长约13mm，狭窄处的血管内径为6.2mm，血管腔内径为1.3mm。
颈总动脉内径为8.2mm，颈内动脉内径为5.6mm，颈动脉没有出现迂曲样改变。
长轴断面的狭窄率，ECST法为80%，NASCET法为76%。
短轴断面的面积狭窄率为91%。
狭窄部的脉冲多普勒血流波形：收缩期最大血流速度为275cm/s，舒张末期血流速度为157cm/s，平均血流速度为102cm/s，搏动指数为1.09，阻力指数为0.63。
左颈内动脉起始部存在有意义的狭窄，此病例是CAS的治疗对象。

要点提示　CAS 术前评价

①低回声斑块被认为是不稳定的斑块，是同侧脑血管出现脑血管事件的危险因素。另外，钙化的高回声斑块导致局部血管舒张不良，提示发生血管闭塞的可能性很高。另外，斑块体积大、有附壁血栓或活动性斑块，远端栓塞的危险性也很高。

②通过测量病变长度，可以决定支架的长度。另外，为了确定支架的尺寸，需要测量颈总动脉和颈内动脉内膜间的距离。

③为了避免在支架远端部位留下残余斑块，要对远端进行评价。

④为了便于插入导丝，要观察颈内动脉、颈动脉有无蛇行状弯曲。

⑤当支架再闭塞时，需要判断进行颞浅动脉-大脑中动脉旁路移植术的可能性，所以要通过支架观察颈外动脉的开放性。

【CAS围手术期有可能出现并发症的疾病和状态】

①80岁以上的高龄者。

②严重的动脉硬化导致超声检查困难。

③严重的主动脉瓣狭窄。

④缺血性心脏病。

⑤脉率过缓和低血压为CAS的禁忌证。

⑥很难进行扩张的严重钙化病变或高度迂曲的病变。

⑦存在活动性斑块或低回声斑块。

⑧患者应用抗血小板药无效。

⑨肾功能不全的患者。

颈动脉⑥ 颈动脉支架置入术后

颈动脉支架置入术后数日内，患者也可能发生斑块向支架内突出和血栓形成的情况。另外，支架内斑块的长期异常增殖会导致再狭窄，所以如果可能的话，最好在手术后一周内进行复查，然后每隔几个月定期进行观察。

① 无异常的病例

【颈动脉支架置入术后1周】

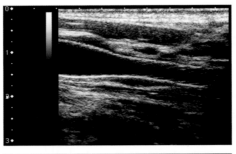
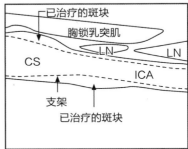

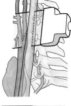
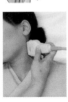

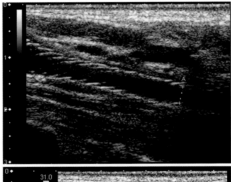

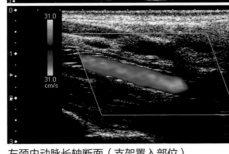
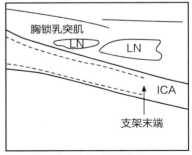

LN：淋巴结　CS：颈动脉窦
ICA：颈内动脉

左颈内动脉长轴断面（支架置入部位）

上图为断面图像，中图为支架末端的断面图像，下图为支架末端的彩色多普勒图像

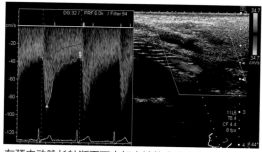

左颈内动脉长轴断面下支架末端的脉冲多普勒波形

ICA：颈内动脉　　LN：淋巴结

【颈动脉支架置入术后3个月】

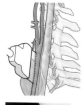

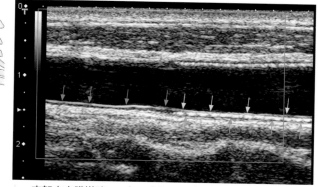

⇩：支架内内膜增殖　　⇧：支架　　⇩：正常内膜
左颈总动脉长轴断面（支架近端）

这些图像中的回声所见

①支架内没有出现异常结构。
②支架内没有出现异常血流。
③颈动脉支架置入术后3个月，支架内形成新生内膜。

这些图像以外的回声所见

①在支架置入术后，即使狭窄部的血管得不到有效扩张，仍残存有加速血流的情况，此时也不要诊断狭窄，而是考虑为有效血流腔的不良，应测量内径并进行随访观察。
②要特别注意支架末端是否发生再狭窄。

本例的测量值与回声所见总结

支架内未见异常。
支架末端内径约为3.8mm。
支架内（末端）的脉冲多普勒血流波形：收缩期最大血流速度为88cm/s，舒张末期血流速度为35cm/s，平均血流速度为51cm/s，搏动指数为1.04，阻力指数为0.60。
左侧颈动脉支架置入1周后，支架内未见异常。
左侧颈动脉支架置入3个月后，支架内形成新生内膜，未见异常增殖。

❷ 异常病例

【支架置入术后3日】

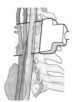

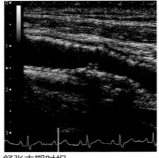

舒张末期时相

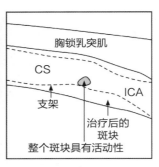

胸锁乳突肌

CS

支架

ICA

治疗后的斑块

整个斑块具有活动性

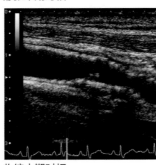

收缩中期时相
左颈内动脉支架的长轴断面

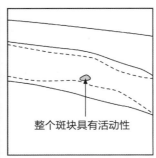

整个斑块具有活动性

CS：颈动脉窦　ICA：颈内动脉

这些图像中的回声所见

①支架内可见异常组织结构。
②整个异常组织结构可活动。
③异常组织结构呈现比较低的回声，最大长径约为2.8mm。

这些图像以外的回声所见

没有特殊表现。

本例的测量值与回声所见总结

左颈内动脉支架置入1日后，支架内出现与心脏搏动血流同步活动的新鲜血栓，怀疑为异常组织结构。

要点提示　**CAS 术后评价**

①对于术后1周左右出现的向支架内突出的斑块、血栓形成及活动性斑块，要注意观察。特别是低回声斑块造成的狭窄性病变，应在支架治疗后观察支架内部有无异常组织结构。

②彩色多普勒法观察支架内的血流有无异常。

③测量支架内径。测量狭窄部分的血流速度。

④如果在支架两端有残余斑块的话，残余的斑块会增殖，因而存在发生再狭窄的可能性，因此要观察血管内径和有无斑块。

⑤支架内新生内膜的增殖从手术后几周开始出现，由于内膜可能出现过度增殖，所以应每隔6~12个月进行定期观察。

⑥CAS后再狭窄的血流速度标准：最大血流速度≥300cm/s，内径狭窄率≥70%；最大血流速度≥175cm/s，内径狭窄率≥50%。

颈动脉❼ 颈动脉内膜切除术前

在具备完备的围手术期管理机制的医疗机构中，符合以下适应证的患者，与使用药物治疗相比，其发生脑梗死的危险性更低。

【颈动脉内膜切除术（carotid endarterectomy，CEA）的适应证】

（1）症状性颈动脉狭窄：该类患者的手术风险低于6%。

　　1）最适合
- 在过去6个月内出现过短暂性脑缺血发作（transient ischemic attack，TIA）或轻度脑卒中发作，且存在70%以上的狭窄。

　　2）适合
- 在过去6个月内出现过TIA、轻度或中度脑卒中发作，且存在50%~60%的狭窄。
- 70%以上的狭窄伴进行性脑卒中。
- 在需要进行冠状动脉旁路移植术的病例中，引起TIA的70%以上的狭窄。

（2）无症状性颈动脉狭窄：该类患者的手术并发症的发生率低于3%。

　　1）最适合
- 60%以上的狭窄。

　　2）适合
- 60%以上的狭窄且需要行冠状动脉旁路移植术的患者。

长期以来，CEA一直是较为有效的治疗方法，但是具有以下危险因素时要考虑行颈动脉支架置入术（CAS）。

【CEA的危险因素】

①心脏疾病（充血性心力衰竭、冠状动脉疾病、需要行胸部手术等情况）。②严重的呼吸系统疾病。③对侧颈动脉闭塞。④对侧神经麻痹。⑤颈部有手术史或既往颈部放射治疗史。⑥CEA再狭窄患者。⑦80岁以上。

【CEA前的斑块】

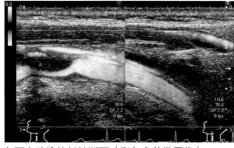

左颈内动脉的长轴断面（彩色多普勒图像）

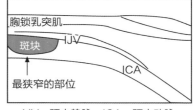

IJV：颈内静脉　ICA：颈内动脉

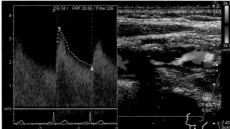

左颈内动脉狭窄处的脉冲多普勒图像

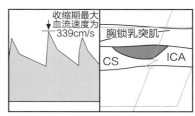

CS：颈动脉窦　ICA：颈内动脉

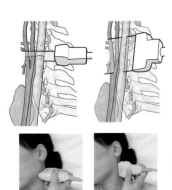
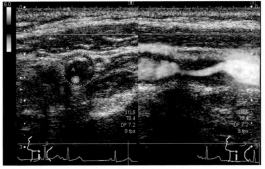

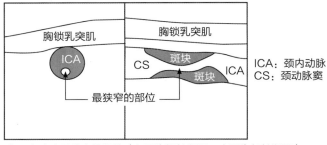

胸锁乳突肌	胸锁乳突肌	
ICA	斑块 CS 斑块 ICA	ICA：颈内动脉 CS：颈动脉窦
最狭窄的部位		

左颈内动脉最狭窄的部位（左图为短轴断面，右图为长轴断面）

这些图像中的回声所见

①从左侧颈动脉窦到颈内动脉的双侧（近侧壁和远侧壁）可见一个呈等回声的均匀型斑块。

②斑块的远端达到颈内动脉起始部附近。

③该斑块处的管腔存在显著的狭窄。

④该斑块不具有活动性。

这些图像以外的回声所见

相关指南要求，应在第3颈椎水平附近观察颈动脉分叉部的高度及伴行的椎动脉。

本例的测量值与回声所见总结

颈动脉窦的短轴断面面积狭窄率为69%。

颈内动脉内出现一个等回声的均匀型斑块，形成了有意义的狭窄。

颈动脉窦内的斑块病变长约2.1cm，狭窄病变长9.8mm。

颈动脉没有出现蛇行样弯曲。

长轴断面的狭窄率，NASCET法为75%，短轴断面的面积狭窄率为95%。

狭窄处的脉冲多普勒血流波形：收缩期最大血流速度为339cm/s，舒张末期血流速度为185cm/s，平均血流速度为244cm/s

搏动指数为0.63，阻力指数为0.45。

左颈内动脉起始部存在明显的狭窄，为治疗的适应证。

CEA 术前评价

①低回声斑块引起脑梗死的可能性很大，一定要评价斑块的内部性状，同时也要评价斑块的活动性、有无溃疡等。

②观察待治疗病变的近侧壁和远侧壁以获得更多的术前信息。

③为了确定内膜切除的范围，尽可能测量狭窄病变的长度并对远端进行评价。

④为了便于插入导丝，要观察颈内动脉及颈动脉的弯曲度。

⑤如果可能的话，尽可能观察高位分叉部（第2颈椎分叉部）。

⑥术后再闭塞时，为了评价颞浅动脉-大脑中动脉旁路移植术的可能性，要观察颈外动脉的开放性。

5

第五章　血管（颈动脉和肾动脉）

颈动脉❽ 颈动脉内膜切除术后

受纱布等因素的影响，内膜切除术后的超声观察视野很狭小，所以在体位上注意寻找有利于检查的部位。因为内膜切除术后1～2周有血肿增大的情况，所以应注意观察颈动脉周围。

随访观察方面，因为切除术后还有内膜增生的可能性，所以要每隔6～12个月定期检查。

① 无异常的病例

【术后（与"颈动脉内膜切除术前"中的病例为同一患者）】

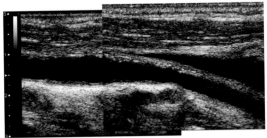

左侧颈动脉窦和颈内动脉的长轴断面（内膜切除术后）

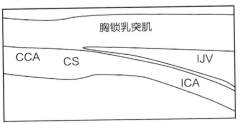

CCA：颈总动脉　CS：颈动脉窦　ICA：颈内动脉
IJV：颈内静脉

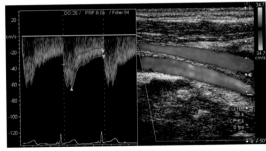

左侧颈内动脉的脉冲多普勒波形

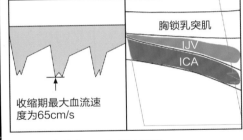

收缩期最大血流速度为65cm/s

ICA：颈内动脉　IJV：颈内静脉

这些图像中的回声所见

①颈动脉窦到颈内动脉没有发现异常。

②颈内动脉的血流波形无异常。

这些图像以外的回声所见

①内膜切除术后，可以从近侧壁观察缝合线，注意不要遗漏残存斑块。

②如果切除术断端边缘残存活动性斑块的话，该部位有斑块脱落而引起脑梗死的可能性，要观察有无活动性斑块。

本例的测量值与回声所见总结

颈总动脉的内径为5.4mm，颈动脉窦的内径为6.8mm，颈内动脉的内径为4.5mm。

颈内动脉的血流波形：收缩期最大血流速度为65cm/s，舒张末期血流速度为35cm/s，平均血流速度为28cm/s，搏动指数为0.90，阻力指数为0.56。

内膜切除术后，从颈总动脉到颈内动脉未发现异常。

❷ 异常病例

【颈动脉内膜切除术后再狭窄的病例（术后施行喉癌放射治疗）】

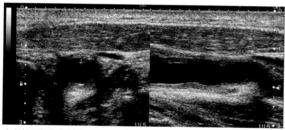
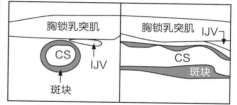

CS：颈动脉窦　IJV：颈内静脉

左侧颈动脉窦的断面图像（左图为短轴断面，右图为长轴断面）

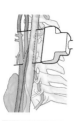
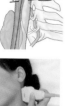
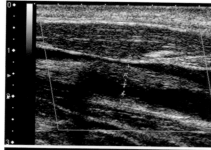
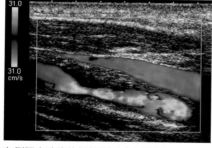
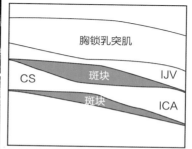

CS：颈动脉窦　ICA：颈内动脉
IJV：颈内静脉

左侧颈内动脉的长轴断面（上图为断面图像，下图为彩色多普勒图像）

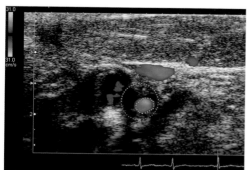
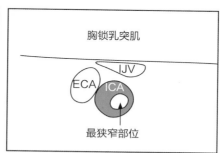

ICA：颈内动脉　ECA：颈外动脉
IJV：颈内静脉

左颈内动脉的短轴断面

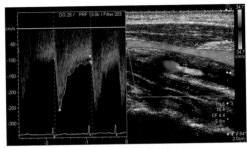

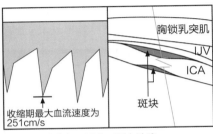

胸锁乳突肌
IJV
ICA
斑块
收缩期最大血流速度为251cm/s

左颈内动脉最狭窄部位的脉冲多普勒波形

CS：颈动脉窦　　ICA：颈内动脉
IJV：颈内静脉

这些图像中的回声所见

①从左侧颈动脉窦到颈内动脉的双侧（近侧壁与远侧壁）出现等回声、均匀的增殖性斑块。

②左侧颈内动脉起始部形成有意义的狭窄。

③狭窄部位出现加速血流。

这些图像以外的回声所见

本例为放射治疗后的患者，因此应同时观察对侧的颈动脉病变。

本例的测量值与回声所见总结

颈动脉窦处厚度为2.3mm的增殖性斑块。

颈内动脉长轴断面的狭窄率，NASCET法为58%，ECST法为73%。

颈内动脉狭窄处的短轴面积狭窄率为80%。

狭窄处的脉冲多普勒血流波形：收缩期最大血流速度为251cm/s，舒张末期血流速度为114cm/s，平均血流速度为148cm/s，搏动指数为0.93，阻力指数为0.55。

左侧颈内动脉起始部已形成有意义的狭窄，可以作为治疗对象。

颈动脉 ❾ 大动脉炎（大动脉炎综合征）

　　由于头晕、头痛等症状而被发现的大动脉炎，是累及主动脉及其分支主干动脉、冠状动脉、肺动脉等的病因不明的大血管炎。患者可发生狭窄性或扩张性的病变。如果锁骨下动脉发生狭窄或闭塞，则被称为"无脉病"。男女发病比例约为1：9，在日本年轻女性多发。

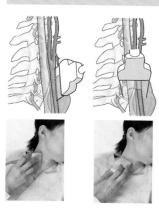

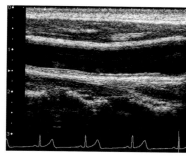

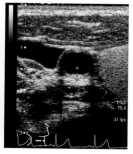

胸锁乳突肌

CCA　　　　　CS

全周性的IMT增厚

胸锁乳突肌

IJV

全周性的IMT增厚

CCA：颈总动脉
CS：颈动脉窦
IJV：颈内静脉

右侧颈总动脉至颈动脉窦的断面图像（左图为长轴断面，右图为短轴断面）

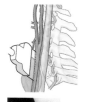

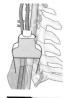

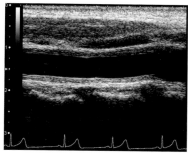

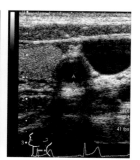

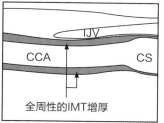

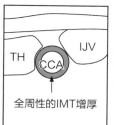

IJV

CCA　　　　　CS

全周性的IMT增厚

TH　CCA

IJV

全周性的IMT增厚

CCA：颈总动脉
CS：颈动脉窦
IJV：颈内静脉
TH：甲状腺

左侧颈总动脉至颈动脉窦的断面图像（左图为长轴断面，右图为短轴断面）

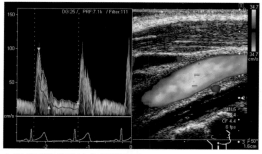
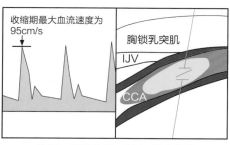

CCA：颈总动脉　IJV：颈内静脉

右颈总动脉的脉冲多普勒波形

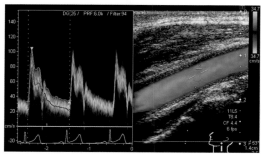
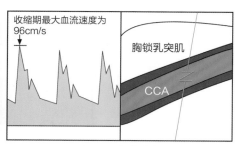

CCA：颈总动脉

左颈总动脉的脉冲多普勒波形

这些图像中的回声所见

①双侧颈总动脉可见全周性、均匀的IMT增厚（通心粉征），左侧比右侧更厚。

②颈总动脉的脉冲多普勒波形提示左侧血管腔狭窄处的血流速度比较快。

③颈动脉窦远端未见IMT增厚。

这些图像以外的回声所见

主动脉及其主干动脉出现狭窄性病变或扩张性病变时，一定要观察两侧的颈动脉回声及包括颈总动脉起始部在内的锁骨下动脉有无异常。

本例的测量值与回声所见总结

颈总动脉的IMT：右侧为1.3mm，左侧为1.5mm。

右侧颈总动脉脉冲多普勒血流波形：收缩期最大血流速度为95cm/s，舒张末期血流速度为25cm/s，平均血流速度为40cm/s。搏动指数为1.38，阻力指数为0.74。

左侧颈总动脉脉冲多普勒血流波形：收缩期最大血流速度为96cm/s，舒张末期血流速度为45cm/s，平均血流速度为50cm/s。搏动指数为1.22，阻力指数为0.64。

怀疑为大动脉炎。

要点提示　大动脉炎的管壁增厚

①弹性动脉产生的炎症，以颈动脉窦远端的管壁增厚为主要特征，部分病例可出现累及弹性动脉与肌性动脉分界线（即颈内动脉的起始部）的情况，所以这个部位也可观察到通心粉征的表现。

②粥样硬化的特点是局限性增厚（斑块），而大动脉炎是全周性增厚，所以斑块不能被称为"管壁增厚"。此外，由于血管炎是由动脉外膜侧向内膜侧形成的，所以早期的管壁增厚是外膜至中膜的增厚。

颈动脉⑩ 主动脉瓣功能不全

全身的血液循环以心脏搏动为动力。在大动脉则形成以收缩期和舒张期为特征的波形。因此，颈动脉超声不仅可显示血管的回声，还可根据脉冲多普勒波形推测中枢侧和末梢侧的病变。但是，如果心率出现异常的话就不同了。在双侧颈动脉脉冲多普勒波形相同的情况下，颈动脉超声对于判断心脏泵功能也很重要。

① 严重的主动脉瓣关闭不全

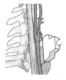

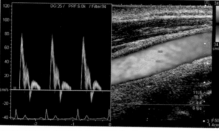
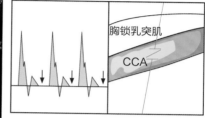

右颈总动脉的脉冲多普勒波形

CCA：颈总动脉　↓：舒张末期血流消失

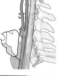

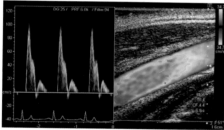
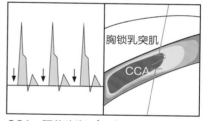

左颈总动脉的脉冲多普勒波形

CCA：颈总动脉　↓：舒张末期血流消失

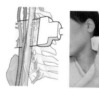
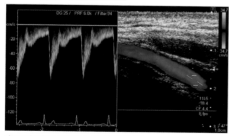
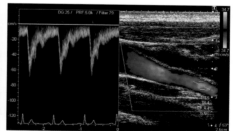

右颈内动脉的脉冲多普勒波形　　　　　左颈内动脉的脉冲多普勒波形

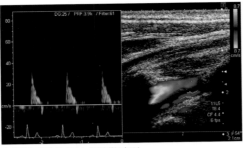

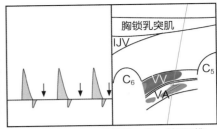

右侧椎动脉的脉冲多普勒波形

VA：椎动脉　VV：椎静脉　C₆：第6颈椎
C₅：第5颈椎　IJV：颈内静脉
↓：舒张末期血流消失

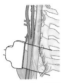

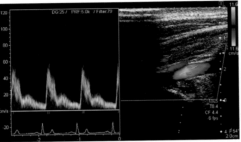

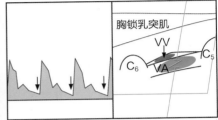

左侧椎动脉的脉冲多普勒波形

VA：椎动脉　VV：椎静脉　C₆：第6颈椎
C₅：第5颈椎　↓：舒张末期血流减慢

这些图像中的回声所见

①双侧颈总动脉的舒张末期血流消失，RI为1.0。
②两侧颈内动脉的舒张期血流速度明显下降。
③双侧椎动脉的舒张期血流速度小于10cm/s。

这些图像以外的回声所见

主动脉瓣关闭不全时，不适合按照前文所述的舒张末期血流速度比等舒张期血流速度参数来推测末梢血管病变。

本例的测量值与回声所见总结

右侧颈总动脉：收缩期最大血流速度为79cm/s，舒张末期血流速度为0cm/s，平均血流速度为24cm/s。搏动指数为3.35，阻力指数为1.00。

左侧颈总动脉：收缩期最大血流速度为97cm/s，舒张末期血流速度为0cm/s，平均血流速度为24cm/s。搏动指数为3.01，阻力指数为1.00。

右侧颈内动脉：收缩期最大血流速度为75cm/s，舒张末期血流速度为16cm/s，平均血流速度为33cm/s。搏动指数为1.80，阻力指数为0.79。

左侧颈内动脉：收缩期最大血流速度为62cm/s，舒张末期血流速度为14cm/s，平均血流速度为29cm/s。搏动指数为1.69，阻力指数为0.77。

右侧椎动脉：收缩期最大血流速度为28cm/s，舒张末期血流速度为0cm/s，平均血流速度为5cm/s。搏动指数为5.77，阻力指数为1.00。

左侧椎动脉：收缩期最大血流速度为55cm/s，舒张末期血流速度为9cm/s，平均血流速度为23cm/s。搏动指数为2.01，阻力指数为0.84。

由于双侧颈部动脉在舒张末期血流全部消失，或者舒张期血流速度明显下降，所以怀疑为主动脉瓣反流。最好通过超声心动图进行详细观察。

❷ 主动脉瓣狭窄

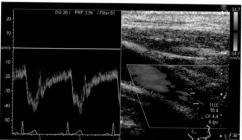

右侧颈内动脉的脉冲多普勒波形

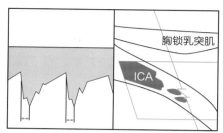

ICA：颈内动脉　↔：收缩期加速时间延长

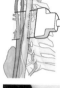

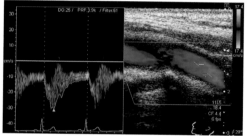

左侧颈内动脉的脉冲多普勒波形

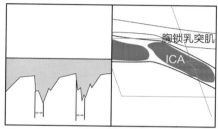

ICA：颈内动脉　↔：收缩期加速时间延长

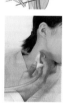
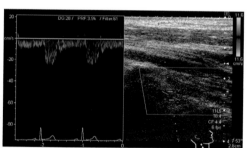

右侧椎动脉的脉冲多普勒波形

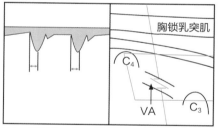

VA：椎动脉　C₄：第4颈椎　C₃：第3颈椎
↔：收缩期加速时间延长

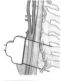

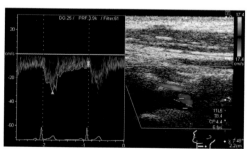

左侧椎动脉的脉冲多普勒波形

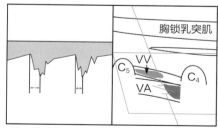

VA：椎动脉　VV：椎静脉　C₅：第5颈椎
C₄：第4颈椎　↔：收缩期加速时间延长

5

第五章　血管（颈动脉和肾动脉）

①从颈部动脉的所有波形中都能看到收缩期加速时间延长。
②颈部动脉的收缩期血流速度轻度降低，且双侧没有差异。
③颈部动脉的舒张期血流速度没有降低。

这些图像以外的回声所见

本例为主动脉瓣二叶瓣，瓣口面积为$1.02cm^2$，瓣口处的最大血流速度明显增高，为4.9m/s，提示主动脉瓣中度狭窄。

本例的测量值与回声所见总结

右侧颈总动脉：收缩期最大血流速度为50cm/s，舒张末期血流速度为13cm/s，平均血流速度为26cm/s。搏动指数为1.41，阻力指数为0.74。

左侧颈总动脉：收缩期最大血流速度为47cm/s，舒张末期血流速度为16cm/s，平均血流速度为28cm/s。搏动指数为1.08，阻力指数为0.65。

右侧颈内动脉：收缩期最大血流速度为47cm/s，舒张末期血流速度为17cm/s，平均血流速度为29cm/s。搏动指数为1.05，阻力指数为0.63。

左侧颈内动脉：收缩期最大血流速度为31cm/s，舒张末期血流速度为11cm/s，平均血流速度为18cm/s。搏动指数为1.04，阻力指数为0.63。

右侧椎动脉：收缩期最大血流速度为26cm/s，舒张末期血流速度为6cm/s，平均血流速度为12cm/s。搏动指数为1.71，阻力指数为0.78。

左侧椎动脉：收缩期最大血流速度为31cm/s，舒张末期血流速度为10cm/s，平均血流速度为17cm/s。搏动指数为1.25，阻力指数为0.68。

双侧颈部动脉都出现了收缩期加速时间的延长，且左右没有差异，怀疑为主动脉瓣狭窄，最好通过超声心动图进行详细检查。

要点提示 **根据通过血管的血流波形来判断可能存在的病变**

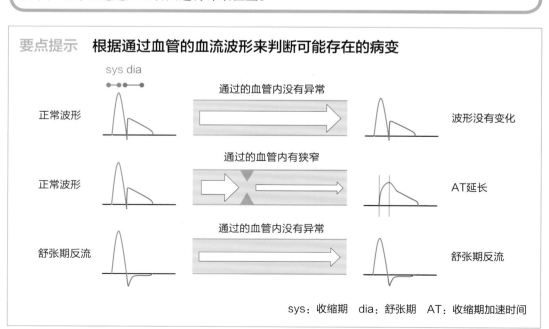

sys：收缩期　dia：舒张期　AT：收缩期加速时间

颈动脉⓫ 锁骨下动脉闭塞或狭窄

对于锁骨下动脉闭塞或狭窄导致的锁骨下动脉盗血综合征，其最常见的病因是粥样硬化，此外也可由大动脉炎（大动脉炎综合征）、颞动脉炎等血管炎，先天性血管异常、血栓栓塞、外伤，以及因法洛四联症等而施行布莱洛克-陶西格分流术（Blalock-Taussig shunt）引起。

锁骨下动脉盗血现象的结果是脑基底动脉循环衰竭引起头晕或晕厥，患侧上肢脉压低，肌肉力量减弱，形成锁骨下动脉盗血综合征（subclavian steal syndrome，SSS）。据报道，存在锁骨下动脉盗血现象的人群中，64% ~ 85%的人并没有症状，因此在颈动脉超声检查时发现锁骨下动脉盗血现象并不稀奇。

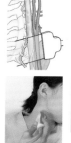
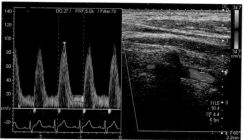
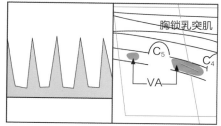

右侧椎动脉的脉冲多普勒波形

VA：椎动脉　C₅：第5颈椎　C₄：第4颈椎

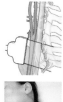
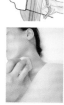
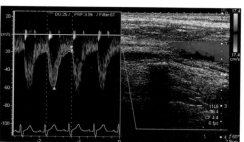
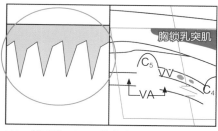

左侧椎动脉的脉冲多普勒波形

VA：椎动脉　VV：椎静脉
C₅：第5颈椎　C₄：第4颈椎
○：完全逆行性血流波形

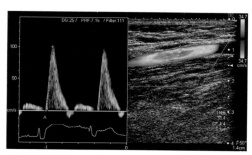
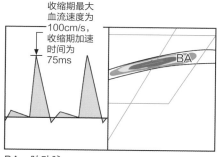

收缩期最大血流速度为100cm/s，收缩期加速时间为75ms

右侧肱动脉的脉冲多普勒波形

BA：肱动脉

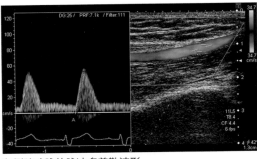

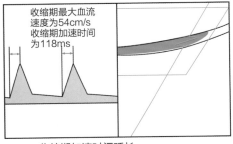

→：收缩期加速时间延长

左侧肱动脉的脉冲多普勒波形

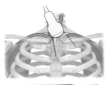

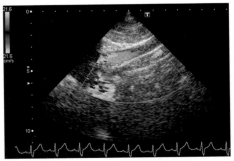

主动脉弓部（左锁骨下动脉起始部）断面

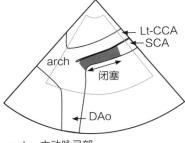

arch：主动脉弓部
Lt-CCA：左颈总动脉
SCA：左锁骨下动脉
DAo：降主动脉

这些图像中的回声所见

①右侧椎动脉的血流速度比正常时增快。
②左侧椎动脉出现完全逆向血流。
③左侧肱动脉的血流与对侧相比，血流速度减慢，收缩期加速时间延长。
④左侧锁骨下动脉起始部未显示血流。

这些图像以外的回声所见

在锁骨下动脉盗血综合征的患者中，左侧锁骨下动脉起始部的病变最为常见（占60%~70%），20%~30%是头臂干分支后的右侧锁骨下动脉的病变，10%左右的患者有头臂干起始部的病变。因此，如果右侧椎动脉的血流波形异常，就需要考虑是否存在这类疾病。

本例的测量值与回声所见总结

右侧椎动脉：收缩期最大血流速度为54cm/s，舒张末期血流速度为16cm/s，平均血流速度为33cm/s。搏动指数为1.50，阻力指数为0.76。

左侧椎动脉：收缩期最大血流速度为-53cm/s，舒张末期血流速度为-6cm/s，平均血流速度为-20cm/s。搏动指数为2.38，阻力指数为0.88。

右侧肱动脉：收缩期最大血流速度为100cm/s，收缩期加速时间为75ms。

左侧肱动脉：收缩期最大血流速度为54cm/s，收缩期加速时间为118ms。

左侧锁骨下动脉闭塞伴左侧锁骨下动脉盗血现象。

要点提示　**锁骨下动脉盗血现象与锁骨下动脉盗血综合征**

锁骨下动脉盗血现象（subclavian steal phenomenon，SSP）是指由于椎动脉起始部的中枢侧锁骨下动脉和头臂干存在闭塞性病变，同侧的椎动脉血流逆行以营养患侧上肢（从脑血流盗血）的现象，可引起椎-基底动脉循环功能不全，导致头晕和晕厥症状。如果出现患侧上肢脉压低下和肌肉力量减弱的话，则被称为锁骨下动脉盗血综合征。

以下是锁骨下动脉盗血现象的临床诊断标准。

①上肢运动引发一过性脑干缺血发作。

②患侧桡动脉脉搏微弱，上肢运动也进一步减弱。

③患侧锁骨下动脉或椎动脉附近可闻及收缩期血管杂音，并且该血管杂音在上肢运动时更加明显。

④两侧上肢动脉收缩期血压相差20mmHg以上。

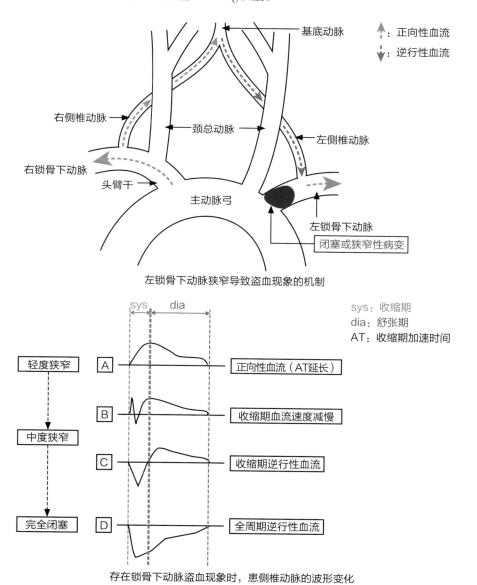

左锁骨下动脉狭窄导致盗血现象的机制

存在锁骨下动脉盗血现象时，患侧椎动脉的波形变化

肾动脉❶ 慢性肾功能不全

慢性肾功能不全是数月至数十年的肾功能逐渐下降，到终末期肾衰竭（尿毒症）为止的不可逆性疾病，血清肌酐浓度为2mg/dl以上，肾小球滤过率为30%~50%或更低。导致慢性肾功能不全的原发性疾病有糖尿病肾病、慢性肾小球肾炎、肾硬化等。一般而言，随着肾功能的下降，肾皮质会变得菲薄，表面不规则，肾萎缩。特别是糖尿病导致的肾萎缩，其萎缩程度难以想象。

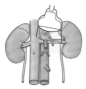
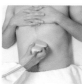
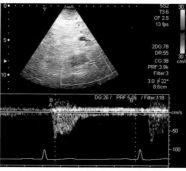
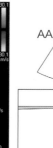
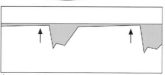

左肾动脉起始部的脉冲多普勒波形

↑：舒张期血流速度低下
AA：腹主动脉　LRA：左肾动脉（起始部）

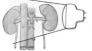

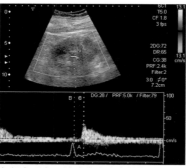
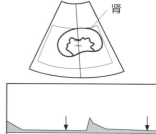

左肾实质内区域动脉脉冲多普勒波形

↑：舒张期血流速度低下

这些图像中的回声所见

①发现患侧左肾动脉起始部的舒张期血流速度降低（推测为末梢血管阻力增高）。

②在患侧肾内动脉中也观察到舒张期血流速度的降低。

③患侧左肾皮质呈高回声，肾表面形态不规则，肾萎缩。

这些图像以外的特征性回声所见

①患侧肾内血流减少，血流速度下降，应用彩色多普勒法观察时，肾内血流显示不良。

②根据病变的发展程度，肾萎缩的情况有差异。

本例的测量值与回声所见总结

患侧左肾动脉起始部的最大血流速度为68cm/s，舒张末期血流速度为9cm/s，阻力指数为0.86。

左侧肾实质内区域动脉血流：最大血流速度为34cm/s，舒张末期血流速度为4cm/s，阻力指数为0.83。

左肾长径：78mm。肾内血流的阻力指数＞0.8。可疑为重度肾实质性病变。

肾动脉❷ 肾动脉狭窄

　　由于肾动脉狭窄引起肾灌注压降低，肾小球旁细胞分泌肾素亢进，肾素-血管紧张素系统功能亢进，从而产生肾血管性高血压。肾血管性高血压占全部高血压的1%。其中中老年患者最多，为动脉硬化性肾动脉狭窄；其次是年轻女性患者，多为纤维肌性发育不良性肾动脉狭窄。动脉硬化性狭窄时病变发生在肾动脉起始部，纤维肌性发育不良性狭窄发生在肾动脉远端。

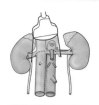
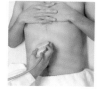
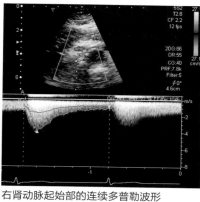
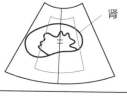

右肾动脉起始部的连续多普勒波形

RRA：右肾动脉（起始部）　　AA：腹主动脉
LRA：左肾动脉（起始部）

收缩期最大血流速度为396cm/s

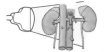

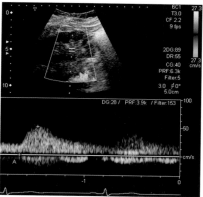
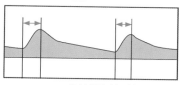

右肾实质内区域动脉的脉冲多普勒波形

⟷：收缩期加速时间延长

肾

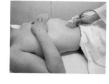
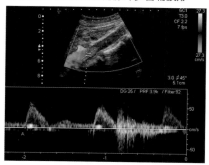
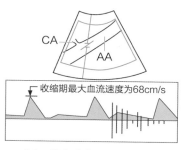

腹主动脉的脉冲多普勒波形

收缩期最大血流速度为68cm/s

AA：腹主动脉　　CA：腹腔干

①右肾动脉起始部可探及加速血流。

②患侧的右肾实质内，区域动脉血流波形的收缩期加速时间延长，并呈现狭窄后波形。

①动脉硬化性肾动脉狭窄主要引起肾动脉近端部位狭窄。

②纤维肌性发育不良引起的肾动脉狭窄，肾动脉远端部位呈串珠状变形而出现狭窄。

③肾实质内血流速度比健侧要慢。

④慢性期随着病变的恶化，患侧呈现肾萎缩。

本例的测量值与回声所见总结

右肾动脉起始部的最大血流速度为396cm/s。

腹主动脉的最大血流速度为68cm/s，肾动脉-腹主动脉收缩期血流速度比为5.8。

患侧肾实质内区域动脉血流：最大血流速度为50cm/s，收缩期加速时间为192ms。

为右肾动脉重度狭窄。

要点提示　肾动脉狭窄率达 60% 以上的标准

【直接所见：肾动脉血流】

肾动脉最大血流速度＞180cm/s（多普勒角＜60°）。

肾动脉与腹主动脉的最大血流速度比（RAR）＞3.5。

【间接所见：肾内区域动脉血流】

收缩期加速时间＞70ms。

双侧阻力指数之差＞0.15。

可见狭窄后波形（tardus parvus）。

要点提示　肾内区域动脉血流波形的测量

肾内区域动脉的血流波形因血压和末梢血管阻力而不同。收缩期加速时间（AT）的测量，从收缩期的起始部到收缩早期波峰（early systolic peak）为止进行测量。但是，在测量阻力指数（RI）时，使用的是收缩期最大血流速度，而不是收缩早期波峰。

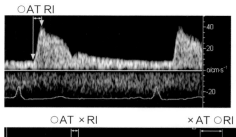

○：适用
×：不适用

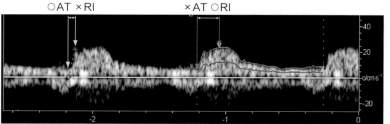

肾动脉❸ 大动脉炎性肾动脉狭窄

因头晕、头痛等症状而发现的大动脉炎，是发生于大动脉及其主干动脉、冠状动脉、肺动脉、肾动脉且病因不明的大血管炎。病变血管呈现狭窄性或扩张性病变，引起脏器并发症。男性与女性患者人数之比约为1∶9，在日本以年轻女性好发。

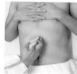

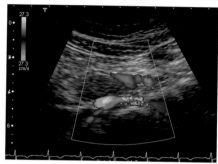

右肾动脉起始部的长轴断面
（彩色多普勒图像）

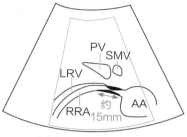

←→：狭窄部位　　PV：肝门静脉
AA：腹主动脉　　RRA：右肾动脉
LRV：左肾静脉　　SMV：肠系膜上静脉

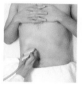

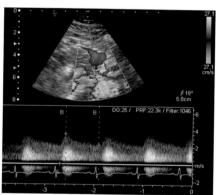

右肾动脉起始部的连续多普勒波形

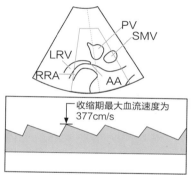

收缩期最大血流速度为377cm/s

AA：腹主动脉　　PV：肝门静脉
RRA：右肾动脉（起始部）
SMV：肠系膜上静脉　　LRV：左肾静脉

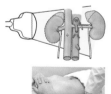

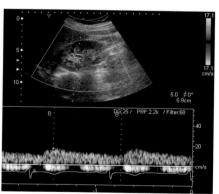

右肾实质内区域动脉的脉冲多普勒波形

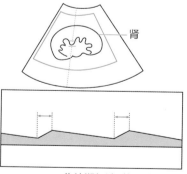

肾

→→：收缩期加速时间延长

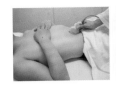 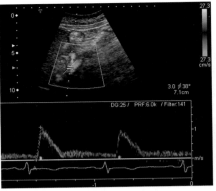 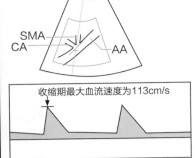

收缩期最大血流速度为113cm/s

AA：腹主动脉　　CA：腹腔干
SMA：肠系膜上动脉

腹主动脉的脉冲多普勒波形

这些图像中的回声所见

①右肾动脉起始部出现马赛克样血流信号。

②从右肾动脉分支部开始有长约15mm的狭窄性病变。

③右肾实质内区域动脉血流波形的收缩期加速时间延长，呈现狭窄后波形改变。

这些图像以外的回声所见

①肾的长径：右侧为10.8cm，左侧为11.3cm（正常）。

②观察肾动脉起始部的腹主动脉，以及附近的肠系膜动脉、腹腔干是否存在病变。

本例的测量值与回声所见总结

右肾动脉起始部的最大血流速度为377cm/s。

腹主动脉的收缩期最大血流速度为113cm/s，右肾动脉–腹主动脉的收缩期血流速度比约为3.4。

患侧的右肾实质内区域动脉血流：最大血流速度为16cm/s，收缩期加速时间为137ms。

右肾动脉狭窄。患者为15岁的女性，故怀疑为大动脉炎导致的狭窄。

要点提示　大动脉炎的分类

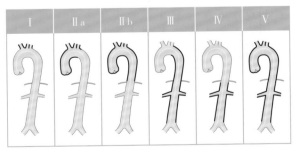

	I	IIa	IIb	III	IV	V

黑线所示为病变部位，对肾动脉有影响的是Ⅲ、Ⅳ、Ⅴ型

肾动脉❹ 纤维肌性发育不良

　　纤维肌性发育不良（fibromuscular dysplasia，FMD）占肾动脉狭窄的10%左右，多见于25～40岁的女性。该病可引起从肾动脉中部到远端特征性的串珠状、同心圆样狭窄。病理学表现为动脉内膜的纤维和平滑肌增生，内膜和外膜的纤维增生，内膜的分节状增生和内膜破裂多引起动脉瘤样扩张。约90%的患者经血管内球囊扩张治疗有效。

　　FMD并不特异性地发生于肾动脉，也可以见于颅外脑血管、内脏动脉、四肢动脉。

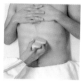
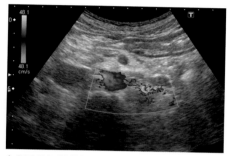

左肾动脉远端的长轴断面（彩色多普勒图像）

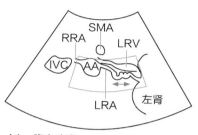

AA：腹主动脉　　　　　RRA：右肾动脉
LRA：左肾动脉　　　　　LRV：左肾静脉
SMA：肠系膜上动脉　　　IVC：下腔静脉
◀▶：串珠状狭窄部位

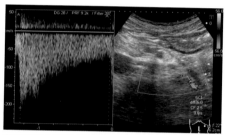

左肾动脉远端的脉冲多普勒波形

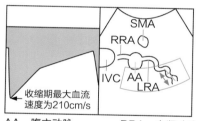

收缩期最大血流速度为210cm/s

AA：腹主动脉　　　　　RRA：右肾动脉
LRA：左肾动脉　　　　　IVC：下腔静脉
SMA：肠系膜上动脉
◀▶：串珠状狭窄部位

这些图像中的回声所见

　　左肾动脉远端可见马赛克样血流信号，确认为加速血流。

这些图像以外的回声所见

　　①右侧肾内区域动脉的血流波形有可能显示为狭窄后的波形特征。
　　②对侧肾动脉也可以出现同样的病变。

本例的测量值与回声所见总结

　　左肾动脉远端部位的最大血流速度为210cm/s，舒张末期血流速度为66cm/s，左肾动脉-腹主动脉的收缩期血流速度比为2.3。左肾动脉远端部位狭窄。结合患者是23岁的女性，因此考虑为纤维肌性发育不良导致的狭窄。

肾动脉❺ 主动脉夹层导致的肾动脉狭窄

　　主动脉夹层可导致四肢缺血和内脏器官缺血，30%的主动脉夹层动脉瘤患者可出现缺血症状。发生升主动脉夹层动脉瘤时，夹层腔破裂造成心脏压塞和累及冠状动脉的夹层等是致命性的情况，必须通过紧急手术进行治疗。而腹主动脉夹层与升主动脉、主动脉弓的夹层不同，多选择保守治疗。但是，当腹主动脉夹层累及分支，导致血管狭窄和闭塞以致出现脏器缺血症状时，就不能采取保守治疗了。据报道，肾动脉狭窄和闭塞导致的肾血流异常中，约7%为急性主动脉夹层动脉瘤所致，患者表现为少尿和血尿。另外，如果主动脉夹层动脉瘤导致肾动脉形成有意义的狭窄，患者有可能合并肾血管性高血压。

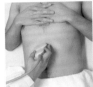

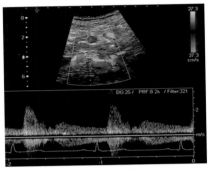

右肾动脉起始部的脉冲多普勒波形

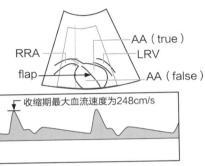

AA（true）：腹主动脉（真腔）
AA（false）：腹主动脉（假腔）
RRA：右肾动脉　　LRV：左肾静脉
flap：剥离的内膜

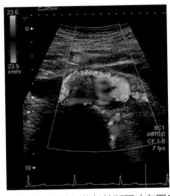

右肾动脉起始部的长轴断面（左图为彩色多普勒图像，右图为断面图像）

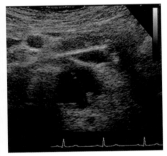

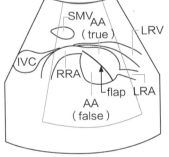

AA（false）：腹主动脉（假腔）
AA（true）：腹主动脉（真腔）
RRA：右肾动脉　　LRA：左肾动脉
LRV：左肾静脉　　SMV：肠系膜上静脉
IVC：下腔静脉　　flap：剥离的内膜

这些图像中的回声所见

①在腹主动脉处可观察到剥离的内膜。
②双侧肾动脉由真腔支配。
③右肾动脉起始部可见马赛克样血流信号，确认为加速血流。

这些图像以外的回声所见

①关于夹层的累及程度，有必要对肠系膜上、下动脉和腹腔干等其他分支动脉是否受累进行确认。

②真腔和假腔的鉴别：真腔在收缩期扩大，导致剥离的内膜向假腔方向突出；假腔比真腔的收缩期血流到达时间晚，且血流速度较快。但是，当假腔侧的血流与真腔相似时，则很难与真腔相鉴别。

③可根据右肾内区域动脉的血流波形呈狭窄后改变的特征进行推测。

本例的测量值与回声所见总结

右肾动脉起始部的收缩期最大血流速度为248cm/s，舒张末期的血流速度为61cm/s，右肾动脉–腹主动脉的收缩期血流速度比不能帮助判断是否存在腹主动脉夹层。阻力指数为0.75。

腹主动脉夹层，剥离的内膜导致右肾动脉狭窄。

肾动脉❻ 多条肾动脉

20%～30%的人有多条肾动脉，在一侧大多存在2～3条肾动脉。如果多条肾动脉中的1条存在狭窄，则此条动脉灌注区域的灌注压降低，也会成为血压升高的原因。

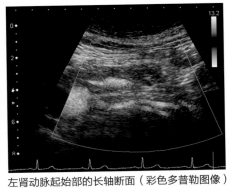

左肾动脉起始部的长轴断面（彩色多普勒图像）

AA：腹主动脉　LRA：左肾动脉
LRV：左肾静脉

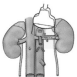
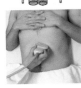
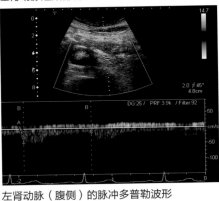
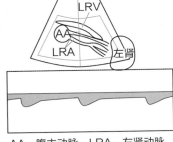

左肾动脉（腹侧）的脉冲多普勒波形

AA：腹主动脉　LRA：左肾动脉
LRV：左肾静脉

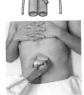
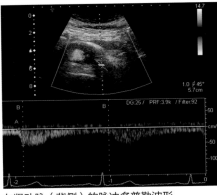
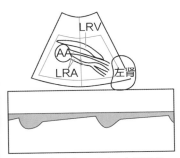

左肾动脉（背侧）的脉冲多普勒波形

AA：腹主动脉　LRA：左肾动脉
LRV：左肾静脉

①左肾动脉，腹侧与背侧共2条。

②经确认，2条左肾动脉没有狭窄。

①肾动脉超声只能诊断10%左右的重复肾动脉，有很多不能被发现的情况。

②除了腹侧与背侧以外，也存在上侧与下侧肾动脉。应分别对这些重复肾动脉有无狭窄性病变进行评价。

③不经肾门部而直接进入肾内的动脉被称为迷走肾动脉。

本例的测量值与回声所见总结

　　左肾动脉腹侧血流：最大血流速度为45cm/s，舒张末期血流速度为16cm/s，肾动脉-腹主动脉的收缩期血流速度比为1.0。左肾动脉背侧血流：最大血流速度为53cm/s，舒张末期血流速度为17cm/s，肾动脉-腹主动脉的收缩期血流速度比为1.2。诊断为多条肾动脉（左侧）。

【第五章的缩略语】

AA：abdominal aorta，腹主动脉

AS：acoustic shadow，声影

AT：acceleration time，收缩期加速时间

BA：brachial artery，肱动脉

C_3：3th cervical vertebra，第3颈椎

C_4：4th cervical vertebra，第4颈椎

C_5：5th cervical vertebra，第5颈椎

C_6：6th cervical vertebra，第6颈椎

CA：celiac artery，腹腔干

CCA：common carotid artery，颈总动脉

CS：carotid sinus，颈动脉窦

DAo：descending aorta，降主动脉

ECA：external carotid artery，颈外动脉

ED ratio：end diastolic velocity ratio，舒张末期血流速度比

ICA：internal carotid artery，颈内动脉

IJV：internal jugular vein，颈内静脉

IMC：intima media complex，内中膜复合体

IMT：intima media thickness，内中膜复合体厚度

IVC：inferior vena cava，下腔静脉

LN：lymph node，淋巴结

LRA：left renal artery，左肾动脉

LRV：left renal vein，左肾静脉

PI：pulsatility index，搏动指数

PV：portal vein，肝门静脉

RI：resistance index，阻力指数

RRA：right renal artery，右肾动脉

SCA：subclavian artery，锁骨下动脉

SMA：superior mesenteric artery，肠系膜上动脉

SMV：superior mesenteric vein，肠系膜上静脉

VA：vertebral artery，椎动脉

VV：vertebral vein，椎静脉

第六章

血管（腹部大动脉、
下肢动脉、下肢静脉）

八鍬恒芳

腹部大动脉 **1** 腹主动脉瘤

真性主动脉瘤在形态上分为纺锤形瘤和囊状瘤（参见下一页"瘤径的测量"中的图片）。腹主动脉瘤多为纺锤形瘤。囊状瘤不论大小，破裂的危险性均很高。

腹主动脉瘤为直径在3cm以上的扩张性动脉瘤。对于纺锤形动脉瘤，直径超过正常的1.5倍是定义为瘤的一个指标。内径在4.5cm以上的腹主动脉瘤为支架置入术的适应证。即使直径达不到4.5cm，但在半年内扩大5mm以上的动脉瘤也要考虑进行治疗。

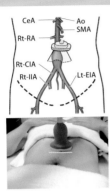

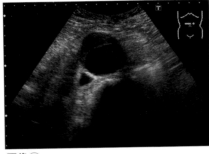

图像①

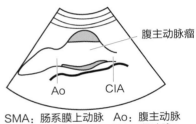

IVC：下腔静脉　　SMA：肠系膜上动脉
Ao：腹主动脉　　CeA：腹腔干
RA：肾动脉　　　CIA：髂总动脉
EIA：髂外动脉　　IIA：髂内动脉
Rt：右　　　　　Lt：左

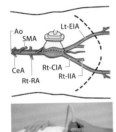

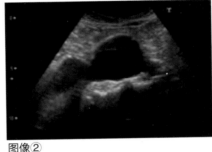

图像②

SMA：肠系膜上动脉　Ao：腹主动脉
CeA：腹腔干　　　　RA：肾动脉
CIA：髂总动脉　　　EIA：髂外动脉
IIA：髂内动脉
Lt：左　　　　　　Rt：右

这些图像中的回声所见

【图像①】

①最大短径为46mm的腹主动脉瘤。
②瘤径扩大部分可见附壁血栓。

【图像②】

①髂动脉分支以上的腹主动脉瘤。
②腹主动脉瘤呈纺锤形。
③没有显示存在主动脉夹层。

这些图像以外的特征性回声所见

①动脉壁有钙化，考虑为全身动脉硬化的表现。
②髂动脉等其他动脉也存在瘤样表现。
③如果动脉瘤周围存在血肿，则有破裂的可能性，需要紧急处理。

本例的回声所见总结

动脉瘤的最大短径为46mm，对于这样的腹主动脉瘤，适合行人工血管置换术和支架置入术等。

动脉瘤周围没有出现血肿，不伴有急性破裂。本例的瘤内存在附壁血栓，没有出现随压力变化而产生的形状变化，故考虑为器质化血栓。

　　测量纺锤形动脉瘤的瘤径时，在长轴垂直断面上测量外膜之间的距离，作为动脉瘤的直径。不能获得垂直断面时，则测量最大短轴面积的短径（最大短径）。对于囊状瘤，则是测量短轴垂直断面的长径，以此作为瘤的直径（图1和2）。

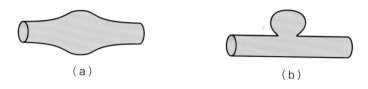

（a）　　　　　　　　　　　　（b）

图1　纺锤形主动脉瘤（a）和囊状主动脉瘤（b）

瘤径的测量　　　　　　　　　　　　　　局限性扩张的情况

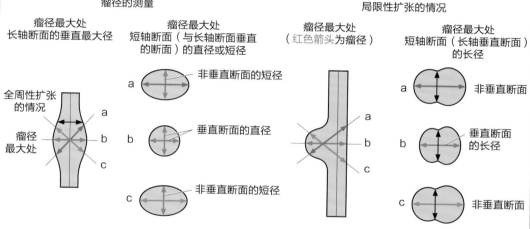

图2a　纺锤形动脉瘤的内径测量（红色箭头为瘤径）　　　　图2b　囊状瘤瘤径的测量

（日本超音波医学会　大動脈・末梢動脈超音波診断ガイドライン小委員会：超音波による大動脈・末梢動脈病変の標準的評価法. Jpn J Med Ultrasonics　41：405-414, 2014, p408 より転載）

6

第六章　血管（腹部大动脉、下肢动脉、下肢静脉）

腹部大动脉❷ 主动脉夹层

腹主动脉夹层动脉瘤是指腹主动脉壁在中膜水平上分离成双层，原来沿着动脉走行的动脉腔（真腔）内出现新的壁内腔（假腔）而呈现双腔的病理状态。当腹主动脉壁的正常层次结构被破坏时，出现脆弱性破裂的危险性很大。真腔与假腔之间由剥离的中膜结构相隔。根据剥离位置的不同，患者发生心脏压塞的风险会增高，还可能出现各种各样的并发症，所以需要正确且迅速的诊疗。腹主动脉夹层动脉瘤包括在分隔层上有数个裂口而在真腔与假腔之间形成交通的假腔存在型腹主动脉夹层，以及裂口不明显、真腔与假腔之间没有交通的假腔闭塞型腹主动脉夹层。

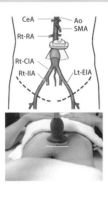

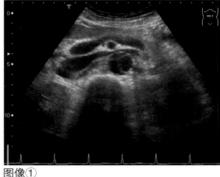

图像①

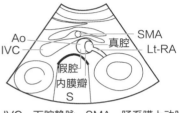

IVC：下腔静脉　SMA：肠系膜上动脉
Ao：腹主动脉　RA：肾动脉
CeA：腹腔干　CIA：髂总动脉
EIA：髂外动脉　IIA：髂内动脉
S：脊柱　Rt：右
Lt：左

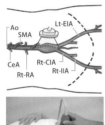

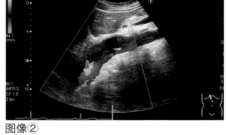

图像②

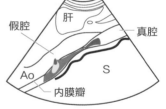

SMA：肠系膜上动脉　Ao：腹主动脉
RA：肾动脉　CeA：腹腔干
CIA：髂总动脉　EIA：髂外动脉
IIA：髂内动脉　S：脊柱
Rt：右　Lt：左

这些图像中的回声所见

【图像①】

①在腹主动脉中发现内膜瓣作为隔膜结构。

②隔膜左侧腔的管壁为主动脉壁的正常结构，右侧壁薄。

③隔膜右侧腔扩张，左侧腔狭小。

④在隔膜左侧的腔内，可见左肾动脉分支（右图）。

【图像②】

①在腹主动脉中发现内膜瓣作为隔膜结构。

②线状结构的后壁侧管腔狭小，前壁侧管腔扩大。

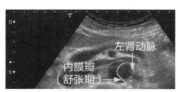

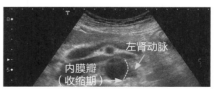

主动脉夹层时内膜瓣的活动

③彩色多普勒显示后壁侧腔内的血流呈马赛克样特征。

④前壁侧腔内血流缺乏马赛克样特征。

⑤由隔膜后壁侧向前壁侧灌注的血流呈马赛克样特征，考虑为内膜裂口由真腔向假腔的灌注。

⑥根据以上表现，较狭小的内腔为真腔，扩大的内腔考虑为主动脉夹层形成的假腔。

这些图像以外的特征性回声所见

①从升动脉根部至胸主动脉的主动脉夹层动脉瘤需要通过CT等进行确认。

②如果肾动脉、肠系膜上动脉等分支血管存在血流灌注异常，应怀疑肾、消化道存在功能障碍。

③因为真腔变得很狭小，所以下肢末梢可能存在血流灌注不足。

本例的回声所见总结

腹主动脉夹层动脉瘤所见。本例为从升主动脉根部起始的主动脉夹层（Stanford A型），针对升主动脉，可施行人工血管置换术。

虽然左肾动脉起自真腔，但在收缩期真腔被假腔压迫，考虑左肾动脉存在血流障碍。

像本例一样，如果存在真腔向假腔的灌注，不管真腔的血流灌注情况如何，主动脉夹层多会累及脏器血管而出现血供异常。

要点提示　**主动脉夹层动脉瘤的鉴别要点**

出现Stanford A型急性主动脉夹层动脉瘤，或者DeBakey I 型、II 型主动脉夹层动脉瘤时，主动脉破裂或心脏压塞的发病风险很高，需要紧急实施人工血管置换术等（下图）。腹主动脉区域发生的夹层虽然不那么紧急，但在考虑是否导致脏器功能障碍时，要判断分支血管是从真腔还是假腔发出的。

真腔与假腔的鉴别方法如下。

A型　　B型
Stanford 分型

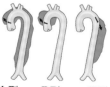

I 型　　II 型　　III 型
DeBakey分型

主动脉夹层动脉瘤按范围进行分型

真腔与假腔的特征（鉴别方法）

①假腔：再入口部增宽→假腔扩张，假腔血流速度低下。

②真腔：受假腔的压迫而变得狭小，血流速度增快（狭窄表现）。

③假腔：壁脆弱→壁薄，易发生管腔扩张。

④一般而言，收缩早期扩张的腔是真腔（再入口部未增宽时，收缩期在夹层部位的远端可以看到假腔扩张）。

⑤若开口部可见由真腔向假腔的血流，则较容易鉴别。

腹部大动脉❸ 炎症性腹主动脉瘤

　　炎症性腹主动脉瘤是在主动脉瘤基础上伴有炎症性病理改变的疾病，引起与动脉瘤部位一致的腹痛和发热。如果炎症累及周围的输尿管等，患者会出现肾积水或尿少等症状。图像上的特征是在动脉瘤周围形成 "通心粉征"样的组织肥厚。通心粉征是血管外膜及周围后腹膜等组织的纤维化和肥厚所致。

　　与炎症性腹主动脉瘤类似的疾病还有后腹膜纤维化，两者的不同点只是伴有动脉瘤（炎症性腹主动脉瘤）或不伴有动脉瘤（后腹膜纤维化）。

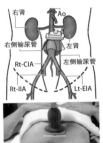

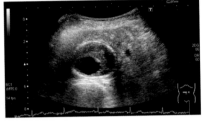

图像①

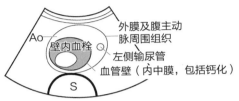

Ao：腹主动脉　　　CIA：髂总动脉
EIA：髂外动脉　　　IIA：髂内动脉
S：脊柱　　　　　　Rt：右
Lt：左

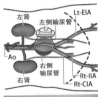

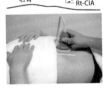

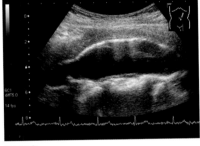

图像②

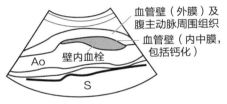

Ao：腹主动脉　　　CIA：髂总动脉
EIA：髂外动脉　　　IIA：髂内动脉
S：脊柱　　　　　　Rt：右
Lt：左

这些图像中的回声所见

【图像①】
①腹主动脉呈瘤样扩张。
②血管壁出现钙化，钙化部位的外侧壁出现低回声成分，呈通心粉征。
③呈通心粉征部分的内部结构似与输尿管管腔结构相同。
④血管腔内侧壁可见附壁血栓，呈低回声。

【图像②】
①腹主动脉瘤呈纺锤形。
②动脉瘤的外侧与图像①相同，呈现通心粉征与低回声成分。

这些图像以外的特征性回声所见

①因为有输尿管扩张，有可能存在肾积水。
②IgG4相关性疾病引起炎症性动脉瘤时，也可能合并其他炎症性疾病（如自身免疫性胰腺炎等）。

为炎症性腹主动脉瘤的表现，呈现特征性的通心粉征。由于炎症也累及输尿管，因此输尿管出现扩张。本病例随着输尿管扩张，也呈现出肾积水的表现（右图）。

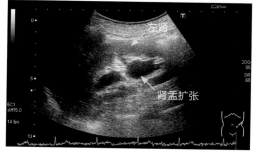

炎症性腹主动脉瘤伴肾积水（输尿管扩张）

要点提示 **IgG4 相关性疾病**

近年来，日本学者提出了IgG4相关性疾病这一疾病概念。IgG4相关性疾病是指以各种器官中IgG4阳性浆细胞浸润伴随肿大和肿瘤形成，血液中的IgG4水平上升为特征的疾病。现已知自身免疫性胰腺炎、硬化性胆管炎，以及一部分后腹膜纤维化和炎症性动脉瘤等属于IgG4相关性疾病相关，这些疾病是合并出现的。当存在炎症性动脉瘤时，要考虑IgG4相关性疾病的可能性，必须通过各种检查确认其他内脏器官有无IgG4相关性疾病（右图）。

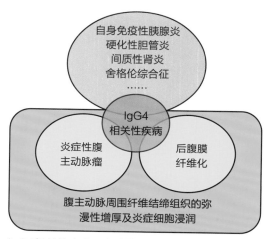

IgG4相关性疾病、炎症性腹主动脉瘤及后腹膜纤维化的关系

腹部大动脉❹ 胸-腹主动脉瘤

　　腹主动脉瘤大多发生于肾动脉分支部位以下，与此相对，胸-腹主动脉瘤大多发生于肾动脉分支部位以上。根据动脉瘤的位置和范围来进行分类，常使用Crawford分型法（下图）。像Crawford Ⅱ型那样大范围的胸-腹主动脉瘤，血管置换术导致多脏器缺血的风险更高。

　　对于胸-腹主动脉瘤，从病变部位的关系来看，对横膈以上的动脉瘤观察欠佳的情况较多。如果不注意观察肝后表面附近的腹主动脉扩大的征象，也有可能漏诊该部位的病变。在平时进行腹部超声检查时，要注意观察是否存在胸-腹主动脉瘤。对于胸-腹主动脉瘤，直径在60mm以上为外科治疗的适应证。

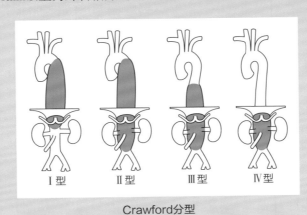

Ⅰ型　　Ⅱ型　　Ⅲ型　　Ⅳ型

Crawford分型

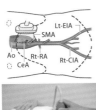

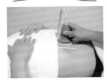

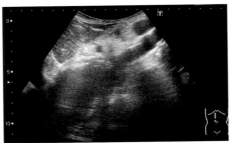

图像①

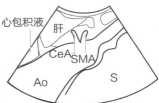

心包积液

Ao：腹主动脉　　　CeA：腹腔干
SMA：肠系膜上动脉　RA：肾动脉
CIA：髂总动脉　　　EIA：髂外动脉
Rt：右
Lt：左

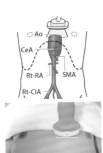

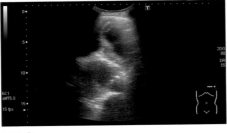

图像②

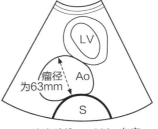

瘤径为63mm

Ao：腹主动脉　　LV：左室
RA：肾动脉　　　CIA：髂总动脉
S：脊柱　　　　　Rt：右

这些图像中的回声所见

【图像①】

①从横膈上方开始膨隆，在腹腔干及肠系膜上动脉分支部位附近恢复到正常直径的纺锤形动脉瘤，由此可知是胸-腹主动脉瘤。

②胸主动脉膨隆起点不详。

③心包腔有积液。

【图像②】

①在左室的后面可显示动脉瘤的短轴图像。

②动脉瘤的最大短径为63mm。

③没有出现主动脉夹层的图像。

这些图像以外的特征性回声所见

胸-腹主动脉瘤，从腹部区域观察无法判断动脉瘤的起点，需要通过CT等进行详细的观察。

本例的回声所见总结

最大短径为63mm的胸-腹主动脉瘤，需要考虑实施支架置入术等治疗。另外，本病例是Crawford I 型胸-腹主动脉瘤。

要点提示　**左肋间扫查显示胸主动脉的方法**

左肋间扫查显示左室，利用左室作为透声窗，显示胸主动脉（下图）。这种扫查方法对于胸-腹主动脉瘤，可以从中枢侧观察膨隆部位。胸主动脉虽然有时很难显示，但是对于瘤径扩大的病例比较容易显示，所以一定要尝试进行扫查。

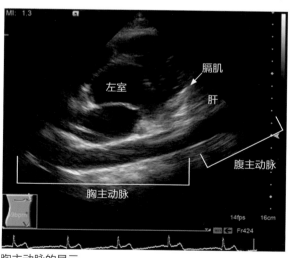
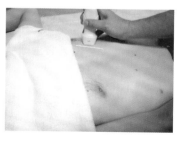

胸主动脉的显示

在心尖部二腔心断面稍微向左外侧倾斜，可以显示出胸主动脉。此时探头向上、下垂直方向倾斜可显示胸主动脉。将图像左右反转，则显示出胸主动脉的长轴图像，图像的左侧为中枢侧，右侧为末梢侧

腹部大动脉❺ 主动脉炎

主动脉炎是年轻女性较常见的疾病，表现为眼底花冠状吻合、脉搏减弱或无脉、颈动脉窦反射亢进三联征，曾称无脉病（pulseless disease），是主动脉及其分支出现狭窄、闭塞而表现出临床症状的大血管炎。常见的严重并发症有脑缺血发作、主动脉瓣关闭不全、主动脉瘤、心功能不全、失明、肾功能不全等。

当怀疑为主动脉炎时，不仅要确认存在血管壁的增厚，还应确认有无肥厚的血管，以及其分支血管的狭窄性或阻塞性病变，这一点很重要。

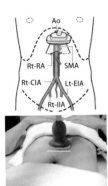

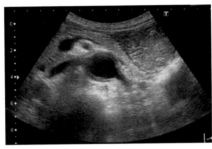

图像①

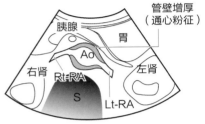

Ao：腹主动脉　RA：肾动脉
CIA：髂总动脉　SMA：肠系膜上动脉
IIA：髂内动脉　EIA：髂外动脉
Rt：右
Lt：左　S：脊柱

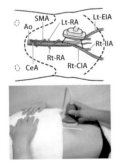

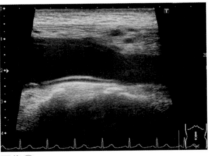

图像②

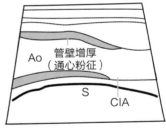

Ao：腹主动脉　CeA：腹腔干
RA：肾动脉　CIA：髂总动脉
EIA：髂外动脉　IIA：髂内动脉
S：脊柱　Rt：右
Lt：左

这些图像中的回声所见

【图像①】

①腹主动脉的管壁呈全周性增厚。

②肾动脉分支部位没有出现管壁增厚。

【图像②】

腹主动脉至髂总动脉分叉处以上的动脉管壁呈全周性增厚，髂总动脉分叉处以下管壁增厚消失。

这些图像以外的特征性回声所见

①腹主动脉以外的弹性血管（如颈总动脉和锁骨下动脉等）的管壁可能呈通心粉征。

②由于管壁增厚，腹主动脉及其分支血管和颈总动脉等可能出现狭窄。

在作为弹性血管的腹主动脉中发现全周性的管壁增厚，呈现出主动脉炎特征性的通心粉征。

本例为20岁的女性，主诉发热、疲乏感及体重减轻，被诊断为主动脉炎，适合进行糖皮质激素治疗。

另外，颈总动脉等也呈现通心粉征（右图），没有发现全身性的狭窄性或闭塞性病变。

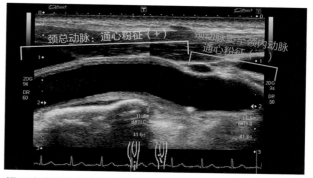

提示该病例为主动脉炎的颈总动脉图像（颈总动脉可见通心粉征）

要点提示　血管结构的差异与主动脉炎的好发部位

动脉血管的结构是不同的，从心脏附近开始依次分为弹性动脉、肌性动脉、混合性动脉、小动脉，以及细动脉。

弹性血管是中膜内弹性纤维丰富的血管，包括主动脉、颈总动脉、头臂干、锁骨下动脉等，从这些血管分出的髂总动脉和颈内动脉等具有肌性血管的性质。主动脉炎的管壁增厚发生于弹性血管，这是其主要特点。本例的肌性血管（如髂总动脉、颈内动脉）的管壁几乎不会出现增厚。如果出现通心粉征，并确认分支血管处的管壁增厚消失的话，诊断的精确度会更高。

重点

老年人中多发风湿性多肌痛的动脉炎，也有一小部分为巨细胞动脉炎（颞动脉炎）。巨细胞动脉炎的特征是，在颞动脉中发现了被称为halo的壁肥厚像。除此之外，颈总动脉也呈现通心粉征，腹部血管也出现管壁增厚的图像。

因此，即使呈现通心粉征，也不要轻易断定为主动脉炎，这一点很重要。

腹部大动脉❻ 脾动脉瘤

脾动脉瘤多见于女性，特别是老年人和门静脉高压症患者的发病率较高。病变绝大多数是单发的，也有多发的。

临床症状方面，大部分患者无症状，破裂的发生率低，一旦破裂则病死率很高。

当怀疑出现脾动脉瘤急性破裂时，若患者存在疼痛，可触及明显的肿物，适合采取外科手术治疗。即使是无症状者，以下3种情况也是手术的适应证。①动脉瘤没有钙化，直径为1cm以上。②伴有钙化，直径为3cm以上。③动脉瘤的体积增大。

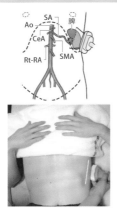
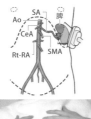
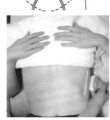

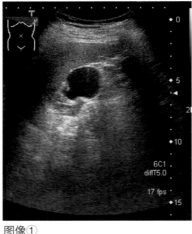

图像①

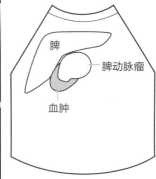

Ao：腹主动脉　　RA：肾动脉
CeA：腹腔干　　SA：脾动脉
SMA：肠系膜上动脉
Rt：右

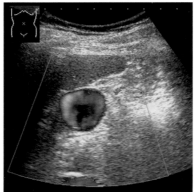

图像②

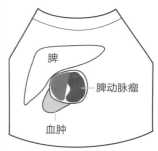

Ao：腹主动脉　　RA：肾动脉
CeA：腹腔干　　SA：脾动脉
SMA：肠系膜上动脉
Rt：右

这些图像中的回声所见

【图像①】
①脾门部出现囊性肿瘤。
②与囊性肿瘤相连的部位是低回声成分。
③囊性病变为脾动脉瘤，或者可能是源自脾的囊肿。

【图像②】
①应用彩色多普勒法，在囊性肿瘤内发现漩涡状的血流信号，由此可知囊性肿瘤是来自脾动脉的动脉瘤。
②怀疑与动脉瘤相连的低回声成分是血肿，因此怀疑为脾动脉瘤急性破裂。

> **这些图像以外的特征性回声所见**
>
> 在存在脾动脉瘤的情况下，因为患者可能存在门静脉高压等基础疾病，因此也要对肝、脾等进行检查，以发现有无异常病变。

本例的回声所见总结

本例为因门静脉高压合并脾动脉瘤而进行随访观察的病例。与初次发现脾动脉瘤时（3年前）相比，动脉瘤明显增大，周围发现存在血肿样结构，因此怀疑为脾动脉瘤的急性破裂（图1），于是对患者紧急施行了脾动脉瘤及脾切除术。

切除的标本可见增大的脾动脉瘤，以及因急性破裂而出现的血肿（图2）。

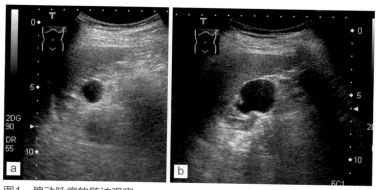

图1　脾动脉瘤的随访观察

a. 初次检查时；b. 初次检查后3年（相同放大倍率）

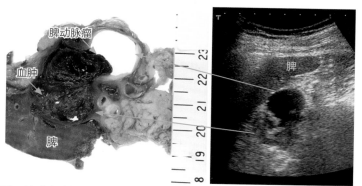

图2　脾动脉瘤急性破裂（切除标本与超声图像的对比）

要点提示　腹部脏器来源的动脉瘤的观察要点

脾动脉瘤及其他来自腹部脏器血管的动脉瘤往往是在腹部超声检查时被偶然发现的。在平时的腹部超声检查时，重要的一点是要考虑到脏器血管病变的可能性。

随访观察时，如果与上一次的数据相比较，可能只能发现微小的变化，所以容易判定为"无显著改变"。一定要与初次检查结果相对比，从而认识到动脉瘤增大的倾向，这是非常有必要的。

腹部大动脉❼ 腹主动脉血栓形成综合征

　　腹主动脉血栓形成综合征（又称Leriche综合征）是从肾动脉分支部位以下的腹主动脉开始出现动脉闭塞，到髂总动脉分叉部为止的慢性主动脉闭塞症。

　　法国外科医师René Leriche报道了本病的3个特征。①双侧股动脉的脉搏减弱或消失。②双下肢的间歇性跛行。③勃起功能障碍（阳痿）。因此本病被称为Leriche综合征。所有可导致主动脉闭塞的原因都可成为本病的病因，因此病因涉及血管炎、动脉硬化、主动脉夹层、血管外伤等。

　　在治疗方面，多数情况相当于TASC分类［请参见"闭塞性动脉硬化（髂总动脉闭塞）"部分］中的D型病变，所以适合行旁路移植术。在存在双下肢间歇性跛行、臀部疼痛等症状的情况下，重要的是要考虑到症状可能是由腹主动脉的闭塞、缺血性病变引起的，从而进行相应的检查。

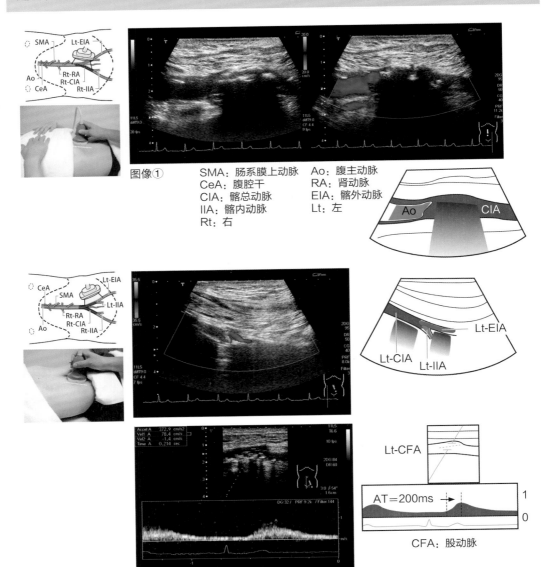

图像①

SMA：肠系膜上动脉　　Ao：腹主动脉
CeA：腹腔干　　　　　RA：肾动脉
CIA：髂总动脉　　　　EIA：髂外动脉
IIA：髂内动脉　　　　Lt：左
Rt：右

CFA：股动脉

图像②

这些图像中的回声所见

【图像①】

①腹主动脉末端附近出现钙化成分，占据了血管内腔。

②彩色多普勒法显示腹主动脉末端的钙化成分使血管内腔完全闭塞，髂总动脉分支部位闭塞。

【图像②】

①左侧髂总动脉闭塞，髂内动脉内呈现逆行性血流，来自髂外动脉的灌注，称为再灌注。

②再灌注后的左侧股动脉的脉冲多普勒波形呈现加速时间延长，考虑为血流速度下降。

这些图像以外的特征性回声所见

下肢动脉及全身其他部位的动脉有多个闭塞性病变。

本例的回声所见总结

本例为60余岁的男性患者，主诉双下肢间歇性跛行，两侧股动脉脉搏减弱，存在臀部疼痛和勃起功能障碍。

检查确认存在腹主动脉末端至双侧髂总动脉的闭塞，诊断为腹主动脉血栓形成综合征（Leriche 综合征）。

另外，本例患者还存在多处动脉硬化性病变，同时合并心肌梗死、脑血管功能障碍等疾病。其大腿部位远端的下肢动脉中也存在多处狭窄性或闭塞性病变。

针对下肢缺血，患者接受了肾动脉分支下腹主动脉–双侧髂外动脉分流术治疗。

腹部大动脉 ❽ 感染性主动脉瘤

感染性主动脉瘤是比较罕见的疾病，有报道称本病占全部主动脉瘤的1%左右。感染源包括来自感染性心内膜炎的菌血症和感染性栓塞。最近由动脉硬化、医源性（导管和手术）动脉损伤导致的病例以及与高龄化因素有关的病例也在增多。本病的病死率非常高，为30%左右，导致死亡的原因是感染性主动脉瘤较脆弱、主动脉易发生破裂等。

症状包括腹痛（病变为腹部动脉时）、发热等，血液学检查提示存在炎症。图像特征为动脉瘤周围有脓肿形成，以及炎症性改变导致的液体潴留。很多病例表现为囊状瘤，当其快速增大时应高度怀疑为感染性大动脉瘤。因为动脉瘤多呈纺锤形，当检查发现囊状瘤时，应高度怀疑为感染性大动脉瘤，并进行详细的检查。

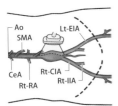
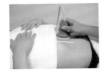
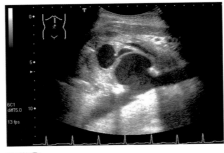

图像①

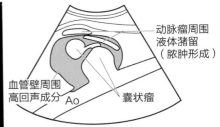

动脉瘤周围
液体潴留
（脓肿形成）

血管壁周围
高回声成分

囊状瘤

SMA：肠系膜上动脉　　Ao：腹主动脉
CeA：腹腔干　　　　　RA：肾动脉
CIA：髂总动脉　　　　EIA：髂外动脉
IIA：髂内动脉　　　　Rt：右
Lt：左

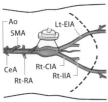
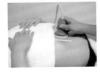
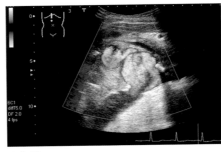

图像②

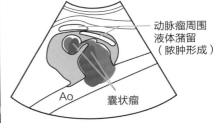

动脉瘤周围
液体潴留
（脓肿形成）

囊状瘤

SMA：肠系膜上动脉　　Ao：腹主动脉
CeA：腹腔干　　　　　RA：肾动脉
CIA：髂总动脉　　　　EIA：髂外动脉
IIA：髂内动脉　　　　Rt：右
Lt：左

这些图像中的回声所见

【图像①】

①囊状主动脉瘤。动脉瘤包括2个囊性成分，外侧的囊性成分被怀疑是由血管壁的急性破裂引起的，或为脓肿形成等。

②血管周围的组织不完整，存在液态成分，怀疑为脓肿。

③血管周围可见高回声成分，怀疑为血肿等，有可能是囊状瘤急性破裂所致。

【图像②】

显示囊性成分存在血流信号，考虑是由于血管壁的破损而形成的囊状瘤。

本例的回声所见总结

本例患者主诉发热、腹痛、腹部饱胀感、食欲减退。检查发现最大径为80mm的囊状瘤，且腹痛是以囊状瘤为中心，瘤周围怀疑有脓肿形成，诊断为感染性大动脉瘤。此外，动脉瘤扩大的部分呈气球样并向外侧突出，以及周围血肿样高回声也提示为急性破裂。从血培养中检测出革兰阳性球菌。对本病例考虑实施紧急手术，但是因为患者的感染症状较重，全身状态恶化，故首先给予抗菌药物治疗。但患者的病情没有得到改善，最终死亡。

下肢动脉❶ 闭塞性动脉硬化（髂总动脉闭塞）

　　下肢的外周动脉病变（peripheral arterial disease，PAD）大多是由动脉硬化引起的慢性狭窄性或闭塞性病变，曾被称为闭塞性动脉硬化。

　　Buerger病或称血栓闭塞性脉管炎（thromboangiitis obliterans，TAO）与被称为血管炎的闭塞性下肢病变等也属于外周动脉病变。

　　对于下肢动脉血流异常，在进行超声检查前，要了解有关的临床症状（间歇性跛行、足部溃疡、脉搏减弱）和踝肱指数（ankle brachial index，ABI）等功能检查结果，这一点很重要，因为如果下肢动脉超声能够以这些信息为基础进行详细检查，其诊断的阳性率会提高，并且可以获得有价值的诊断要点。另外，在病变部位记录多普勒波形分类和加速时间，推测病变后对血管进行整体扫查，由此能够获得重复性良好的数据（右图）。

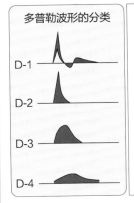

多普勒波形的分类	
D-1	D-1：收缩期快速上升，舒张期快速下降，并且出现负向成分，与正向成分相连续，呈正常的三相波特征
D-2	D-2：与D-1类似，但舒张期的负向成分消失
D-3	D-3：收缩期的上升部分变得平缓，负向成分消失
D-4	D-4：仅有微弱的正向波，反映的是连续性低速血流特征

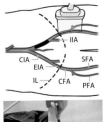

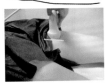

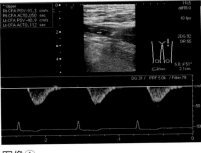

图像①

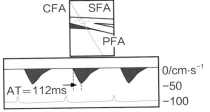

CIA：髂总动脉　　EIA：髂外动脉
IIA：髂内动脉　　CFA：股动脉
SFA：股浅动脉　　PFA：股深动脉
IL：腹股沟韧带

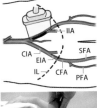

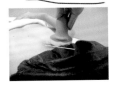

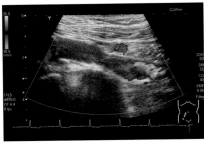

图像②

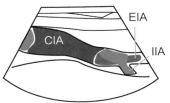

CIA：髂总动脉　　EIA：髂外动脉
IIA：髂内动脉　　CFA：股动脉
SFA：股浅动脉　　PFA：股深动脉
IL：腹股沟韧带

这些图像中的回声所见

【图像①】

①左侧股动脉的脉冲多普勒波形显示波形模式是D-3，AT延长。

②脉冲多普勒波形显示，在左侧股动脉检查部位的中枢侧，左侧髂总动脉区域可能存在狭窄性或阻塞性病变。

【图像②】

左侧髂总动脉闭塞，髂内动脉呈现逆行性血流，向髂外动脉灌注，形成再灌注。

这些图像以外的特征性回声所见

下肢动脉及全身其他动脉存在多处闭塞性病变的可能性。

本例的回声所见总结

本例为70余岁男性患者，主诉左下肢的间歇性跛行，两侧股动脉搏动减弱。右侧ABI是1.03，左侧ABI是0.70，左侧肢体的ABI明显减小。

下肢动脉超声检查发现左侧髂总动脉存在长度为2cm的完全闭塞。对下肢各处进行检查后发现，主要病变是左侧髂总动脉闭塞，按照腹主动脉至髂动脉病变的TASC分类标准（见"要点提示"），判断为B型病变。

此后，对左侧髂总动脉闭塞部位施行经皮腔内血管成形术（percutaneous transluminal angioplasty，PTA），患者左下肢的间歇性跛行症状消失，左下肢的ABI为0.92，缺血情况得到了缓解。

要点提示 **狭窄性和闭塞性病变的捕捉方法**

在对各部位进行波形测量的过程中，如果发现AT延长（120ms以上）和波形的变化（例如，股动脉D-1→腘动脉D-3的变化）等，则可推测发生变化的部位的中枢侧存在狭窄性或闭塞性病变，应用彩色多普勒法仔细地观察。若狭窄部位的彩色多普勒法图像颜色呈现马赛克样信号，转换为脉冲多普勒法测量PSV（下图）。

下肢动脉的多普勒测量：狭窄率为50%以上时，PSV>2m/s；或者如果中枢侧PSV是狭窄部位的PSV的2~4倍，则狭窄率为50%~75%；如果是4倍以上的话，则怀疑狭窄率为75%以上。因为以闭塞部位有无血流信号作为评价标准，所以不能显示血流信号的部位就可能存在闭塞。降低多普勒流速范围，如果仍不能显示血流的话，就可断定为闭塞。

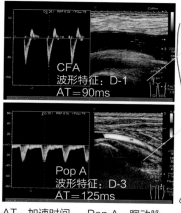

CFA 波形特征：D-1 AT=90ms

Pop A 波形特征：D-3 AT=125ms

AT：加速时间　　Pop A：腘动脉
CFA：股动脉

股浅动脉狭窄部位的超声检查病例

股浅动脉的马赛克样血流特征

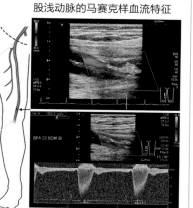

股浅动脉有意义的狭窄，收缩期最大血流速度为354cm/s

股动脉的多普勒波形正常（D-1，AT=90ms），而腘动脉的波形则变为D-3型，AT>120ms。根据检查部位推测病变，考虑股浅动脉存在明显的狭窄

　关于 "TASC"

　　泛大西洋协作组织共识（Trans-Atlantic Inter-Society Consensus，TASC）是以欧美及亚洲各国16个学会为中心进行研究而得出的关于下肢动脉病变的国际性诊疗指南。截至2013年12月，2007年发布的版本 II 是最新版本[1]。在TASC的下肢病变治疗指南中，将腹主动脉至髂动脉区域及股动脉至胭动脉区域的病变各分为4种类型，针对不同类型提出了不同的推荐治疗方法。对下肢动脉进行超声检查时，最好能根据TASC等指南进行观察并记录检查结果。另外，TASC既然是指南，就有可能进行修订，所以始终应以最新版本的指南为基础来探讨检查方法和记录结果，这一点很重要。

TASC II 的病变分类及治疗指南

腹主动脉至髂动脉病变的TASC分类

A型病变：血管内治疗
- 单侧或双侧髂总动脉狭窄
- 单侧或双侧髂外动脉短的（≤3cm）单发性狭窄

B型病变：建议进行血管内治疗
- 肾动脉以下部位腹主动脉短的（≤3cm）狭窄
- 单侧髂总动脉闭塞
- 股动脉之外的髂外动脉，总长度为3～10cm的单发性或多发性狭窄
- 髂内动脉起始处或未累及股动脉的单侧髂外动脉闭塞

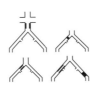

C型病变：可对低风险患者进行外科旁路移植术或血管内治疗
- 双侧髂总动脉闭塞
- 股动脉之外，总长度为3～10cm的双侧髂外动脉狭窄
- 累及股动脉的单侧髂外动脉的狭窄
- 累及髂内动脉分支处和（或）股动脉的单侧髂外动脉闭塞
- 髂内动脉分支处和（或）股动脉病变，有高度钙化的单侧髂外动脉闭塞

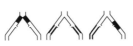

D型病变：外科旁路移植术
- 肾动脉以下腹主动脉、髂动脉闭塞
- 腹主动脉和双侧髂动脉区域需要治疗的弥漫性病变
- 单侧髂总动脉及髂外动脉（包含股动脉）的弥漫性、多发性病变
- 单侧髂总动脉及髂外动脉闭塞
- 双侧髂外动脉闭塞
- 需要治疗，但是不适合行支架置入术的腹主动脉瘤患者，或者需要进行腹主动脉或髂动脉外科手术的其他病变患者的髂动脉狭窄

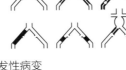

股动脉至胭动脉病变的TASC分类

A型病变：血管内治疗
- 长度≤10cm的单发性狭窄
- 长度≤5cm的单发性闭塞

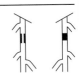

B型病变：建议进行血管内治疗
- 每个病变长度≤5cm的多发性病变（狭窄或闭塞）
- 不包括胭动脉在内、长度≤15cm的单发性狭窄及闭塞
- 髂动脉内非连续性的单发性或多发性病变
- 长度≤5cm的严重钙化性闭塞
- 胭动脉的单发性狭窄

C型病变：可对低风险患者进行外科旁路移植术或血管内治疗
- 不论有无严重钙化，共计长度＞15cm的多发性狭窄或闭塞
- 虽然进行了2次以上的血管内治疗，但仍需要治疗的再狭窄或再闭塞

D型病变：外科旁路移植术
- 股动脉及股浅动脉（包含胭动脉）的慢性完全闭塞（＞20cm）
- 胭动脉及小腿3个分支起始部的慢性完全闭塞

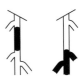

[1] Norgren L, Hiatt WR, Dormandy JA, et al. TASC II Working Group: Inter-Society Consensus for the Management of Peripheral Arterial Disease (TASC II). J Vasc Surg, 2007, 45 (Suppl S)：S5-67.

下肢动脉❷ 急性动脉闭塞

急性动脉闭塞的症状包括疼痛（pain）、脉搏消失（pulselessness）、苍白（pallor）、感觉麻木（paresthesia）、运动麻痹（paralysis），故又称5P综合征。本病需要紧急治疗，发病后8小时内为血栓取出术等治疗的黄金时段。长时间缺血引起的血运重建和肌肾代谢综合征（myonephropatic metabolic syndrome，MNMS）会导致肾衰竭、心搏骤停等多器官衰竭，情况会更加危险。在怀疑急性动脉闭塞的情况下，以脉搏消失的部位为中心进行超声观察，如果能够快速做出正确的诊断，在临床上是非常有用的。

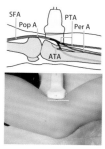

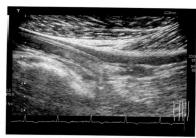

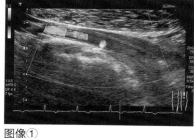

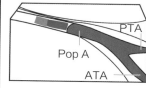

SFA：股浅动脉
Pop A：腘动脉
ATA：胫前动脉
PTA：胫后动脉
Per A：腓动脉

图像①

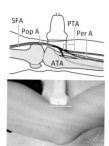

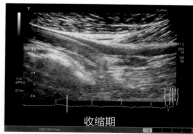

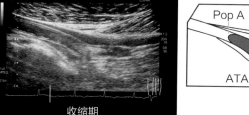

收缩期

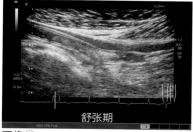

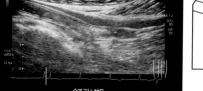

舒张期

SFA：股浅动脉
Pop A：腘动脉
ATA：胫前动脉
PTA：胫后动脉
Per A：腓动脉

图像②

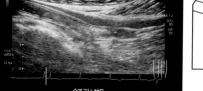

6

第六章 血管（腹部大动脉、下肢动脉、下肢静脉）

207

【图像①】

①右侧腘动脉至胫前动脉与胫后动脉分支处的长轴图像，在分支处附近发现存在血栓。

②彩色多普勒血流显像显示血栓部位有血流缺损现象，判断可能有闭塞。

【图像②】

①应用与图像①相同的显示方法，观察心脏舒缩引起的血栓变化。

②血栓是中枢端在收缩期下方，传张期位于上方位置，血栓受血压压迫而变化。

这些图像以外的特征性回声所见

怀疑为急性动脉闭塞，考虑可能是心源性栓子或大动脉的斑块破裂等导致的，所以通过对中枢侧进行检查，可能获得栓子来源的相关图像。

本例的回声所见总结

本例患者突然出现右下肢疼痛及苍白、运动麻痹，怀疑为急性动脉闭塞，在紧急情况下进行了下肢动脉超声检查。

本例患者因心肌梗死并发左室内球状血栓，准备进行血栓取出术。

发生急性动脉闭塞后，左室内的血栓消失了（下图）。左室内的血栓不仅导致右下肢动脉的急性闭塞，还导致左肾动脉发生闭塞。

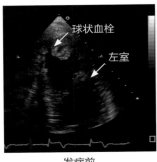
发病前

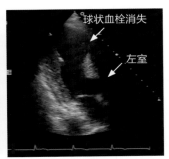
发病时

急性动脉闭塞发病前后左室内血栓的比较

下肢动脉❸ 腘动脉外膜囊肿

　　腘动脉外膜囊肿最常发生于几乎没有呈现出动脉硬化性改变的年轻男性。囊肿对腘动脉内腔的压迫可导致狭窄，从而发生局部血液循环障碍。

　　血管外膜发生的囊肿是胶冻状神经节细胞样囊肿，其内容物是以透明质酸为主要成分的透明的凝胶样物质。

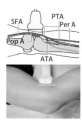

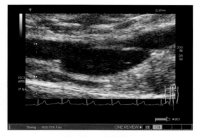

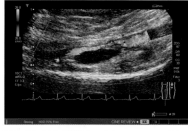

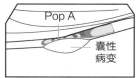

PSV＝416cm/s

图像①

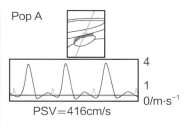

SFA：股浅动脉　　PTA：胫后动脉
Pop A：腘动脉　　Per A：腓动脉
ATA：胫前动脉

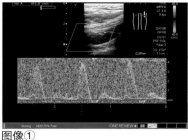

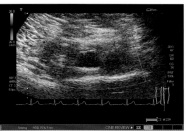

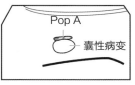

SFA：股浅动脉　　PTA：胫后动脉
Pop A：腘动脉　　Per A：腓动脉
ATA：胫前动脉

图像②

【图像①】

①与右侧腘动脉相邻的椭圆形囊性病变。

②囊性病变压迫腘动脉，导致管腔狭窄。彩色多普勒法显示马赛克样血流信号，脉冲多普勒法测到了收缩期最大血流速度为416cm/s的高速血流，怀疑为有意义的狭窄。

【图像②】

图像①对应部位的短轴图像显示腘动脉紧邻囊性病变，囊性病变从外侧压迫腘动脉，导致腘动脉管腔狭窄，受外侧压迫而形状扁平，呈偏心性狭窄。

这些图像以外的特征性回声所见

动脉壁较少出现动脉硬化性改变，血管壁大多平滑，没有出现管壁增厚或斑块。

本例的回声所见总结

患者为30多岁的男性，运动后出现右下肢间歇性跛行。超声检查几乎没有观察到动脉硬化性病变，但可见囊肿从外侧压迫腘动脉的情况，导致腘动脉出现偏心性狭窄，引起局部血液循环障碍。偏心性狭窄也被称为弯刀征（scimitar sign），是发生单侧性腘动脉外膜囊肿时的特征性改变。腘动脉周围出现这样的囊肿时会出现光滑的、全周性的局部狭窄图像，呈现沙漏样（hourglass appearance）狭窄的形态。

本例患者在静息时右侧ABI为0.88，运动负荷下的ABI为0.79，运动导致ABI降低。治疗可采取囊肿切除术、囊肿穿刺抽吸术等。

要点提示 腘动脉外膜囊肿的诊断要点

因为膝关节的屈曲会加重狭窄，所以在怀疑为本病时，在膝关节屈曲时和伸展时分别测量下肢血压会对诊断有一定的帮助。

进行血管超声检查时，从病变部位向末梢侧检测多普勒波形，对膝关节屈曲时和伸展时的波形进行比较，从而可以更加客观地了解局部血液循环障碍情况（右图）。

另外，像本例这样在运动时才出现症状的情况，运动负荷下的ABI检查更有意义。

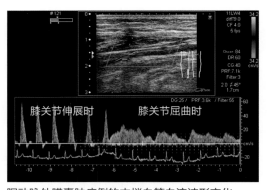

腘动脉外膜囊肿病例的末梢血管血流波形变化

对胫后动脉的血流波形进行测量，膝关节伸展时呈现出正常血流的波形特征，连续屈曲测量显示血流波形发生了变化，最大血流速度降低，波形中逆向血流成分消失

下肢动脉❹ 假性动脉瘤

　　假性动脉瘤是某种原因导致血管壁变得脆弱，管壁破裂而出血，因而在大动脉壁外侧形成了由纤维组织构成的瘤样结构。瘤壁不是血管壁，而是由血管外组织构成，所以严格来说，假性动脉瘤与通常所说的动脉瘤是不同的（右图）。如果不进行治疗的话，本病会有发生大出血的危险，所以在怀疑假性动脉瘤的情况下，需要尽早处理。

　　导致假性动脉瘤的原因有穿刺、人工血管吻合术等导致的医源性血管损伤，也可能是动脉夹层。

　　对穿刺引起的假性动脉瘤，可采取超声探头压迫法、外科修复法、凝血酶注入法等进行治疗。

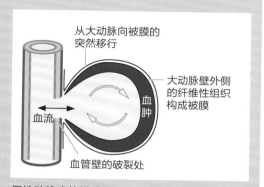

假性动脉瘤的模式图

假性动脉瘤的瘤壁不是正常的血管壁，而是血管外的纤维性被膜

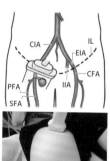

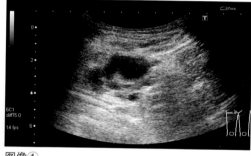

图像①

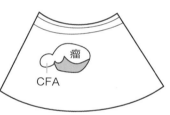

CIA：髂总动脉　　EIA：髂外动脉
IIA：髂内动脉　　CFA：股动脉
SFA：股浅动脉　　PFA：股深动脉
IL：腹股沟韧带

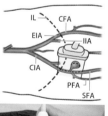

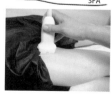

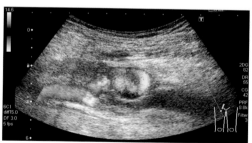

图像②

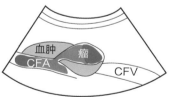

CIA：髂总动脉　　EIA：髂外动脉
IIA：髂内动脉　　CFA：股动脉
SFA：股浅动脉　　PFA：股深动脉
IL：腹股沟韧带　　CFV：股静脉

【图像①】

①与右侧股动脉相邻的、直径为25mm的囊性病变。

②尽管囊性病变多为无回声区，但是在囊性成分后方出现了实性成分，考虑这种实性成分为瘤内的血肿。

【图像②】

①彩色多普勒法显示从右侧股动脉流入瘤内的血流信号。

②瘤内出现了漩涡样的血流信号。

③与瘤相连且位于其上方的低回声区考虑为血肿。

经随访观察，瘤内不仅能显示出流入的血流信号，也能显示出流出的血流信号。

本例的回声所见总结

本例患者为行心脏导管手术而在右侧腹股沟区行穿刺术，术后右侧腹股沟区可触及肿胀并有搏动感，因怀疑为假性动脉瘤而施行超声检查。

超声确认为与肿胀部位（穿刺部位）一致的囊状动脉瘤，因此诊断为医源性假性动脉瘤。记录到假性动脉瘤与股动脉相交通部分的脉冲多普勒波形，呈现流入–流出（to and fro）的波形模式（图1）。

本例患者诊断为导管穿刺导致的医源性假性动脉瘤，此后采用超声探头压迫法（US-guided compression repair，UGCR）对假性动脉瘤进行压迫止血治疗，能够达到止血效果（图2）。

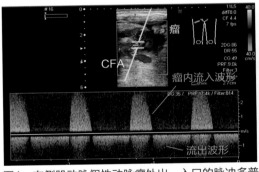

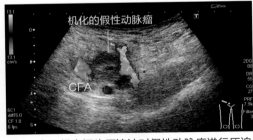

图1　右侧股动脉假性动脉瘤处出、入口的脉冲多普勒波形

瘤内的流入波形（正向）与流出波形（负向）

图2　应用超声探头压迫法对假性动脉瘤进行压迫止血后

瘤内出血停止，形成血肿

下肢动脉❺ 动静脉瘘

动静脉瘘是动脉和静脉由于某种原因而出现交通的状态。先天性原因导致的动静脉瘘如肺动静脉瘘，可导致奥斯勒-韦伯-朗迪病（Osler-Weber-Rendu病），再如四肢动静脉瘘伴Parkes Weber综合征等。

后天性原因，如下文提及的由导管穿刺等导致的医源性血管损伤，在临床中比较多见。医源性血管损伤中，前文所述的假性动脉瘤和动静脉瘘是代表性的疾病。出现动静脉瘘时，因为静脉内出现了动脉血灌注，患者可出现出血、肿胀和疼痛等症状，需要注意这种情况。

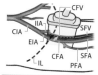
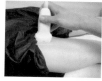
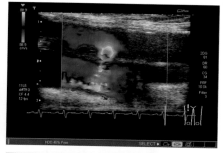
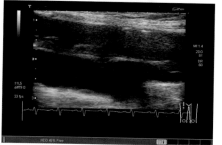

图像①

CIA：髂总动脉　　EIA：髂外动脉
IIA：髂内动脉　　CFA：股动脉
SFA：股浅动脉　　PFA：股深动脉
CFV：股静脉　　　SFV：股浅静脉
IL：腹股沟韧带

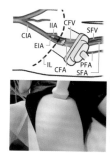
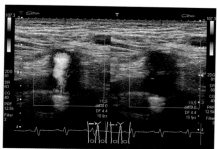
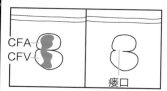

图像②

CIA：髂总动脉　　EIA：髂外动脉
IIA：髂内动脉　　CFA：股动脉
SFA：股浅动脉　　PFA：股深动脉
CFV：股静脉　　　SFV：股浅静脉
IL：腹股沟韧带

本例的回声所见总结

本例患者在右侧腹股沟区穿刺行心脏导管术后，由于闻及与右侧腹股沟区股动脉搏动相一致的杂音（分流音），所以怀疑存在动静脉瘘而进行检查。也许是由于动静脉瘘的发生部位较深，所以没有触及肿胀等局部异常体征。

彩色多普勒法显示，即使提高流速标尺，血流信号也不会消失，且检测到了高流速的血流信号，所以诊断为穿刺导致的动静脉瘘。

脉冲多普勒法显示出难以测量血流速度的、紊乱的高速血流波形（右图）。

本例患者的瘘口比较大，外科实施了瘘口部分结扎断流术。

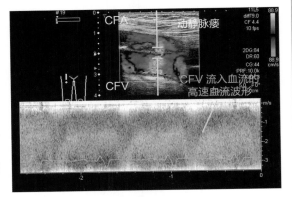

动静脉瘘的脉冲多普勒图像

从右侧股动脉到股静脉的流入血流波形呈现为高速涡流

要点提示　**对动静脉瘘进行彩色多普勒法检查时的调整技巧**

由于瘘口部分的血流通常流速较高且大多呈涡流，在应用彩色多普勒法检查时，会因为较多噪声而较难观察。如果彩色多普勒的噪声非常明显的话，向上调节流速标尺，减少噪声，可以更容易地识别出瘘口部分的血流信号（右图）。

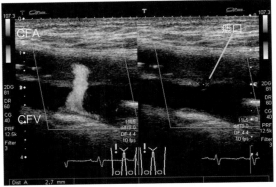

将彩色多普勒流速标尺向高速侧调整而显示出的彩色多普勒图像

降低增益，瘘口部分的血流特征可明确地显示出来

下肢动脉❻ 血栓闭塞性脉管炎

　　Buerger病是由Leo Buerger首次报道的疾病，又被称为血栓闭塞性血管炎（thromboangiitis obliterans，TAO）。这是一种四肢末梢血管发生闭塞的疾病，可引起四肢和足趾末梢血液循环障碍。本病好发于男性，发病年龄为20～40岁。本病的病因不明，但与吸烟有重要的关系。满足以下5个条件者可确诊为Buerger病。①吸烟史。②发病时未满50岁。③下肢动脉以下的病变。④上肢动脉患病或合并游走性静脉炎。⑤缺乏除了吸烟以外的动脉硬化的促发因素（高血压、糖尿病、高脂血症）。

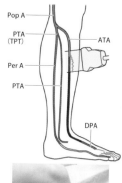

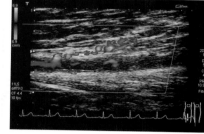

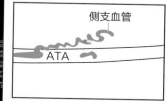

图像①

Pop A：腘动脉　　　ATA：胫前动脉
PTA：胫后动脉　　　TPT：胫腓动脉干
Per A：腓动脉　　　DPA：足背动脉

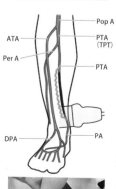

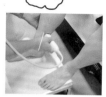

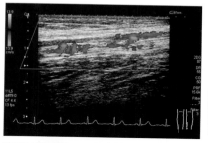

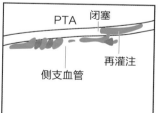

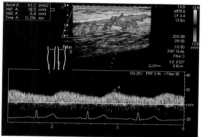

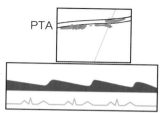

图像②

Pop A：腘动脉　　　ATA：胫前动脉
PTA：胫后动脉　　　TPT：胫腓动脉干
Per A：腓动脉　　　DPA：足背动脉
PA：足底动脉

本例的回声所见总结

本例患者为40岁男性，主诉足趾的潮红、冰凉，双侧下肢的脉搏难触及。两侧踝肱指数均小于0.7，指尖与足趾的血流波形变平坦。血管超声检查发现双侧小腿的3支血管发生闭塞，以及周围的螺旋状侧支血流。另外，股动脉的钙化很轻微，可以排除动脉硬化性的血管闭塞。

另外，患者有30年的吸烟史，每日40支。

因怀疑为Buerger病，嘱患者戒烟，并给予抗血小板药和前列腺素类药物治疗。经随访观察，其下肢血液循环没有改善，右小腿不得不截肢。

要点提示　Buerger 病的诊断指南

如前文所述，超声图像表现对于Buerger的确诊不是必需的。血管造影的特征性表现是末梢血管闭塞伴螺旋侧支征，该侧支循环是由于营养血管的（vasa vasorum）的增生等引起的（右图）。发达的侧支循环也常见于动脉硬化性的闭塞病变，因此不能认为存在螺旋状的侧支循环就一定是Buerger病。要考虑到患者的病史，在可疑的病例中发现足趾的潮红等并进行相关检查才是最重要的。

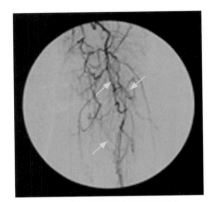

Buerger病患者的螺旋状侧支血管
（箭头所示）

216

下肢静脉 ❶ 深静脉（比目鱼肌静脉）血栓形成

深静脉血栓形成是肺血栓栓塞症和反常性脑栓塞的病因，特别是比目鱼肌静脉血栓的发病率很高。在深静脉血栓形成的诊疗方面，超声检查有助于对病变进行准确的鉴别。

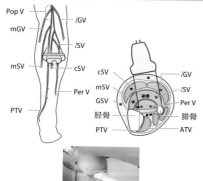

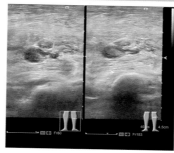

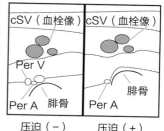

图像①

Pop V：腘静脉　PTV：胫后静脉　ATV：胫前静脉　Per V：腓静脉
/SV：比目鱼肌静脉外侧支　　　　cSV：比目鱼肌静脉中央支
mSV：比目鱼肌静脉内侧支　/GV：腓肠肌静脉外侧支
mGV：腓肠肌静脉内侧支　GSV：大隐静脉　PTV：胫后静脉
Per A：腓动脉

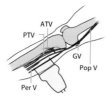

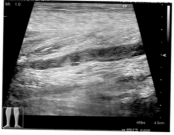

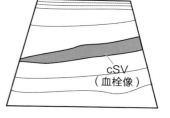

图像②

这些图像中的回声所见

【图像①】

①右侧小腿的短轴图像显示出腓静脉、比目鱼肌静脉中央支等。

②压迫后观察，血管腔不能被压瘪，右比目鱼肌静脉中央支的腔内呈充满样回声，怀疑存在血栓。

③仔细观察右侧比目鱼肌静脉的管腔，发现腔内并不是无回声的，而是存在轻微低回声的成分，怀疑为低回声血栓。

【图像②】

①根据右侧比目鱼肌静脉中央支的长轴图像，考虑腔内充满了低回声的血栓。

②在比目鱼肌静脉的中枢侧，管腔内仍存在比目鱼肌静脉内血栓，因此要考虑到与其汇合的腓静脉和腘静脉内有无进展性的血栓。

这些图像以外的特征性回声所见

①除了上述观察部位以外，还应怀疑其他部位存在血栓的可能性。

②低回声充满型的血栓，怀疑为新鲜血栓。

6

第六章　血管（腹部大动脉、下肢动脉、下肢静脉）

217

本例患者为70岁男性，肺癌术前行下肢静脉超声检查发现比目鱼肌静脉内存在血栓，下肢没有水肿。D-二聚体浓度为11.2μg/ml，提示较正常值增高。血栓中枢侧只存在于比目鱼肌静脉内，腘静脉等处没有发现浮动血栓。肺部的放射线检查发现有轻微的缺损阴影，怀疑为肺栓塞。

要点提示　深静脉血栓形成时血栓的观察要点

于小腿静脉内形成并向中枢侧进展的血栓很可能成为浮动血栓，因为其可以导致栓塞症，所以需要注意。如果在比目鱼肌静脉内发现了血栓，要充分观察其中枢侧有无血栓，这一点非常重要（图1）。

新鲜的血栓较粗，充满血管腔，回声也很低。慢性期机化的血栓多呈高回声且较细（条索状），血栓与血管腔之间多存在缝隙（图2）。由于急性期的新鲜血栓呈低回声，首次压迫可观察到腔内呈非空虚的状态。为防止漏诊，可以通过压迫法进行观察，这是一种较为可靠的方法（图3）。

但是压迫法等负荷法也有使血栓发生脱落的危险，所以在压迫前还是应仔细观察血管腔内，只有在必要时才进行最小限度的压迫。

血栓的性状辨别，可以根据日本超声医学会制订的《下肢深静脉血栓形成的标准检查法》（表1），也可以参考日本循环系统学会等制订的《关于肺血栓栓塞症及深静脉血栓形成的诊断、治疗和预防指南》（表2）。

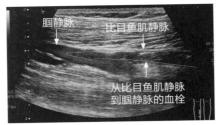

图1　从比目鱼肌静脉向腘静脉进展的血栓

血栓的中枢侧浮动，具有活动性

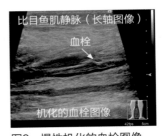

图2　慢性机化的血栓图像

血管腔与血栓之间存在间隙，血栓呈高回声、条索状

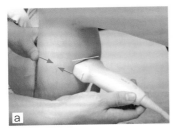

比目鱼肌静脉血栓（-）

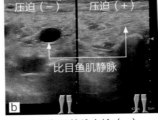

比目鱼肌静脉血栓（+）

图3　使用压迫法对血栓进行鉴别

a.持探头的手与另一只手在相同高度压迫血管；b.不存在血栓时，压迫可使血管腔消失；c.存在血栓时，充分压迫也残存有血管腔

表 1 　静脉血栓的超声表现

		正常	静脉血栓	
			急性期	慢性期
静息时评价	呼吸性变化	有	无	无
	股动脉与股静脉的内径	股动脉＞股静脉	股动脉＜股静脉	股动脉＜股静脉
	对比双侧下肢静脉的内径	无差异	有差异	有差异
应用静脉压迫法，静脉非压迫时的表现		无	有（低回声）	有（高回声）
		无（腔内空虚）	有（完全）	有（不完全）
血流诱导法	脉冲多普勒法血流增加反应	良好	不良	不良
	彩色多普勒法血流缺损	无	有（完全）	有（不完全）

（日本超声波医学会：下肢深部静脉血栓症超声波诊断法的标准．Jpn J Med Ultrasonice 35: 35–39, 2008 を改变して転載）

表 2 　日本循环系统学会《关于肺血栓栓塞症及深静脉血栓形成的诊断、治疗和预防指南》中血栓的性状分类

	判定指标	急性期	慢性期
静脉	狭窄程度（可压缩性）	闭塞（不能被压缩）	狭窄（部分可被压缩）
	直径	扩大	缩小
血栓	移动性	可移动	固定
	是否缩小	无或中度	高度
	硬度	软	硬
	表面	平滑	不规则
	回声	低回声或中等回声	高回声或中等回声
	内部	均匀	不均匀
血流	缺损	完全	部分
	再通（血栓内）	无	有
	侧支（分支血管内）	无	有

（Meisnner MH, Moneta G, Burnand K, et al: The hemo–dynamics and diagnosis of venous diseases. J Vasc Surg 46: 4S-24S, 2007 を改变）

下肢静脉❷ 深静脉血栓形成（髂外静脉至股静脉区域）

髂外静脉至股静脉区域的深静脉血栓形成时，由于末梢静脉的血液淤滞，患者大多会出现下肢水肿。另外，如果出现大范围的血栓形成，在血栓增大的过程中，也有可能伴随严重的肺血栓栓塞症。

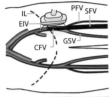

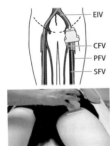

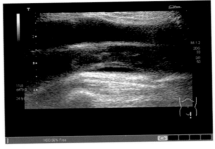

图像①

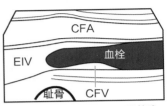

EIV：髂外静脉　　CFV：股静脉
SFV：股浅静脉　　PFV：股深静脉
GSV：大隐静脉　　IL：腹股沟韧带
CFA：股动脉

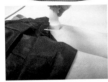

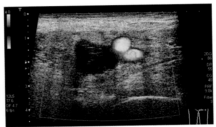

图像②

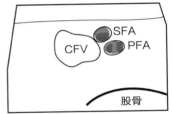

CFV：股静脉　　　SFV：股浅静脉
PFV：股深静脉　　SFV：股浅动脉
PFA：股深动脉

这些图像中的回声所见

【图像①】
①左侧股静脉的长轴图像，在腔内可见血栓的实性成分。
②显示出血栓的中枢端，看起来像漂浮在血管腔内，有可能是浮动的血栓。

【图像②】
①显示左侧股静脉、股浅动脉和股深动脉的短轴图像。
②彩色多普勒法显示股浅动脉、股深动脉存在血流信号，但股静脉内没有出现血流信号。
③虽然股静脉的腔内回声很低而很难辨别，但它被实性成分所填充，考虑为充满型的新鲜血栓。

这些图像以外的特征性回声所见

①不仅仅是上述观察部位，在末梢侧的腘窝至小腿部位也怀疑存在血栓。
②由于血栓中枢端呈浮动状态，这种状态在超声实时动态观察中会显示得更加清楚。

　　本例患者为70岁男性，数日前出现呼吸困难的症状，但没有就诊，之后因左下肢肿胀而被紧急送入院。超声检查显示，左下肢从股静脉到腘静脉再到小腿都存在血栓，是大范围的深静脉血栓形成。肺血流闪烁扫描法及CT造影显示患者并发了肺血栓栓塞症。D-二聚体的浓度为23.4μg/ml，提示较正常值明显增高。之后，对患者进行了下腔静脉滤器留置和溶栓治疗。

要点提示　浮动血栓的鉴别要点

　　新鲜血栓多为充满型、低回声的血栓，发现后应及时向医生报告，使其迅速采取应对措施，这一点很重要。

　　对于充满型的血栓，充满部分由于血栓接触血管壁，不能辨别其可移动性，但仔细观察中枢端的话，由于血管壁和血栓之间存在缝隙，可以观察血栓的浮动情况。在本例中，如果发现血栓的中枢端位于腹股沟区附近，由于腹股沟区附近的血管容易被压迫，有时会观察不到浮动的状态，在这种情况下必须以最小限度来压迫观察（下图）。另外，像本例患者这种情况，从小腿至大腿中枢侧大范围地出现血栓，很可能是由于血栓首先形成于小腿，然后向中枢侧发展，在进展阶段发生了肺血栓栓塞症。

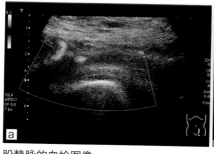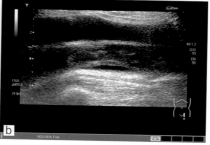

股静脉的血栓图像

a.轻微地压迫；b.几乎不进行压迫。轻微的压迫可以帮助确认是充满型血栓，但不能辨别血栓是否浮动。解除压迫时可以确认为浮动血栓

下肢静脉❸ 静脉瘤（大隐静脉瓣功能不全）

存在静脉瘤时，由于大隐静脉和交通支的瓣膜功能不全而出现静脉逆流，浅表静脉扩张并呈蛇行状。下肢静脉瘤的症状包括下肢疲乏感、肿胀、瘙痒、皮肤色素沉着等。静脉瘤分为两类：由于静脉壁和静脉瓣较脆弱而发生的原发性静脉瘤，以及深静脉血栓形成和骨盆内肿瘤等导致的静脉淤滞而发生的继发性静脉瘤。

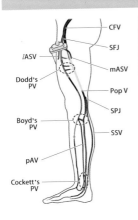

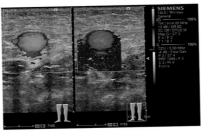

图像①

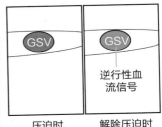

压迫时　　解除压迫时

GSV：大隐静脉　　　SSV：小隐静脉
SFJ：大隐静脉与股静脉接合部
SPJ：小隐静脉与腘静脉接合部
CFV：股静脉　　　　Pop V：腘静脉
lASV：外侧副隐静脉　mASV：内侧副隐静脉
pAV：后弓状静脉　　Dodd's PV：Dodd交通
Boyd's PV：Boyd交通支
Cockett's PV：Cockett交通支

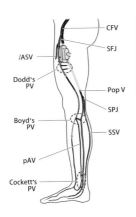

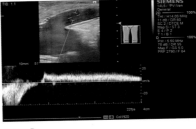

图像②

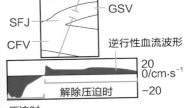

解除压迫时

压迫时

GSV：大隐静脉　　　SSV：小隐静脉
SFJ：大隐静脉与股静脉接合部
SPJ：小隐静脉与腘静脉接合部
CFV：股静脉　　　　Pop V：腘静脉
lASV：外侧副隐静脉　mASV：内侧副隐静脉
pAV：后弓状静脉　　Dodd's PV：Dodd交通
Boyd's PV：Boyd交通支
Cockett's PV：Cockett交通支

这些图像中的回声所见

【图像①】

①将探头顶端向斜上方倾斜，显示出右侧大隐静脉所在的大腿区域的短轴图像。因此，在对小腿部分进行压迫时，显示顺行性的血流呈蓝色。

②解除压迫时，彩色多普勒法显示为红色，得到逆行性血流信号，由此可知存在静脉瓣功能不全。

【图像②】

①显示的是在对大隐静脉进行压迫时，右侧大隐静脉接合部附近的脉冲多普勒血流波形。

②在解除压迫时得到了因逆流而产生的脉冲多普勒波形（在基线以上向上的波形），可知是大隐静脉基底部附近的静脉瓣功能不全。

这些图像以外的特征性回声所见

①大隐静脉的静脉瓣功能不全可能为大范围的。

②毫无疑问，静脉瘤可以通过超声来确认，也可以通过视诊来确认。

③静脉瘤周围皮肤发红等现象有可能是血栓性静脉炎导致的，在静脉瘤内可发现血栓。

本例的回声所见总结

本例患者为50岁男性，存在双下肢静脉瘤，右下肢内侧静脉瘤附近的皮肤发红，静脉瘤部位出现硬结，诊断为血栓性静脉炎，并接受了下肢静脉超声监测下的静脉瘤激光治疗。

右侧大隐静脉的瓣膜功能不全累及小腿内踝，是大范围的瓣膜功能不全，静脉瘤的分支以膝关节附近为中心（图1）。

此外，在膝关节内侧，Boyd交通支也在受压迫时出现了逆行性血流信号，确认存在交通支功能不全（图2）。

大腿区域大隐静脉的血管直径平均为5.7mm，且大隐静脉的弯曲很少，适合行激光治疗。

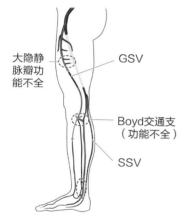

图1　右侧大隐静脉瓣功能不全及Boyd交通支功能不全的模式图

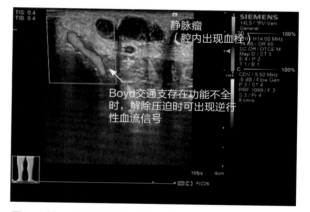

图2　膝关节内侧附近的交通支（Boyd交通支）在解除压迫时的逆行性血流信号（从深部向表浅方向逆流），以及血栓性静脉炎合并静脉瘤内血栓的图像

为鉴别瓣膜功能不全，在利用压迫进行多普勒法检查时，反流持续时间为0.5s以上者可诊断为瓣膜功能不全。对于视诊可见静脉瘤，并且打算进行静脉瘤治疗的病例，一般都会进行静脉瘤的超声检查。

根据《下肢静脉瘤的血管内治疗指南》（由日本静脉学会《下肢静脉瘤的血管内治疗指南》编写委员会制订），激光治疗等血管内治疗的适应证是"大隐静脉与股静脉接合部（saphenofemoral junction，SFJ）或者小隐静脉与腘静脉接合部（saphenopopliteal junction，SPJ）的远端，5~10cm处的隐静脉的平均直径大于4mm且小于10mm"。血管直径的测量方法与静脉瘤的观察方法基本相同，采取立位或半坐位。对于浅表静脉，即使是轻微的压迫也会使血管被压扁，所以在观察大隐静脉的直径时，探头与皮肤接触的程度是扫查的关键（图1）。

此外，上述适应证仅适用于深静脉开放的情况，若合并深静脉血栓形成等情况，则不适用。

另外，若存在隐静脉瘤，激光治疗的效果有可能不充分，因此还需要观察是否存在隐静脉瘤（图2）。若隐静脉呈蛇行样迂曲，不仅是激光治疗，即使应用抽吸术也很难治疗。当然要遵守指南，对于每项治疗方法的注意要点，在检查前应与进行静脉瘤治疗的医生进行确认，这一点很重要。

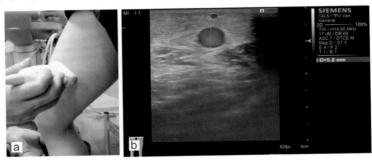

图1　右侧大隐静脉的直径测量方法

a.不要压迫血管，最小限度地压迫探头进行扫查；b.测量大隐静脉直径的病例。因为探头没有施加压力，图像的一侧出现声影。血管显示为大致的圆形时，即可准确地进行测量

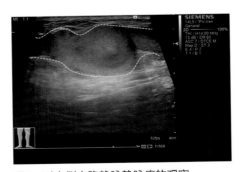

图2　对右侧大隐静脉静脉瘤的观察

瘤径为18mm，硬化治疗后有可能出现治疗不充分的情况

虽然不是疾病，但应该了解的回声表现

云雾样超声图像

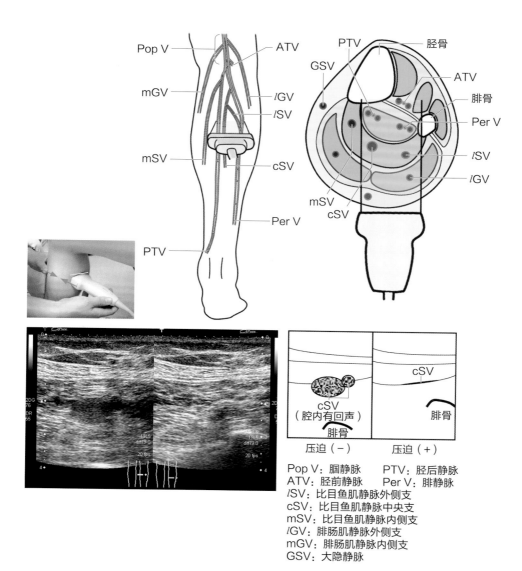

Pop V：腘静脉　　　PTV：胫后静脉
ATV：胫前静脉　　　Per V：腓静脉
*l*SV：比目鱼肌静脉外侧支
cSV：比目鱼肌静脉中央支
mSV：比目鱼肌静脉内侧支
*l*GV：腓肠肌静脉外侧支
mGV：腓肠肌静脉内侧支
GSV：大隐静脉

比目鱼肌静脉的短轴图像

不压迫时血管腔内有细微的点状回声，怀疑有血栓。但是实施压迫时血管腔完全被压扁，从而排除了血栓的存在

　　由于最近超声设备的灵敏度明显提高，所以即使很微小的反射体也可在图像化上显示出来，这是明显的进步。因此，静脉内轻微的血流停滞而产生的微粒状超声图像（被称为"云雾样超声图像"）很容易被显示出来，但其本身并不是血栓形成的图像。因为较难判断是否存在血栓，所以应始终坚持"慎重采用压迫法扫查"的原则，以此确认腔内是否完全空虚。若像图中所示那样腔内呈空虚状态，可以否定血栓的存在。

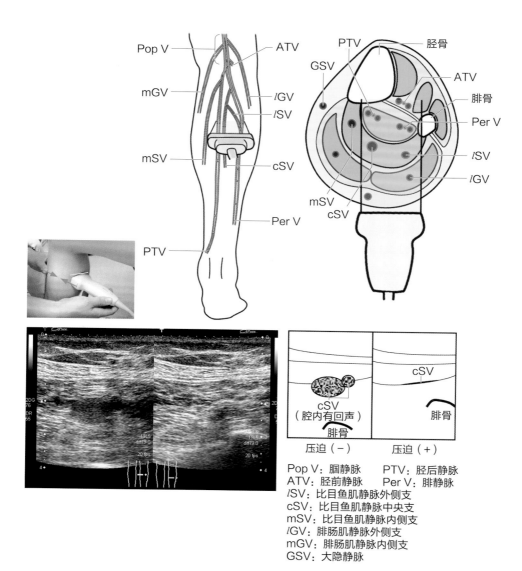

ABI：ankle brachial index，踝肱指数

Ao：aorta，主动脉（腹主动脉）

AT：acceleration time，收缩期加速时间

ATA：anterior tibial artery，胫前动脉

ATV：anterior tibial vein，胫前静脉

Boyd's PV：Boyd's perforating veins，Boyd交通支

CeA：celiac artery，腹腔干

CFA：common femoral artery，股动脉

CFV：common femoral vein，股静脉

CIA：common iliac artery，髂总动脉

Cockett's PV：Cockett's perforating veins，Cockett交通支

cSV：central soleal vein，比目鱼肌静脉中央支

Dodd's PV：Dodd's perforating veins，Dodd交通支

DPA：dorsalis pedis artery，足背动脉

EIA：external iliac artery，髂外动脉

EIV：external iliac vein，髂外静脉

GSV：great saphenous vein，大隐静脉

IIA：internal iliac artery，髂内动脉

IL：inguinal ligament，腹股沟韧带

IVC：inferior vena cava，下腔静脉

lASV：lateral accessory saphenous vein，外侧副隐静脉

lGV：lateral gastrocnemius vein，腓肠肌静脉外侧支

lSV：lateral soleal vein，比目鱼肌静脉外侧支

Lt：left，左侧

LV：left ventricle，左室

mASV：medial accessory saphenous vein，内侧副隐静脉

mGV：medial gastrocnemius vein，腓肠肌静脉内侧支

mSV：medial soleal vein，比目鱼肌静脉内侧支

pAV：posterior arcuate vein，后弓状静脉

Per A：peroneal artery，腓动脉

Per V：peroneal vein，腓静脉

PFA：profunda femoris artery，股深动脉

PFV：profunda femoris vein，股深静脉

Pop A：popliteal artery，腘动脉

Pop V：popliteal vein，腘静脉

PSV：peak systolic velocity，收缩期最大血流速度

PTA：posterior tibial artery，胫后动脉

PTV：posterior tibial vein，胫后静脉

RA：renal artery，肾动脉

Rt：right，右侧

S：spine，脊柱

SA：splenic artery，脾动脉

SFA：superficial femoral artery，股浅动脉

SFJ：saphenofemoral junction，大隐静脉与股静脉接合部

SFV：superficial femoral vein，股浅静脉

SMA：superior mesenteric artery，肠系膜上动脉

SPJ：saphenopopliteal junction，小隐静脉与腘静脉接合部

SSV：small saphenous vein，小隐静脉

TPT：tibioperoneal trunk，胫腓动脉干

第七章

浅表脏器（乳腺、甲状腺、甲状旁腺和唾液腺）

武山茂

乳腺❶ 纤维腺瘤

乳腺纤维腺瘤是由腺上皮和纤维组织两种成分混合构成的上皮性肿瘤。纤维腺瘤是好发于20～30岁年轻女性的良性肿瘤。

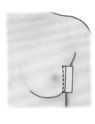
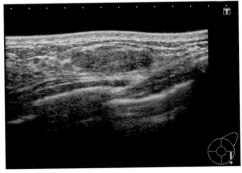
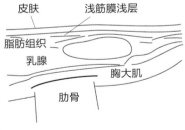

左侧乳腺的纵断面图像

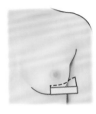
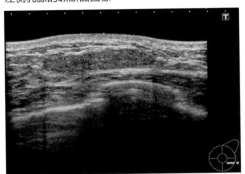
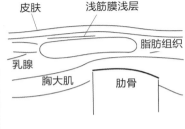

左侧乳腺的横断面图像

这些图像中的回声所见	这些图像以外的特征性回声所见
①形状：椭圆形。 ②边界：清楚、平滑。 ③回声水平：低回声。 ④内部回声：均匀。 ⑤后方回声：没有改变。	①形状多样，可呈分叶状或多结节形。 ②虽然也会显示为向乳腺表面突出，但只是向前方挤压而不是断裂。 ③颗粒样变性时，肿瘤内可形成钙化。这时图像显示为粗大的钙化后方伴声影。

本例的回声所见总结

左侧乳腺4点钟方向的低回声肿瘤，大小为30mm×24mm×8mm。
肿瘤呈椭圆形，边界清楚、平滑，内部均匀，后方回声没有改变。

要点提示　活动度的评价

　　压迫肿瘤来确认肿瘤是否容易移动以及是否发生变形，这一点很重要。多结节形的肿瘤有时难以与浸润癌相鉴别。

乳腺❷ 叶状肿瘤

与纤维腺瘤一样，乳腺叶状肿瘤是由于腺上皮与上皮组织的增殖而形成的，其中特别是间质细胞的增多而导致形成叶状结构的肿瘤。

本病若经常复发，病变的恶性程度会增高。好发年龄为40岁左右。

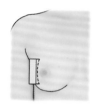
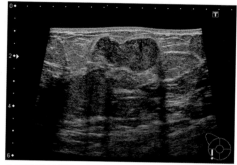

右侧乳腺的纵断面图像

浅筋膜浅层　皮肤
肿瘤
脂肪组织
胸大肌

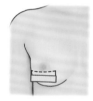
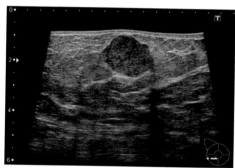

右侧乳腺的横断面图像

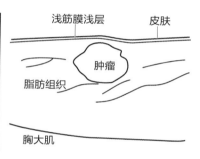

浅筋膜浅层　皮肤
肿瘤
脂肪组织
胸大肌

这些图像中的回声所见

①形状：分叶状。
②边界：清楚、平滑。
③回声水平：低回声。
④内部回声：不均匀。
⑤后方回声：没有改变。

这些图像以外的特征性回声所见

①在形状上，肿瘤可呈圆形、椭圆形或多结节形等多种表现。
②多数情况下，肿瘤的直径较大。
③与纤维腺瘤相比，内部回声不均匀。

本例的回声所见总结

右侧乳腺8点钟方向的低回声肿瘤，大小为42mm×23mm×17mm。

肿瘤呈分叶状，边界清楚、平滑，内部有无回声的裂隙，因而呈不均匀回声表现。后方回声没有改变。压迫时肿瘤容易移动。

要点提示　**与纤维腺瘤的鉴别**

巨大纤维腺瘤多发生在年轻女性中，无回声的裂隙和缺少叶状增殖是鉴别要点。另外，叶状肿瘤较小时，一般较难与纤维腺瘤相鉴别。

乳腺❸ 导管内乳头状瘤

导管内乳头状瘤是发生于导管上皮的良性上皮性肿瘤，以乳头状增生为主，多发生在乳头附近。发生于乳腺囊肿内的乳头状瘤被称为囊内乳头状瘤。

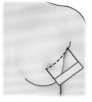 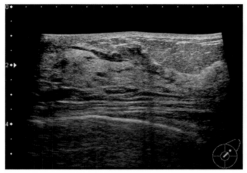 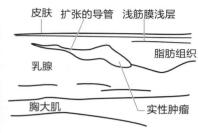

左侧乳腺的斜断面图像

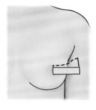 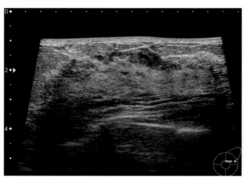

左侧乳腺的横断面图像

这些图像中的回声所见

①乳腺导管扩张。
②扩张的乳腺导管内可见实性肿瘤。
③回声水平：低回声。
④内部回声：不均匀。

这些图像以外的特征性回声所见

①可见扩张的乳腺导管及连续性的隆起性病变。
②显示为囊内肿瘤时，在囊肿内可见乳头状的隆起性病变呈陡峭地隆起。
③肿瘤呈实性。

本例的回声所见总结

左侧乳腺2点钟方向可见扩张的乳腺导管内一个实性肿瘤，大小为23mm × 21mm × 7mm。

隆起性病变呈低回声，部分边界不清，内部回声不均匀。

要点提示　乳腺导管内病变

与扩张的乳腺导管相连续的隆起性病变和囊内乳头状瘤难以与非浸润性乳腺导管癌相鉴别。当导管内乳头状瘤呈实性肿瘤时，与纤维腺瘤的鉴别较为困难，与纤维腺瘤相比，导管内乳头状瘤的纵横比大多较高，且后方回声增强。

乳腺 ❹ 乳腺炎

乳腺炎患者可出现局部压痛、发热、肿胀和全身伴随症状。本病好发于哺乳期和中年女性，不一定伴有细菌感染。如果有乳房的胀满感或乳管的闭塞，患者则会表现为局部发红、疼痛、发热。

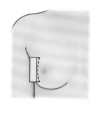
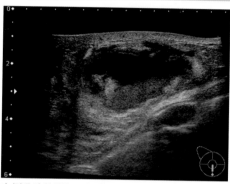
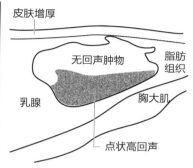

右侧乳腺的纵断面图像

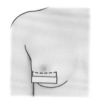
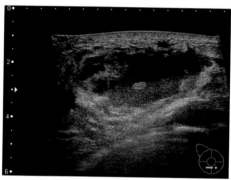
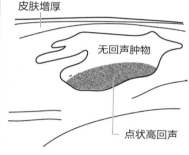

右侧乳腺的横断面图像

这些图像中的回声所见

①形状：不规则。

②边界：不清楚。

③回声水平：无回声。

④内部回声：不均匀。

⑤后方回声：增强。

⑥皮肤增厚。

这些图像以外的特征性回声所见

①在还没有形成脓肿时，内部为低回声。

②当囊肿伴有炎症时，囊肿周围呈低回声。

③多普勒法没有检出血流信号。

④压迫时肿物内部具有流动性。

本例的回声所见总结

右侧乳腺整体可探及无回声肿物，范围为52mm×43mm×31mm。

病变部位的外形不规则，边界不清楚，内部有点状高回声，呈现为不均匀回声。

后方回声增强。皮肤增厚，压迫时肿瘤容易移动。

要点提示　还没有形成脓肿时的表现

当乳腺炎没有形成脓肿时，脂肪组织与乳腺的分界不清楚，可见皮肤增厚。这时，观察深部有无肿物形成非常重要。必须注意观察深部有无炎性乳癌。

乳腺❺ 乳头状导管癌

乳头状导管癌是以乳头状增殖和管腔形成为特征的癌症，不伴随结缔组织的增殖，其进展形式主要为乳管内增殖。

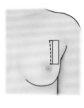

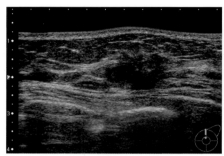

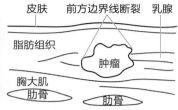

左侧乳腺的纵断面图像

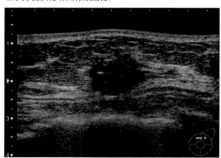

左侧乳腺的横断面图像

这些图像中的回声所见

①形状：不规则。
②边界：边界清楚，但较宽。
③内部回声：不均匀。
④前方边界线断裂：存在。
⑤后方回声：没有变化。
⑥纵横比：小。
⑦内部存在微小的高回声。

这些图像以外的特征性回声所见

①扁平状的低回声肿瘤。
②大量细点状高回声。
③后方回声消失或增强。

本例的回声所见总结

左侧乳腺0点钟方向可见低回声肿瘤，大小为20mm×18mm×17mm。

肿瘤的外形不规则，边界清楚但较宽，内部可见细点状高回声，回声不均匀，后方回声没有变化。肿瘤的纵横比较小，前方边界线有断裂。

要点提示　进展形式

肿瘤的进展形式主要是乳管内增殖，不伴有间质结缔组织的增殖，外形呈横向扩展，纵横比有变小的趋势。

乳腺❻ 实性腺管癌

实性腺管癌以实性癌细胞巢向周围组织压迫和膨胀性增殖为特征，与周围组织的边界比较清楚。由于细胞较密集，对衰减的影响减弱，透声性好，后方回声增强。

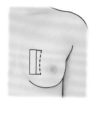
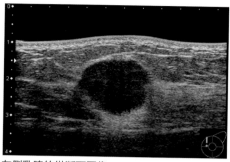
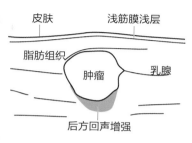

皮肤　浅筋膜浅层
脂肪组织
肿瘤　乳腺
后方回声增强

左侧乳腺的纵断面图像

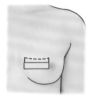
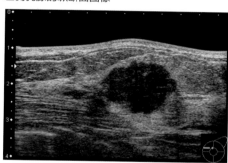
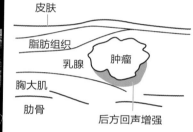

皮肤
脂肪组织
乳腺　肿瘤
胸大肌
肋骨　后方回声增强

左侧乳腺的横断面图像

这些图像中的回声所见

①形状：多角形。
②边界：清楚，但较宽。
③内部回声：均匀。
④前方边界线断裂：存在。
⑤后方回声：增强。
⑥纵横比：较大。

这些图像以外的特征性回声所见

①外形呈圆形、分叶状或不规则形。
②出现坏死时，可显示出无回声。

本例的回声所见总结

左侧乳腺10点钟方向可见低回声肿瘤，大小为23mm×21mm×19mm。
肿瘤的外形呈多角形，边界清楚但较宽，内部不均匀，后方回声增强。
肿瘤的纵横比较大，前方边界线断裂。

要点提示　纵横比

由于肿瘤具有向周围组织压迫和膨胀性增殖的特征，所以纵横比变大。

7

第七章　浅表脏器（乳腺、甲状腺、甲状旁腺和唾液腺）

乳腺 ❼ 硬癌

乳腺硬癌是癌细胞零散分布，不呈小块状而呈条索状向间质组织浸润，并伴有间质结缔组织增殖的肿瘤。本病的淋巴结转移率高，预后不良。

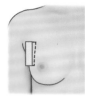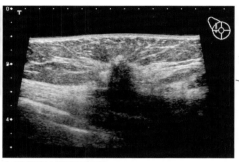

右侧乳腺的纵断面图像

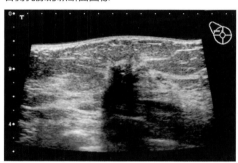

右侧乳腺的横断面图像

这些图像中的回声所见	这些图像以外的特征性回声所见
①形状：不规则。 ②边界：不清楚。 ③边界处高回声像（halo）：存在。 ④前方边界线断裂：存在。 ⑤后方回声：减弱。 ⑥对周围组织的牵拉：存在。	①纵横比：较大。 ②后方回声减弱，甚至出现声影（后方回声水平的高低根据胶原纤维的含量而变化）。 ③肿瘤向库珀韧带浸润（沿库珀韧带出现条索状低回声）。 ④淋巴结转移。

本例的回声所见总结

右侧乳腺10点钟方向可见低回声肿瘤。乳头至肿瘤的距离为30mm。肿瘤的大小为12mm×10mm×8mm。

肿瘤的外形不规则，边界不清楚，后方回声减弱，边界处可见高回声像，前方边界线断裂，伴随对周围组织的牵拉。没有发现淋巴结转移。

要点提示　后方回声

后方回声根据间质组织增殖的程度而不同。间质组织较多时，后方伴声影；间质组织较少时，后方回声减弱。

乳腺❽ 黏液癌

由于癌细胞可产生黏液，细胞聚集区域被黏液包围的图像是乳腺黏液癌的特征。正因为如此，其内部回声比其他肿瘤要高，后方回声明显增强也是其特征。

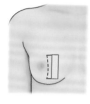
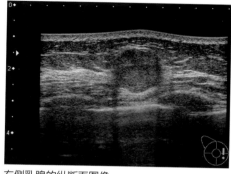
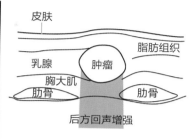

右侧乳腺的纵断面图像

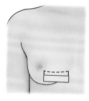
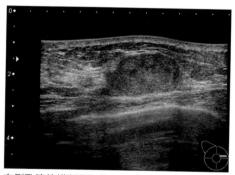
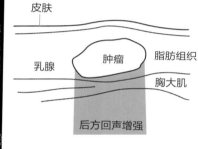

右侧乳腺的横断面图像

这些图像中的回声所见

①形状：椭圆形。
②边界：边界清楚，但较宽。
③内部回声：均匀。
④前方边界线断裂：无。
⑤后方回声：增强。
⑥纵横比：较小。

这些图像以外的特征性回声所见

①肿瘤呈圆形或分叶状。
②若肿瘤增大的话，坏死部分可呈无回声至低回声，内部不均匀。
③纵横比：也可较大。

本例的回声所见总结

右侧乳腺3点钟方向可见等回声肿瘤，大小为33mm×18mm×11mm。
肿瘤呈椭圆形，边界清楚但较宽，内部回声均匀，后方回声增强。
肿瘤的纵横比较小，前方边界线没有出现断裂。

要点提示　纵横比

本例中，在最大径断面上肿瘤呈椭圆形，纵横比较小，与纤维腺瘤类似。但是在与最大径断面相垂直的断面上肿瘤呈纵长形，因此可以看出是黏液癌。

乳腺 ❾ 非浸润性导管癌

乳腺非浸润性导管癌发生于乳腺导管（简称乳管）和小叶的上皮细胞，癌组织局限在该乳管和小叶内，不存在基底膜的破坏和向周围组织（间质）的浸润。

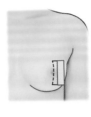

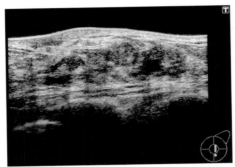

左侧乳腺的纵断面图像

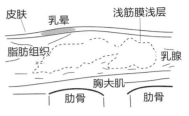

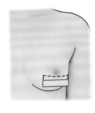

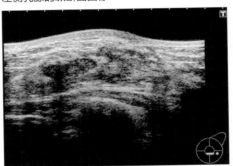

左侧乳腺的横断面图像

这些图像中的回声所见	这些图像以外的特征性回声所见
①扁平、不规则形的低回声图像。 ②肿瘤的边界不清楚。 ③肿瘤内呈细点状高回声。	①乳管扩张（乳管内可见隆起性病变，呈细点状高回声）。 ②多发小囊肿（局部性或区域性）。 ③乳腺结构紊乱（周围组织被牵拉变形）。

本例的回声所见总结

左侧乳腺的乳头后方可见扁平、不规则形的低回声图像，大小为45mm×42mm×15mm。肿瘤的边界不清楚，低回声区域内出现细点状高回声。

低回声像出现在乳头后方，但检查时未见乳管扩张。

要点提示　良恶性的鉴别

非肿瘤性病变也可以出现乳管扩张、乳腺内低回声区、多发小囊肿等。在进行良恶性的鉴别时，病变的分布特点很重要。恶性肿瘤大多局限于单个区域，而良性病变经常分布在双侧乳腺的多个区域内。

甲状腺和甲状旁腺 ❶ 桥本甲状腺炎

桥本甲状腺炎是一种自身免疫性疾病，在甲状腺疾病中发病率最高，并且好发于中年女性，男性的发病率在5%以下。组织学上表现为弥漫性的淋巴细胞、浆细胞的浸润，形成淋巴滤泡。患者的甲状腺自身抗体（抗甲状腺球蛋白抗体、抗甲状腺微粒体抗体）呈阳性。

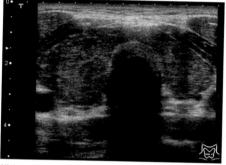
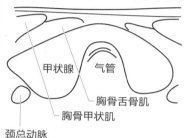

甲状腺　气管
胸骨舌骨肌
胸骨甲状肌
颈总动脉

横断面图像

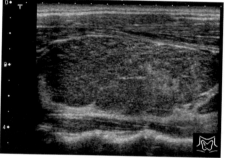
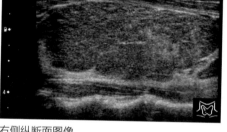

颈前肌群
甲状腺
不规则的线状高回声
颈长肌
表面凹凸不平

右侧纵断面图像

这些图像中的回声所见

①甲状腺呈弥漫性肿大。

②甲状腺表面凹凸不平。

③内部回声：呈低回声，粗糙，不均匀。

④可见不规则的线状高回声。

⑤还可见大小不等的斑片状低回声。

这些图像以外的特征性回声所见

①甲状腺萎缩（出现进行性纤维化时）。

②甲状腺大小正常，表面平整（早期）。

③与颈前肌群的界限不清楚。

④淋巴结肿大。

本例的回声所见总结

甲状腺弥漫性肿大，实质回声水平低下，内部出现大小不等的斑片状低回声，回声不均匀。实质内还出现了不规则的线状高回声。

要点提示

①在早期也有可能缺乏上述的典型超声所见。

②甲状腺内部回声低下，出现淋巴细胞浸润、滤泡结构破坏、纤维化等改变。

③合并恶性淋巴瘤的概率较大，要特别注意有无迅速增大或局限性的低回声区。

237

甲状腺和甲状旁腺❷ 毒性弥漫性甲状腺肿

毒性弥漫性甲状腺肿（又称格雷夫斯病、巴泽多病）是甲状腺激素产生过量而引起的自身免疫性疾病。促甲状腺激素（thyroid-stimulating hormone，TSH）对甲状腺的刺激作用被促甲状腺激素受体刺激性抗体（TSAb）所取代。代表性的症状是Merseburg三联征（甲状腺肿大、突眼、脉搏增快）。实验室检查显示TSH浓度降低，血清游离三碘甲腺原氨酸（fT$_3$）和血清游离甲状腺素（fT$_4$）浓度增高，促甲状腺激素受体刺激性抗体（TSAb）阳性。患者多在30～40岁发病。

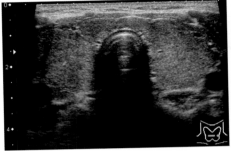
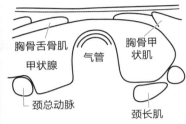

横断面图像

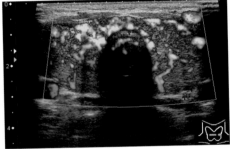
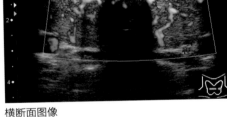

横断面图像

丰富的血流信号

胸骨舌骨肌　胸骨甲状肌　甲状腺　气管　颈总动脉　颈长肌

这些图像中的回声所见

①甲状腺弥漫性肿大。
②内部回声水平：正常。
③内部回声：不均匀。
④实质内的血管扩张。
⑤多普勒法显示甲状腺内有丰富的血流。

这些图像以外的特征性回声所见

①内部回声水平：低下。
②实质内不均匀低回声区。
③甲状腺大小正常（见于治疗后和缓解期）。
④多普勒法显示血流速度增快和血流量增多。
⑤血流也可正常（见于治疗后和缓解期）。

本例的回声所见总结

甲状腺呈弥漫性肿大，实质回声水平低下，内部出现大小不等的斑片状低回声，回声不均匀。实质内出现不规则的线状高回声。

要点提示

①毒性弥漫性甲状腺肿的早期常缺乏上述的图像表现。
②经过治疗后，回声水平可恢复正常，血流速度也比治疗前有所下降。
③合并局限性病变的可能性较大。

甲状腺和甲状旁腺❸ 亚急性甲状腺炎

亚急性甲状腺炎时，由于甲状腺滤泡的破坏，甲状腺激素释放，从而表现出功能亢进的症状。在病因方面，较有说服力的是病毒感染学说。本病患者常伴有甲状腺的自发性疼痛和压痛，在随访过程中症状经常向对侧进展。本病好发于30岁以上的女性。

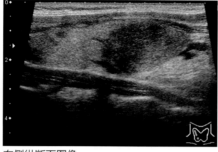

右侧纵断面图像

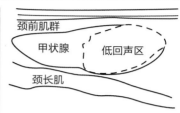

颈前肌群
甲状腺　低回声区
颈长肌

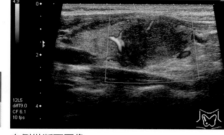

右侧纵断面图像

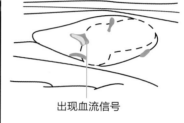

出现血流信号

这些图像中的回声所见

①甲状腺肿大。
②甲状腺内可见边界不清楚的低回声区。
③低回声区内部回声不均匀。
④细点状高回声：不存在。
⑤多普勒法未显示出血流信号。

这些图像以外的特征性回声所见

①甲状腺内可见边界不清楚的无回声至低回声区。
②斑片状低回声区。
③低回声区的移动（蠕变现象）。
④淋巴结肿大。

本例的回声所见总结

甲状腺右叶肿大，下极出现边界不清楚的低回声区，范围为29mm × 19mm × 17mm。
低回声区内部回声不均匀。
在低回声区应用多普勒法未显示出血流信号。

要点提示

①也可见伴随疼痛的低回声区域移动到对侧。
②低回声区也可能出现在双侧。
③由于滤泡结构的破坏是一过性的，所以在急性期时多普勒法不能显示出血流信号，但随着病情的恢复则会显示出血流信号。另外，随着TSH浓度的升高，可以看到丰富的血流信号。

甲状腺和甲状旁腺❹ 急性化脓性甲状腺炎

急性化脓性甲状腺炎是由于下咽部梨状窝与甲状腺之间的先天性不完全内瘘出现细菌感染性炎症，并累及甲状腺而发生的疾病。发病人群多为小儿或年轻人，发病部位多为左侧。

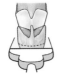

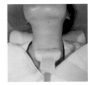

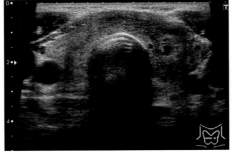

横断面图像

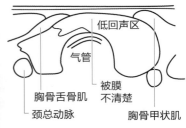

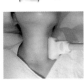

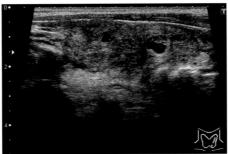

左侧纵断面图像

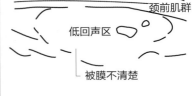

这些图像中的回声所见

①甲状腺肿大。
②边界不清楚的低回声区。
③低回声区内部回声不均匀。
④囊性肿瘤形成。
⑤甲状腺被膜不清楚。

这些图像以外的特征性回声所见

①边界不清楚的无回声区。
②无回声区内可见点状回声。
③皮肤增厚的图像。
④多普勒法未显示出血流信号。
⑤淋巴结肿大。

本例的回声所见总结

甲状腺峡部及左叶肿大。峡部至左叶内出现边界不清楚的低回声区，低回声区内部回声不均匀。甲状腺峡部与背侧的边界显示不清。

左叶可及囊性肿瘤。未检出明显的脓肿。

周围淋巴结肿大。在低回声区应用多普勒法未检出血流信号。

要点提示

①在观察无回声区域时，通过压迫确认脓液的流动性也很重要。

②炎症范围较广泛时，也有向气管背侧或纵隔方向扩散的情况，所以要注意甲状腺背侧的炎症扩散情况。

③有时难以与未分化癌和浸润性甲状腺癌进行鉴别。

甲状腺和甲状旁腺❺ 滤泡状腺瘤

甲状腺滤泡状腺瘤是来源于滤泡上皮的良性肿瘤。肿瘤多为单发，周围被厚的纤维性被膜包裹，故大多是非功能性的。

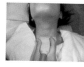

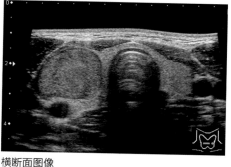

横断面图像

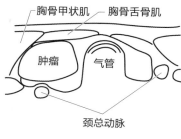

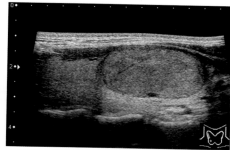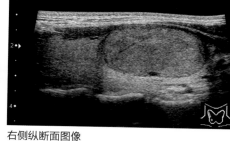

右侧纵断面图像

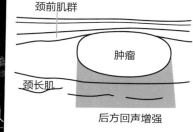

后方回声增强

这些图像中的回声所见

①形状：椭圆形。
②边界：清楚、平滑。
③内部回声：呈均匀的等回声。
④后方回声增强。
⑤存在全周性的边缘低回声带。

这些图像以外的特征性回声所见

①有时伴有囊肿和钙化。
②肿瘤增大可压迫周围组织（可观察到颈前肌群和气管的变形）。
③多普勒法显示肿瘤表面有血流信号围绕。另外，也可观察到分支样血流由周围向内部流入。

本例的回声所见总结

甲状腺右叶下极可见等回声的肿瘤，大小为33mm×21mm×14mm。
肿瘤呈椭圆形，边界清楚、平滑，内部回声均匀，后方回声增强，存在侧方声影。
出现全周性均匀的边缘低回声带。肿瘤压迫颈前肌群。

要点提示

①甲状腺滤泡状腺瘤多为单发性，外形呈椭圆形至类圆形，边界清楚、平滑。
②囊肿部分可伴有坏死和变性。
③虽然也可见粗大的钙化图像，但这种情况较多发生在边缘部位。
④仅依靠B型超声图像难以与滤泡状癌相鉴别。

甲状腺和甲状旁腺❻ 乳头状癌

甲状腺乳头状癌占甲状腺恶性肿瘤的90%以上。细胞大致呈乳头状结构排列，常伴随钙化。本病发展缓慢，但是淋巴结转移比较多见。

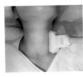
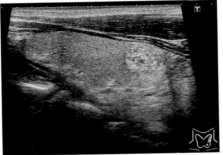

左侧纵断面图像

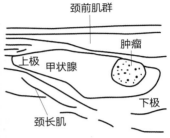

颈前肌群
肿瘤
上极 甲状腺
下极
颈长肌

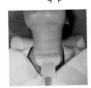
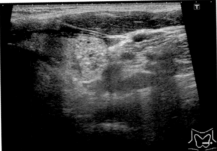

左侧横断面图像

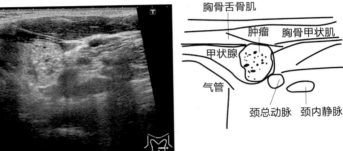

胸骨舌骨肌
肿瘤 胸骨甲状肌
甲状腺
气管
颈总动脉 颈内静脉

这些图像中的回声所见

①形状：不规则。
②边界：不清楚。
③内部回声：等回声，不均匀。
④细微高回声：多发。
⑤与颈前肌群的边界不清楚。

这些图像以外的特征性回声所见

①内部回声：低回声，不均匀。
②囊实性肿瘤内实性部分外形不规则，呈高回声。
③也可看到向气管的浸润像。
④淋巴结转移。

本例的回声所见总结

甲状腺左叶下极可见等回声肿瘤，大小为17mm×15mm×12mm。
肿瘤的形状不规则，边界不清楚，内部多发细微高回声，呈现不均匀的内部回声。
肿瘤与颈前肌群的边界不清楚，所以怀疑为浸润表现。
颈部没有检查出有淋巴结转移。

要点提示　乳头状癌的分类

在乳头状癌中，除了浸润型乳头状癌以外，还有内部有明显钙化沉积的类型和在囊内有实性部分的类型（囊内乳头状癌），以及甲状腺内有多个高回声的类型（弥漫性硬化型乳头状癌）、与滤泡性肿瘤类似的类型（被包裹型乳头状癌）和微小癌等。

甲状腺和甲状旁腺 ❼ 腺瘤样甲状腺肿（结节性甲状腺肿、腺瘤样结节）

由于慢性碘缺乏和甲状腺激素的不足，甲状腺长期受到刺激，甲状腺组织出现增生和退行性变化，产生多发性结节。

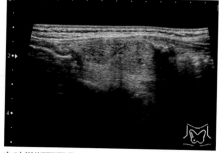
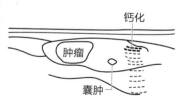

右叶纵断面图像

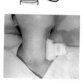
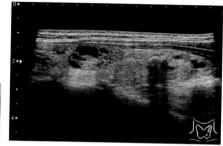
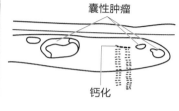

左叶纵断面图像

这些图像中的回声所见

①两侧叶内可见大小不等的结节。
②大小不等的囊性肿瘤。
③粗大的钙化。

这些图像以外的特征性回声所见

①在两侧叶或单侧叶内发现大小不等的结节。
②在囊性部分的壁上有较小的实性部分和点状高回声。

本例的回声所见总结

甲状腺两侧叶内可见大小不等的结节。右叶上极可见直径为15mm的等回声肿瘤，下极可见钙化。左叶上极和下极可见囊性肿瘤，下极有钙化。

要点提示

①若囊性部分的壁上有彗星尾征的回声，那么这种回声表现是胆固醇沉积造成的，这种情况下应怀疑为胶体囊肿。
②由于囊性部分的内容物是胶体，所以很多情况下可以见到后方回声增强。
③虽然有时难以分辨甲状腺实质和肿瘤，但是如果应用多普勒法，多数情况下沿着肿瘤边缘可观察到血流信号。
④如果多发性结节中存在形状不规则的低回声肿瘤和细微钙化，有可能是乳头状癌，所以要加以注意。

甲状腺和甲状旁腺 ⑧ 甲状旁腺腺瘤

原发性甲状旁腺功能亢进症是甲状旁腺肿大伴甲状旁腺激素（PTH）分泌过多而导致高钙血症的疾病。其中80%以上的病例存在甲状旁腺腺瘤，大部分腺瘤呈单发性。另外10%～20%的病例可以出现甲状旁腺组织的过度生长，进而可能发展为少见的甲状旁腺癌。继发性甲状旁腺功能亢进症多见于因慢性肾功能不全而长期接受人工透析的患者。

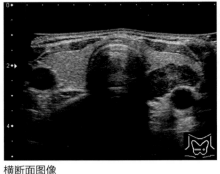

胸骨甲状肌
胸骨舌骨肌
气管
肿瘤
颈总动脉

横断面图像

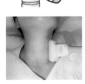

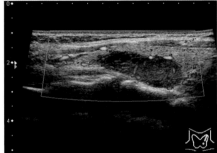

甲状腺上极

有血流信号

左叶纵断面图像

这些图像中的回声所见

①甲状腺左叶下极背侧可见低回声肿瘤。
②形状：椭圆形。
③边界：清楚。
④内部：出现囊性成分，回声不均匀。
⑤多普勒法可显示出血流信号。

这些图像以外的特征性回声所见

①在外形上，甲状旁腺腺瘤也可呈类圆形或分叶状。
②内部也可伴有钙化。
③囊性部分增大时，外形会变得不规则。

本例的回声所见总结

甲状腺左叶下极背侧可见低回声肿瘤，大小为34mm×17mm×12mm。

肿瘤呈椭圆形，边界清楚，内部存在囊性部分，故回声不均匀。

应用多普勒法时，肿瘤内部可见血流信号。

要点提示

①原发性甲状旁腺亢进症多表现为单个腺体肿大。
②继发性甲状旁腺亢进症多表现为多个腺体肿大。
③肿瘤的形状不规则时，有恶变的可能性。

唾液腺❶ 多形性腺瘤

　　唾液腺的多形性腺瘤是腺管上皮细胞系和肌上皮–基底细胞系的增殖性肿瘤，各自的细胞成分表现出各种各样的分化形态，因而可呈现出多样的图像特征。唾液腺多形性腺瘤是唾液腺肿瘤中发病率最高的肿瘤，较多见于腮腺，也比较好发于颌下腺，多位于单侧且单发，多发者比较少见。

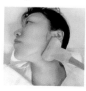
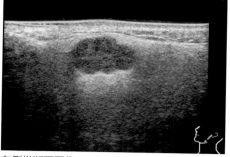

左侧纵断面图像

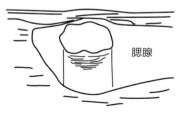

腮腺

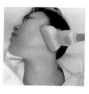
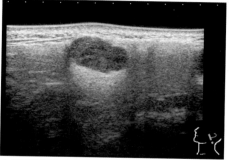
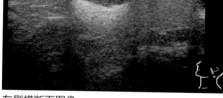

左侧横断面图像

咬肌

腮腺

下颌骨

这些图像中的回声所见

①形状：分叶状。
②边界：清楚。
③内部回声：不均匀，低回声。
④后方回声：增强。

这些图像以外的特征性回声所见

①形状：椭圆形。
②内部回声：均匀的低回声。
③实性肿瘤内也可伴有囊性成分。

本例的回声所见总结

　　左侧腮腺上极可见一个低回声肿瘤，大小为22mm×19mm×13mm。
　　肿瘤呈分叶状，边界清楚，内部不均匀，后方呈现回声增强。
　　没有检查出颈部淋巴结肿大。

要点提示

　　①尽管多普勒法通常显示血流信号呈点状或缺乏，但在肿瘤细胞成分较多时也可以显示出丰富的血流信号。
　　②发病时间较长的多形性腺瘤有恶变的可能性。
　　③若肿瘤形状不规则，边界不清楚，内部回声不均匀，则肿瘤有可能为恶性的。

唾液腺❷ 腺淋巴瘤

在唾液腺的良性肿瘤中，腺淋巴瘤的发病率仅次于多形性腺瘤（5%～10%）。尽管本病可见于各年龄段人群，但本病好发于50～60岁男性。腺淋巴瘤多发生在腮腺，发生恶变的情况很少。

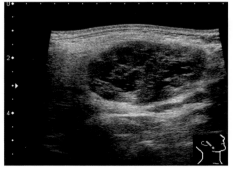

右侧纵断面图像

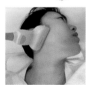
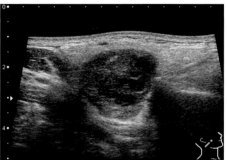

右侧横断面图像

这些图像中的回声所见

①形状：椭圆形。

②边界：清楚。

③内部回声：存在囊性部分，回声不均匀。

④后方回声：增强。

这些图像以外的特征性回声所见

①形状：圆形。

②多为单发，但是也有多发者和发生于双侧者。

③多普勒法显示肿瘤内存在丰富的血流信号。

本例的回声所见总结

右侧腮腺下极可见低回声肿瘤，大小为43mm×27mm×25mm。

肿瘤呈椭圆形，边界清楚，内部回声不均匀，后方回声增强。

多普勒法显示有血流信号。

要点提示

①多发生于腮腺下极。

②恶变率比较低。

③囊性成分较多时，肿瘤内缺乏血流信号。

唾液腺❸ 涎石

涎石是由于腮腺、颌下腺、舌下腺的炎症，或唾液的异常及阻滞而形成的结石。因为涎石是在导管内产生的，所以在分泌唾液时会出现疼痛，而唾液腺实质内是无疼痛感的。

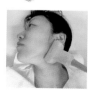
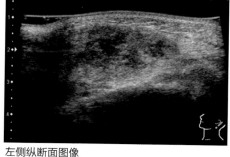

左侧纵断面图像

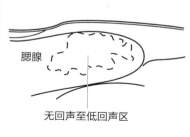

腮腺

无回声至低回声区

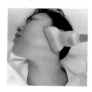
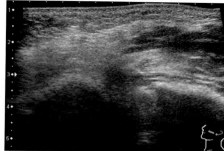

左侧横断面图像

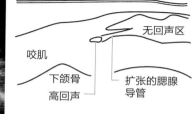

咬肌

无回声区

下颌骨
高回声

扩张的腮腺导管

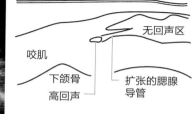

7

第七章　浅表脏器（乳腺、甲状腺、甲状旁腺和唾液腺）

这些图像中的回声所见

①腮腺肿大。
②边界不清楚的无回声至低回声区。
③内部回声不均匀。
④腮腺导管扩张。
⑤扩张的腮腺导管内可见高回声影。

这些图像以外的特征性回声所见

①无回声区内可见点状回声。
②皮肤增厚的图像。
③淋巴结肿大。

本例的回声所见总结

左侧腮腺肿大，腮腺内出现边界不清楚的无回声至低回声区，内部回声不均匀。腮腺导管出现扩张。追踪至腮腺导管末梢侧，发现直径为4mm的高回声。周围淋巴结肿大。

要点提示

①对于腮腺导管内涎石，应在颧弓下方的咬肌上进行观察。
②约80%的涎石发生于颌下腺。
③发生部位多为颌下腺导管内，然后依次是腺管移行部、颌下腺实质内。

唾液腺❹ 流行性腮腺炎

流行性腮腺炎是病毒感染（非化脓性）所致的炎症性疾病。不同于细菌性（化脓性）感染，本病不伴有脓肿形成。本病多见于幼儿和儿童，表现为单侧或双侧腮腺肿胀。

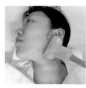
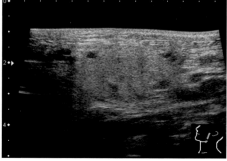
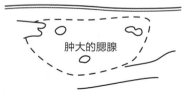

左侧纵断面图像

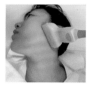
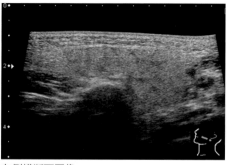
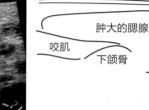

左侧横断面图像

这些图像中的回声所见	这些图像以外的特征性回声所见
①腮腺肿大。 ②内部回声不均匀。	①双侧腮腺肿大。 ②没有脓肿形成。 ③淋巴结肿大。

本例的回声所见总结

左侧腮腺肿大，腮腺实质内回声不均匀，没有出现腮腺导管的扩张或脓肿形成。周围淋巴结肿大。

要点提示

①当观察到腮腺肿大时，要观察下颌骨上腮腺的厚度。另外，必须将双侧腮腺进行对比，这一点非常重要。

②有可能还会合并颌下腺炎。

唾液腺❺ 颌下腺脓肿

颌下腺脓肿是涎石或异物引起唾液分泌受阻，导致唾液流出障碍和逆行性感染而发生的疾病，属于细菌感染（化脓性）引起的炎症性疾病，故可以形成脓肿。

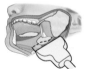

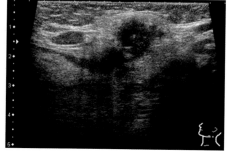

左侧纵断面图像

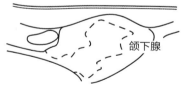

颌下腺

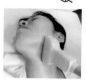

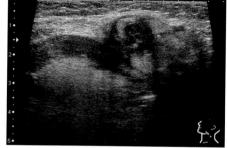

左侧横断面图像

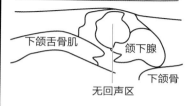

下颌舌骨肌　　颌下腺

无回声区　　下颌骨

这些图像中的回声所见

①颌下腺肿大。
②边界不清的无回声区。
③内部回声不均匀。
④与下颌舌骨肌的分界不清。

这些图像以外的特征性回声所见

①无回声区的液体具有流动性。
②在图像上可见皮肤增厚。
③淋巴结肿大。
④多普勒法没有检测到血流信号。

本例的回声所见总结

左侧颌下腺肿大。颌下腺内出现边界不清的无回声区，内部回声不均匀。无回声区向下颌舌骨肌方向扩展，显示边界不清。

压迫无回声区时，可见其内容物具有流动性。没有检查出涎石。

周围淋巴结肿大。多普勒法未显示出血流信号。

要点提示

①发现存在无回声区时，压迫确认脓液的流动性非常重要。
②由于有无涎石是重要的观察结果，因此如果存在颌下腺导管扩张的情况，就要仔细观察有无伴随声影的高回声。

第八章

运动系统和软组织

石崎一穗

运动系统❶ 类风湿关节炎

类风湿关节炎（rheumatoid arthritis，RA）是原因不明的、以多发性关节炎为主要症状的全身性疾病，可引起疼痛、关节变形和功能障碍。

其特征是滑膜的异常增殖并伴有骨和软骨组织的破坏。

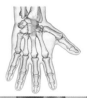

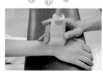

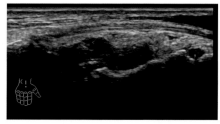

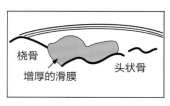

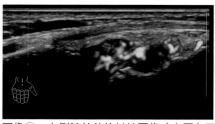

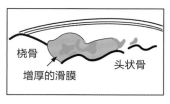

图像① 右侧腕关节的长轴图像（上图）及能量多普勒法图像（下图）

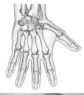

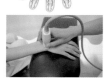

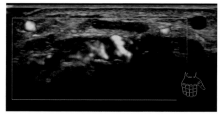

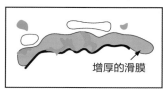

图像② 右侧腕关节的短轴图像（能量多普勒法）

这些图像中的回声所见

①显示腕关节内增厚的滑膜呈不均匀低回声。

②增厚的滑膜内可见丰富的血流信号。

③滑膜的增厚和血流信号分布于整个腕关节。

这些图像以外的特征性回声所见

①多个关节出现滑膜增厚或滑膜内可见血流信号。

②有时也会伴有骨质的退行性变和骨赘等骨的形态异常。

③肌腱或腱鞘也出现肿胀，此时可观察到其内存在血流信号。

本例的回声所见总结

仅在右侧腕关节中观察到滑膜增厚和滑膜内丰富的血流信号。

肌腱或腱鞘也出现肿胀，可观察到其内存在血流信号。

● 腕关节以外的类风湿关节炎的回声所见

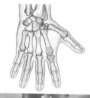

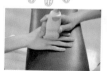

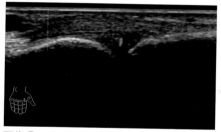

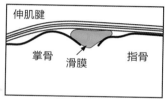

图像① 右手示指的掌指关节的背侧长轴图像

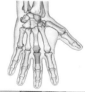

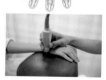

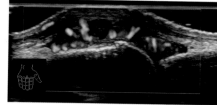

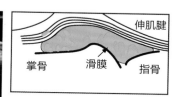

图像② 右手中指掌指关节的背侧长轴图像

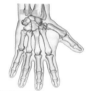

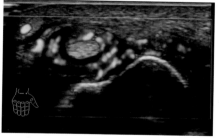

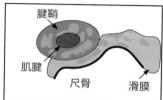

图像③ 右手第Ⅵ区尺骨腕伸肌肌腱的短轴图像

图像①中的回声所见

①关节内滑膜轻度增厚。
②可以确认在关节内存在少量的血流信号。

图像②中的回声所见

①显示掌指关节内增厚的滑膜呈不均匀的低回声。
②增厚的滑膜内可见丰富的血流信号。

图像③中的回声所见

①增厚的滑膜与丰富的血流信号。
②可确认肿胀的腱鞘与其内部丰富的血流信号。

腕关节和指关节是类风湿关节炎的主要检查部位。相关指南建议从背侧和掌侧观察双侧腕关节及所有手指的掌指关节和指骨间关节。

在非肿胀的关节内偶尔也会出现滑膜增厚和存在血流信号的情况，所以为了避免漏诊，要进行细致的观察。炎症不仅会影响关节，也会影响腱鞘和肌腱，所以也要对腱鞘和肌腱进行观察。由于类风湿关节炎患者可能出现手指的僵硬感，所以最好同时对屈肌腱及腱鞘进行动态的观察。

在应用灰阶法（B型超声）观察到滑膜增厚后，一定要用脉冲多普勒法来评价血流。也可应用相关指南中所提及的评价滑膜增厚和血流的计分法。

在观察血流时，推荐的方法是充分地涂布耦合剂，轻轻地放置探头，以使探头不直接接触体表的方式进行扫查。在图像中，体表的前方应是一个耦合剂回声层。

在类风湿关节炎的超声检查中，必须要应用能量多普勒法。在选择设备时，必须选择灵敏度足够高的设备。

另外，在调节设置条件时，需要在保持灵敏度的同时减小噪声。

● 类风湿关节炎病例在随访过程中表现出的回声变化

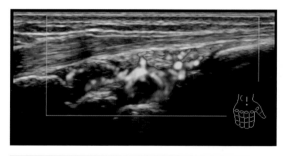

【初次就诊时】

确认腕关节存在滑膜增厚与丰富的血流信号。

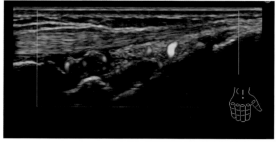

【药物治疗过程中】

腕关节的滑膜增厚减轻，血流信号也减少。

此阶段反映了药物的治疗效果。

患者也主诉症状有所缓解。

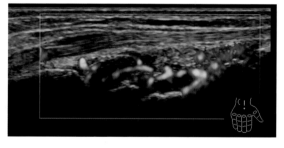

【由于出现了药物不良反应而减少了给药量】

腕关节的滑膜增厚没有变化，但血流信号有所增多。

患者主诉症状缓解，症状和回声图像出现了相反的表现。

运动系统 ❷ 钙化性肌腱炎

肩部软组织的变性疾病包括钙化性肌腱炎、肩袖断裂、肱二头肌长头肌腱损伤、肩峰下撞击综合征、冻结肩（即肩周炎）等。

钙化性肌腱炎（calcific tendinitis）是在肩袖肌腱发生变性和软骨化生的基础上，该部位出现钙质沉积（钙化），在吸收沉积的钙质的过程中发生的炎症。发生钙化的部位不仅包括冈上肌腱和冈下肌腱，还包括肩胛下肌腱。

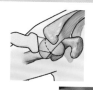
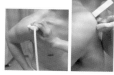
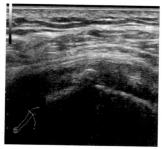
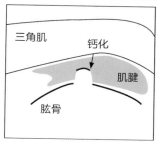

图像① 右肩肌腱的短轴图像（肱骨头水平）

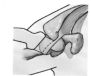
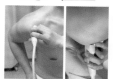
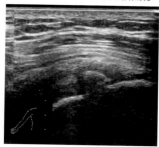
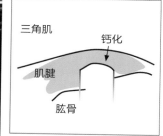

图像② 右肩肌腱的长轴图像

这些图像中的回声所见

①肌腱内的高回声图像伴声影。
②病变部位在冈上肌腱与冈下肌腱的分界处。
③没有出现滑膜腔的肿胀。

这些图像以外的特征性回声所见

①肌腱的炎症非常严重时，可以看到肌腱的肿胀。
②也能看到肌腱内的血流信号。

本例的回声所见总结

右肩的冈上肌腱和冈下肌腱的分界处出现了伴随声影的高回声图像，提示肌腱内的钙化。钙化处的直径约为4mm。

本例患者的左肩在大致相同的位置也确认存在直径约为11mm的钙化图像。

对四肢进行检查时，一定要同时观察左右两侧。

要点提示 **钙化的种类与治疗**

　　钙化的回声表现，有的呈现为颗粒状高回声伴声影，有的呈现为淡的颗粒状高回声，有的呈现为细点状高回声。

　　对于细点状钙化或淡的颗粒状高回声钙化，通过超声引导下穿刺吸引，可采集到乳白色的液态钙化组织。对于颗粒状高回声的钙化，在超声引导下穿刺进入钙化部位后进行粉碎，也可采集到钙化组织。

运动系统❸ 骨折

骨折是某种原因导致骨的解剖连续性发生断裂的状态。
根据原因可分为外伤性骨折、病理性骨折、疲劳性骨折和脆性骨折。

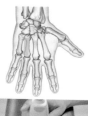
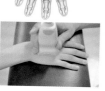
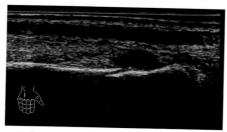
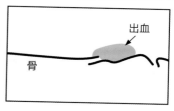

图像①　右手第4掌骨的斜形骨折（背侧长轴图像）

图像①中的回声所见

①骨表面的线状高回声的连续性中断。
②其前方可见来自骨折部位的低回声，提示为出血。

本例的回声所见总结

　　右手第4掌骨表面的线状高回声的连续性中断，其前方存在骨折部位出血导致的低回声区。进行全面的观察，发现骨折断端存在斜向移位。局部存在皮下水肿。

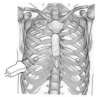
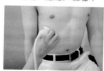
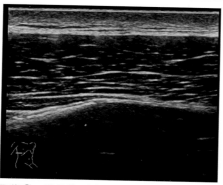
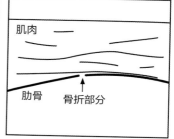

图像②　肋骨的裂缝骨折（长轴图像）

图像②中的回声所见

①骨表面的线状高回声出现连续性中断。
②骨折部位未见出血表现。

图像②以外的特征性回声所见

　　探头压迫局部，可以确认局部存在疼痛。

本例的回声所见总结

　　肋骨的线状高回声出现了连续性中断，其前方没有出现提示出血的低回声区，但通过直接压迫探头可确认局部存在疼痛。根据回声表现判断为肋骨的裂缝骨折。其上方和下方的肋骨未见提示骨折的表现。

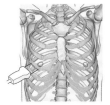

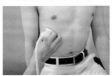

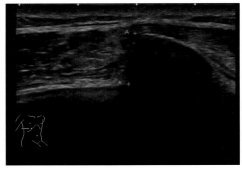

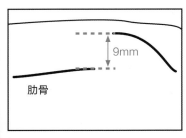

9mm

肋骨

图像③　肋骨骨折（长轴图像）

图像③中的回声所见

骨表面的线状高回声出现了9mm以上的移位。

要点提示　超声对骨折的诊断价值

图像①是典型的骨折回声像，可以观察到骨表面高回声像的移位，以及提示骨折部位出血的低回声像。

本例也可以通过X线片来诊断骨折。但如果是裂缝骨折的话，有时根据X线片不能做出诊断。

图像②是肋骨的裂缝骨折。根据患者主诉疼痛的部位，通过对该部位进行超声检查，直接确认了骨表面轻微的移位图像，从而诊断为骨折。

使用分辨率高的线阵型探头观察，仅能发现骨表面轻微的移位。

但是，即使对于像图像③那样大的移位，有时由于移位的方向比较特殊，根据X线片也不能发现骨折。

要点提示　肋骨骨折的扫查技巧

最重要的是将探头放在主诉疼痛的部位。观察骨的长轴方向，观察骨表面的不连续性或移位。

在发现骨折部位时，进行全面的观察来确认移位的状态和有无出血，并轻轻地压迫以确认疼痛部位。

在怀疑是外伤引起的骨折时，也要观察到骨折部位上方和下方的骨骼，从而确认其他部位是否存在骨折。

在随访观察过程中，也可以观察临时骨形成等修复过程。

运动系统❹ 肩袖撕裂

　　肩袖撕裂（rotator cuff tear）是由于肌腱随年龄增长而发生变性，以及肩峰的机械性碰撞或外伤等各种因素，肩袖的腱性部分发生断裂，纤维的连续性中断的状态。

　　肩袖由冈上肌、冈下肌、肩胛下肌和小圆肌构成，其中冈上肌腱最容易发生撕裂。根据撕裂的程度，肩袖撕裂分为完全撕裂（全层断裂）和不全撕裂。

　　完全撕裂或大范围的不全撕裂会伴有肱二头肌长头肌腱鞘的肿胀和周围滑膜腔的肿胀。

　　但是，除了并发于肩袖撕裂外，肱二头肌长头肌腱的异常和滑膜腔的肿胀也可单独出现。

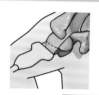
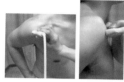
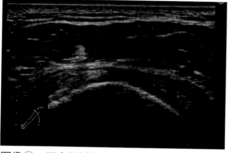
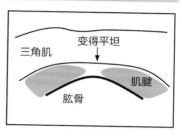

图像①　冈上肌腱和冈下肌腱附着处近端（短轴断面，肱骨头水平）

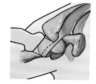
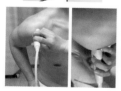
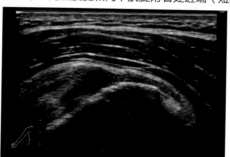
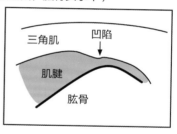

图像②　冈上肌腱和冈下肌腱交界处附近（长轴断面）

图像①和②中的回声所见

①在短轴图像上，冈上肌腱和冈下肌腱的交界处变得平坦。
②即使是长轴图像，从附着处到肩袖也能看到微小的凹陷。
③没有显示骨表面的不规则及滑膜腔的肿胀。

本例的回声所见总结

　　在右肩的冈上肌腱和冈下肌腱的交界处，肌腱附着处的短轴图像可见该处变得平坦，在长轴图像上可见微小的凹陷表现，怀疑为肩袖的不全撕裂。

　　没有看到骨表面的不规则。

　　也没有看到肱二头肌长头肌腱的水肿或滑膜腔的肿胀。

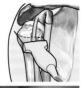
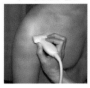
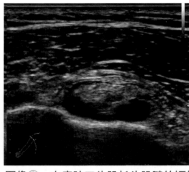

图像③ 右肩肱二头肌长头肌腱的短轴图像

三角肌

长头肌腱

肱骨

腱鞘水肿

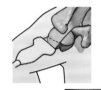
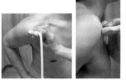
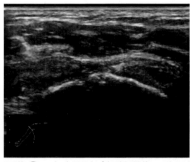

图像④ 右肩肌腱（短轴图像，肱骨头水平）

三角肌 凹陷

肌腱

骨表面不规则

图像③和④中的回声所见

①肱二头肌长头肌腱鞘的水肿。
②肱骨头部分的骨表面不规则。
③肩袖表面的凹陷表现。
④肩袖内不均匀的低回声像。

图像③和④以外的特征性回声所见

①滑膜腔的肿胀。
②肩袖内的血流信号。

本例的回声所见总结

在右侧肩袖的冈上肌腱与冈下肌腱的交界处可见凹陷和骨表面不规则，以及肩袖内不均匀的低回声图像，提示为肩袖附着处的不全撕裂。

本例也合并肱二头肌长头肌腱鞘的水肿。

要点提示 **肩袖撕裂的评价**

肩袖撕裂的评价：判断撕裂的部位是冈上肌腱还是冈下肌腱，并判断是完全撕裂还是不全撕裂。

合并肱二头肌长头肌腱鞘及滑膜腔肿胀时，肩袖撕裂的可能性很高，所以需要特别注意进行观察。

运动系统❺ 肱骨小头的剥脱性骨软骨炎

肱骨小头的剥脱性骨软骨炎（osteochondritis dissecans，OCD）是肱骨小头坏死而引起的疾病，好发于11岁左右儿童的骨化过程中。

如果病情进展，坏死部分最终会离断而成为游离骨片，需要进行手术治疗。

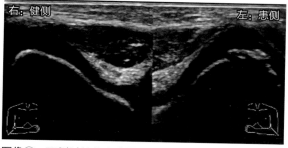
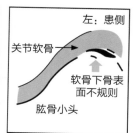

图像① 双侧肘关节鹰嘴处后面观的短轴图像

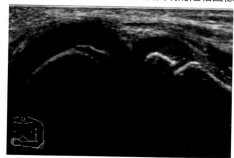
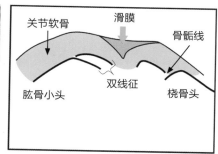

图像② 左侧肘关节后面观的长轴图像

图像①和②中的回声所见

①在左侧肘关节处，肱骨小头外侧缘的软骨下骨表面不规则。

②松质骨内也有线状高声，呈双线征。

图像①和②以外的特征性回声所见

①在病程的不同阶段，病变的位置和性质表现不同。随着病情的进展，病变向内部蔓延。

②在病情进展时，软骨下骨表面的线状高回声变得不清楚而失去连续性，松质骨内的线状高回声变得更清楚。

③若病情进一步进展的话，病变部位可脱落，成为游离骨片。

本例的回声所见总结

本例患者为11岁男孩。左侧肘关节处肱骨小头的软骨下骨表面不规则和双线征提示为肱骨小头的剥脱性骨软骨炎。根据病变局限在外侧缘的特点，认为是早期的剥脱性骨软骨炎。

治疗上选择保守性的治疗。

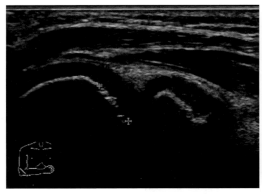

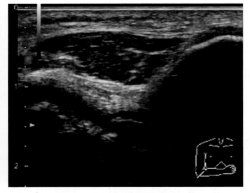

图像③ 右侧肘关节鹰嘴后面观的长轴图像 　　图像④ 右侧肘关节鹰嘴后面观的短轴图像

图像③和④中的回声所见

【图像③】
①右侧肘关节的肱骨小头不呈圆形，看起来变得平坦。
②平坦的软骨下骨表面不规则，未观察到骨片。
【图像④】
①可以看到夹在右肘上肱骨小头和肘关节鹰嘴间、呈线状高回声的小骨片。
②骨片的表面可以确认有软骨。

要点提示　通过超声检查对剥脱性骨软骨炎进行评价的方法

　　正常情况下，软骨下骨的表面应显示为如图像①中健侧那样流畅的线状高回声图像，其后方应显示不出任何回声。

　　但是在剥脱性骨软骨炎病例中，由于坏死、表面不规则、连续性的中断，松质骨内的正常骨和坏死骨的交界处出现线状高回声（图像①患侧）。若病情进一步发展，像图像③和④那样，病灶会脱落而成为游离骨片。本病如果在骨片发生脱落之前被发现，有可能通过保守治疗而被治愈，所以需要通过超声检查以早期发现本病，并进行进展程度的评价和随访观察。

【评价标准】
①病灶性质的评价：进展程度的评价。
　　　　　　　　　判断病灶是否从母床上脱落（动态检查）。
　　　　　　　　　对软骨下骨表面和松质骨内的变性进行评价。
②病灶位置的评价：是否包含外侧缘，这一点比较重要。
③病灶大小的评价：范围与深度。

● 对肱骨小头的剥脱性骨软骨炎进行随访观察的病例

对给予保守治疗后病灶痊愈的整个恢复过程进行了随访观察，表面高回声恢复连续性，松质骨内的线状高回声消失。超声表现提示病情似乎痊愈了，但CT检查结果提示松质骨内表面附近仍残存微小的病灶，所以不能仅仅通过超声来判断治疗效果。

病灶位置从外侧缘向中央移动，范围变小，深度也变浅。

图像①～⑤显示了恢复过程。

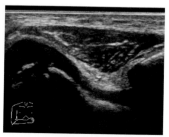

【图像①，初诊时】

病灶外侧边缘部软骨下骨表面的高回声由于存在较大范围的缺损而失去连续性。

松质骨内可见线状高回声线。

双线清晰。

病灶呈均匀无回声。

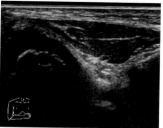

【图像②，发现后3个月】

病灶向内侧移动，外侧缘开始修复。

软骨下骨表面的一部分缺损得到修复。

可以显示松质骨内的线状高回声线。

确认为双线。

病灶呈均匀无回声。

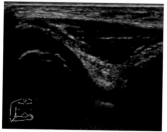

【图像③，发现后4个月】

尽管病灶的位置没有变化，但是病灶的范围与深度在减小，软骨下骨表面的一部分存在缺损。

松质骨内可以显示线状高回声线。

确认为双线。

病灶呈均匀无回声。

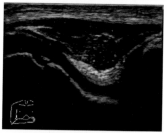

【图像④，发现后9个月】

病灶的位置没有变化。

病灶的范围与深度在减小。

软骨下骨表面仍残存缺损。

松质骨内的线状高回声线较清楚。确认为双线。

病灶呈均匀无回声。

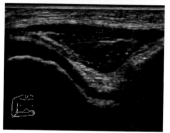

【图像⑤，发现后13个月】

虽然病灶的位置没有变化，但是病灶在软骨下骨表面的不规则表现已经消失了。

双线消失。

超声的随访观察到此即可结束，之后通过CT或X线检查来进行随访观察，并对治疗效果进行判断。

图像①～⑤　后面观的短轴图像

运动系统⑥ 变形性膝关节病

变形性膝关节病（gonarthrosis）是老年人中主诉最多的一种关节疾病，膝关节的关节软骨磨损是引起膝关节疼痛的主要原因之一。因为变形性关节病也属于骨关节炎，所以人们经常称之为膝骨关节炎。

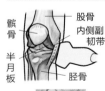
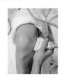

髌骨
半月板

股骨
内侧副韧带
胫骨

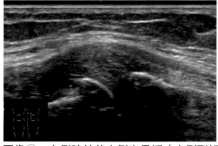
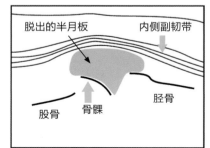

脱出的半月板　　内侧副韧带

股骨　　骨髁　　胫骨

图像①　右侧膝关节内侧半月板（内侧副韧带水平长轴图像，患者取仰卧位，膝关节屈曲30°）

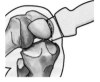
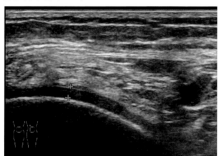
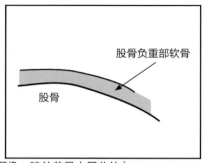

股骨负重部软骨

股骨

图像②　右侧膝关节股骨负重部软骨（长轴图像，膝关节最大屈曲位）

这些图像中的回声所见

①右侧股骨内侧可见骨赘形成。
②半月板脱出。
③内侧副韧带位置发生偏移。
④股骨负重部软骨边界不清楚。
⑤股骨负重部软骨的厚度与形态正常。

这些图像以外的特征性回声所见

①关节积液。
②负重部软骨表面不完整。
③负重部软骨厚度不均与变薄。
④软骨实质回声增高。
⑤在主诉疼痛的部位下方可显示出血流信号。

本例的回声所见总结

股骨内侧骨赘形成，半月板呈脱出状态，股骨负重部软骨的厚度仍保持正常，没有出现形态上的变化，怀疑为膝关节病。

要点提示　关于膝骨关节炎

在膝骨关节炎的早期，虽然存在半月板的脱出和骨赘，但很多患者的负重部软骨的厚度和形态不存在异常。
在手术治疗膝关节病时发现，很多患者的非负重部软骨也会变薄。

运动系统 ❼ 胫骨粗隆骨软骨病

胫骨粗隆骨软骨病（Osgood-Schlatter disease）是发生于生长期儿童且与体育活动有关的疾病，表现为运动时胫骨粗隆部疼痛和压痛。

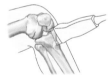
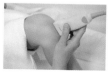
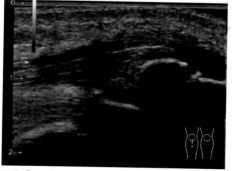
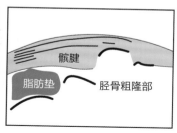

图像①　髌腱在胫骨粗隆部的附着处（长轴图像）

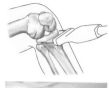
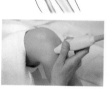
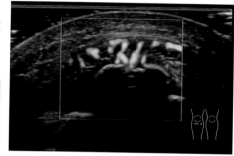
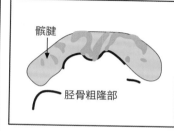

图像②　髌腱在胫骨粗隆部的附着处（短轴图像，能量多普勒法）

这些图像中的回声所见

①胫骨粗隆部的骨性隆起。
②髌腱肿胀。
③线状高回声束显示不清。
④肌腱的回声低下。
⑤丰富的血流信号。

这些图像以外的特征性回声所见

①髌腱后方的滑膜腔肿胀（滑膜腔炎）。
②胫骨粗隆部可见骨性隆起并残存骨片。

本例的回声所见总结

本例患者是12岁男孩。在主诉疼痛的部位下方可见胫骨粗隆部的骨性隆起。

超声可见髌腱肿胀，呈低回声，线状高回声束显示不清。

髌腱内还可见梳状扩散的丰富的血流信号，怀疑为髌腱炎。

没有发现关节内的无回声区或皮下水肿。

要点提示　肌腱与韧带的观察方法

对于肌腱和韧带，当应用B型超声对病变进行定性诊断时，应让组织处于紧张状态，而在应用能量多普勒法进行血流评价时则应让组织处于松弛的状态。这是因为如果在组织处于紧张状态下应用能量多普勒法对血流进行评价的话，组织内的血管会受压，有可能低估其血流状态。

运动系统❽ 肌肉拉伤

肌肉拉伤（muscle strain）是由肌肉被急剧地过度拉伸、肌肉自主收缩幅度过大或意想不到的运动导致的，肌腱移行部的肌纤维或肌筋膜可发生部分撕裂、过度拉伸及出血等。

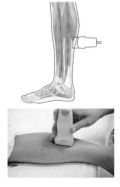

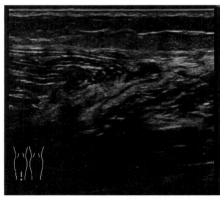

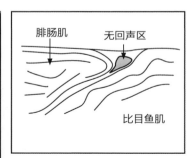

图像① 腓肠肌内侧头与比目鱼肌的长轴图像

这些图像中的回声所见

①腓肠肌的边缘部分变钝。
②腓肠肌的肌纤维结构紊乱。
③微小的无回声区。

这些图像以外的特征性回声所见

①受伤后不久肌肉间出现无回声区。
②经过数日，肌肉间出现积血，无回声区的范围扩大。
③逐渐凝结的均匀高回声像，最终被淡的均匀高回声的瘢痕组织所替代。

本例的回声所见总结

在主诉不适的腓肠肌内侧部分下方显示出腓肠肌的边缘不光滑和肌层的混乱，以及比目鱼肌的结合部粗糙并可见微小的无回声区，怀疑主要是腓肠肌与比目鱼肌之间的肌肉拉伤。

要点提示 **肌肉拉伤的定性评价**

肌肉拉伤，有像图像①所示的以肌肉间为主的情况，以及像图像②所示的肌肉内的拉伤（虚线内）。

发生肌肉间拉伤时，可见在肌肉间蔓延的较大的无回声的出血像。而发生肌肉内的拉伤时，可见伴有肌纤维紊乱的血肿图像。

肌肉间拉伤时，在伴有剧烈疼痛的情况下，由于积血量比较少，要注意仔细观察。

肌肉内拉伤时，一旦肌肉结构消失，肌肉就会被不均匀的组织结构所替代。

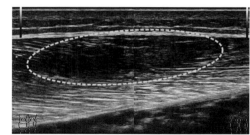

图像② 腓肠肌内侧头的长轴图像

运动系统❾ 跟腱钙化性肌腱炎

跟腱钙化性肌腱炎（Achilles calcific tendinitis）是由跟腱内的钙化引起的肌腱炎。

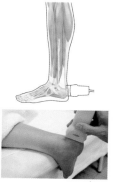

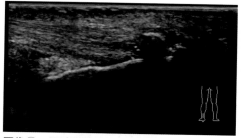

图像①　跟腱附着处的长轴图像

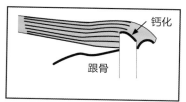
钙化

跟骨

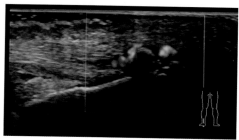

图像②　跟腱附着处的长轴图像（能量多普勒法）

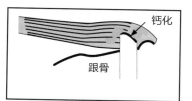
钙化

跟骨

这些图像中的回声所见

①足跟部的跟腱附着处可见伴随声影的钙化图像。

②钙化周围出现丰富的血流信号。

这些图像以外的特征性回声所见

钙化周围的低回声与不明确的线状高回声束。

本例的回声所见总结

在跟骨的跟腱附着部位发现了2处钙化图像，钙化周围有血流信号。

因为钙化部位与压痛点一致，所以考虑诊断为跟腱附着部位的钙化及由此引起的跟腱炎。

要点提示　跟腱的血流评价

对于跟腱疼痛的病例，应考虑可能为本例那样由钙化引起的炎症，或运动等反复的负荷引起的跟腱炎症，或周围组织的残缺引起的跟腱周围炎，以及跟腱附着部近端后方的跟腱后滑囊炎和跟骨后滑囊炎等。

为此，可在主诉疼痛的部位直接用探头对肌腱及滑膜腔进行观察，应用能量多普勒法确认有无血流。

在确认有无血流时，要让肌腱处于松弛状态，注意探头不要加压。

8

第八章　运动系统和软组织

267

运动系统⑩ 跟腱断裂

跟腱断裂（rupture of Achilles tendon）是因外伤而出现的跟腱断裂的状态。好发年龄为30～40岁，多为运动中受伤。

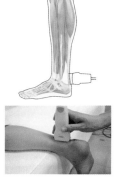

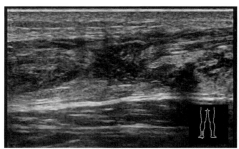

跟腱断裂部位的长轴图像
箭头所指部分为断裂部位

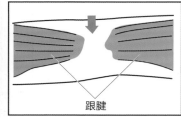

跟腱

这些图像中的回声所见

①断裂部位呈无回声至低回声，且回声不均匀。
②断裂部位的近端和远端的肌腱出现肿胀。
③断裂部位的近端和远端低回声中的线状高回声束不明确。

这些图像以外的特征性回声所见

①动态检查，在断裂部位观察肌腱断端的断裂程度，挤压小腿肌肉，使肌腱靠近时来观察肌腱的偏转方向。
②断裂部位周围可显示出丰富的血流信号。
③皮下水肿：图像特征与结石类似。

本例的回声所见总结

跟腱肿胀，实质呈低回声，线状高回声束不明确。
不均匀的无回声至低回声区域是断裂的部分。
断裂部分位于跟腱附着处上方约6cm处。
进行动态检查，以确认是部分断裂，还是完全断裂。

要点提示　检查跟腱断裂时的注意要点

对于跟腱断裂的病例，有时健侧会伴有跟腱肿胀和钙化，所以检查时不仅要对患侧进行评价，还要对健侧的跟腱进行评价。

运动系统⑪ 距腓前韧带损伤

距腓前韧带损伤（anterior talofibular ligament injury）是距腓前韧带被过度拉伸或撕裂的状态，由踝关节的旋转性扭伤引起。

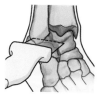
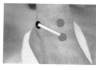

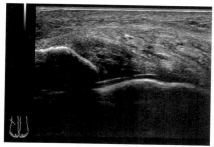

图像① 距腓前韧带的长轴图像

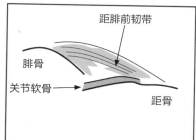

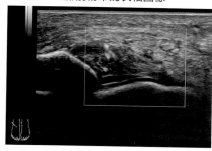

图像② 距腓前韧带的长轴图像（能量多普勒法）

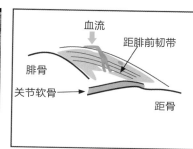

这些图像中的回声所见

①距腓前韧带肿胀。
②线状高回声束不明确。
③低回声。
④可以观察到血流信号。

这些图像以外的特征性回声所见

①韧带被拉伸或撕裂。也有可能对造成拉伸的压力进行确认。
②剥离的骨片。
③关节内的无回声区。受伤后由于出血而出现关节内无回声区和皮下水肿。
④皮下水肿像：像结石一样的强回声特征。

本例的回声所见总结

距腓前韧带肿胀，实质内呈低回声，线状高回声束不明确。
实质内可见血流信号，怀疑为韧带损伤。
没有发现关节内的无回声区或皮下水肿。

由于受伤后可出现剧烈疼痛，踝关节也会出现明显的肿胀，所以在很多情况下很难判断韧带的状态和有无撕裂。

在对儿童进行检查时，有无撕脱性骨折是很重要的观察点，因此有必要仔细地观察。韧带修复时，肿胀会消失，能看到线状高回声束。可通过在韧带上施加使其被拉伸的压力来确认撕裂部位。

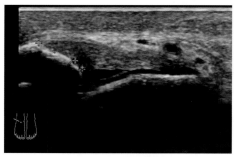

修复后的距腓前韧带的长轴图像

软组织① 粉瘤

粉瘤（atheroma，epidermoid cyst）是毛囊及皮脂腺的潴留性囊肿。
其内容物是脂肪、脂肪酸、角化组织及皮脂类的代谢废物。

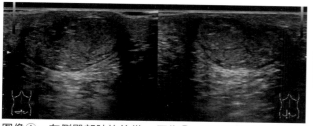

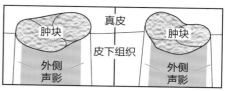

图像① 左侧臀部肿块的纵断面图像　图像② 左侧臀部肿块的横断面图像

这些图像中的回声所见

①可见真皮完整的实性肿块。
②肿块看起来像是由被膜包裹，边界很明显。
③形状为椭圆形。
④内部实性部分呈低回声，分布不均匀。
⑤可以看到外侧声影与后方回声增强。

这些图像以外的特征性回声所见

①肿块的一部分与真皮相连续。
②肿块呈类圆形或椭圆形，有完整的包膜，边界清楚。
③从外部加压时，可观察到内容物的活动。
④虽然内部没有血流，但如果由于接触等刺激引起炎症，会观察到周围丰富的血流信号。

本例的回声所见总结

左侧臀部可触及的肿块，存在于从真皮到更深部位之间。
超声检查可见向真皮轻微突出的低回声，大小为17mm×16mm×10mm。
断面图像显示为椭圆形，有完整的包膜，与周围组织的界限清楚。
内部呈略低的回声，回声不均匀，伴外侧声影与后方回声增强。
根据回声表现，怀疑为粉瘤。

软组织❷ 脂肪瘤

脂肪瘤（lipoma）是成熟脂肪细胞增殖而形成的良性肿瘤。

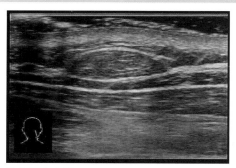

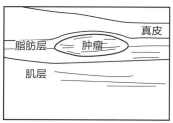

头部后方右侧

这些图像中的回声所见

①存在于脂肪层的实性肿瘤。

②肿瘤呈纺锤形，可见完整的包膜，边界清楚。

③内部回声水平与周围的脂肪组织相等，可见散在的线状高回声。

④肿瘤压迫其下方的肌层。

这些图像以外的特征性回声所见

①虽然在大多数情况下脂肪瘤存在于脂肪层中，但脂肪瘤也有可能出现在肌肉内。

②形状上，脂肪瘤可呈椭圆形或纺锤形。

③内部可伴有分隔，也可呈均匀高回声。

④脂肪瘤的大小可相差很大，背部和腰部的脂肪瘤往往比较大。

⑤内部显示不出血流信号。

本例的回声所见总结

头部后方右侧可触及的肿瘤，存在脂肪层向肌层的压迫。

肿瘤至体表的距离为3mm，大小为16mm×16mm×5mm。

断面图像上，肿瘤呈椭圆形，由完整的包膜包裹，与周围脂肪组织的边界清楚。

内部回声与周围脂肪组织的回声相等，伴有散在的线状高回声。

从图像上看，怀疑为脂肪瘤。

要点提示 **关注肿瘤所在的组织层次**

判断皮下肿瘤时，需要看清肿瘤所在的组织层次。与筋膜相比，肿瘤是否位于相对表浅的部位是重要的观察点。

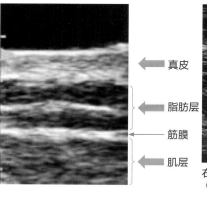

← 真皮

← 脂肪层

← 筋膜

← 肌层

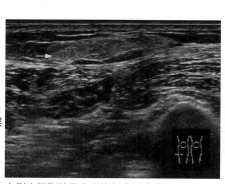

右侧小腿脂肪层内呈均匀高回声的脂肪瘤（箭头）

软组织❸ 腱鞘囊肿

腱鞘囊肿（ganglion）是与腱鞘和关节腔相交通的囊性肿瘤。
其内部充满黏稠的黏液性物质。

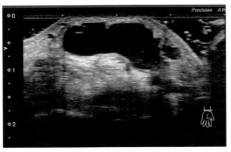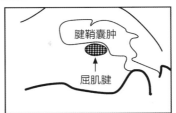

图像① 左侧腕关节处的肿瘤（横断面图像）

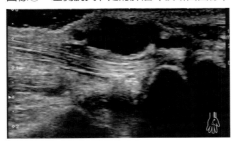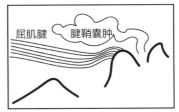

图像② 左侧腕关节处的肿瘤（纵断面图像）

这些图像中的回声所见

①在皮下与关节腔相连续的囊性肿瘤。

②内部呈均匀无回声，边界清楚。

③肿瘤压迫屈肌腱。

④屈肌腱走行在肿瘤后方。

这些图像以外的特征性回声所见

①肿瘤与关节腔或腱鞘相交通。

②形状不定，呈多房性。

③内部呈均匀的无回声，边界清楚。当关节出现炎症时，也会伴有炎性改变。

④内部显示不出血流信号。

本例的回声所见总结

左侧腕关节的桡侧可触及肿瘤，肿瘤与关节腔相交通。

肿瘤距离体表2mm，大小约为21mm×9mm×7mm。

在断面图像上，肿瘤的形状不定，内部为均匀的无回声，与周围的边界清楚。

根据回声表现，怀疑为腱鞘囊肿。

屈肌腱的前方被压迫，附近也有动脉走行。肿瘤与正中神经没有接触。

要点提示 关注周围的组织

确认肿瘤与神经、血管、肌腱等周围组织的位置关系，对于判断疼痛和麻木的原因和选择治疗方法很重要。

软组织④ 神经鞘瘤

神经鞘瘤（neurilemmoma，schwannoma）是周围神经的神经鞘发生的肿瘤。

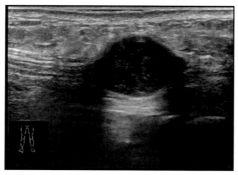

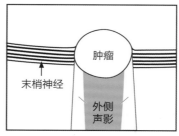

图像① 左侧踝骨后方的肿瘤（纵断面图像）

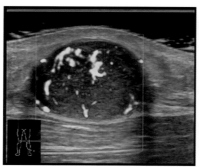

扫查位置和方向同上（能量多普勒法）

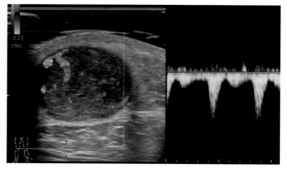

扫查位置和方向同上（彩色多普勒法和脉冲多普勒法）

这些图像中的回声所见

①在皮下可见类圆形的实性肿瘤。
②肿瘤的被膜完整，边界清楚。
③肿瘤内部为不均匀的低回声，边界清楚。
④肿瘤与周围神经相连续。
⑤可见外侧声影与后方回声增强。
⑥内部可见动脉血流信号。
⑦肿瘤比周围组织硬。

这些图像以外的特征性回声所见

①肿瘤可呈卵圆形或椭圆形。
②内部也可以出现无回声区（图像②）。
③还可以通过触诊来判断，肿瘤感觉较硬，弹性成像结果也提示肿瘤比周围组织硬（图像③）。

左足踝骨后方可触及与神经相连续、包膜完整的肿瘤。

肿瘤距离体表2mm，大小为21mm×9mm×7mm。

在断面图像上肿瘤呈类圆形，内部呈不均匀的低回声，与周围组织的边界清楚。

伴有外侧声影和后方回声增强，可确认内部有动脉性血流。

根据回声表现，怀疑为神经鞘瘤。

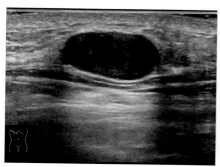

图像② 内部伴无回声区的神经鞘瘤

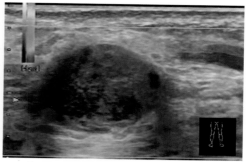

图像③ 神经鞘瘤的弹性成像

要点提示 找出肿瘤的特征

为了根据回声表现而对皮下肿瘤做出准确的诊断，找到各种肿瘤的特征很重要。

例如对于神经鞘瘤，重要的是获得与周围神经相连续的图像，为此必须找出肿瘤的中枢侧和末梢侧的周围神经。

尽管在一般的教科书中采用沿神经的长轴图像来寻找神经与神经鞘瘤的连续性，但是检查时也要注意神经短轴图像的扫查，以确认与肿瘤的连续性。

另外，为了确认与关节和腱鞘的连续性，必须从多个方向进行观察。

为了对软组织肿瘤做出准确判断，不仅要了解运动系统的相关知识，还需要了解皮肤和软组织的相关知识。

附录：彩色解剖图

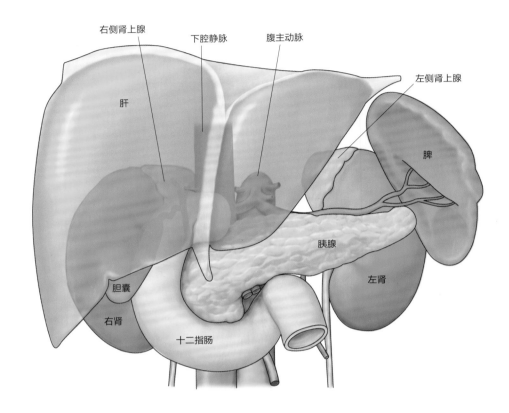

右侧肾上腺　下腔静脉　腹主动脉　左侧肾上腺

肝

脾

胰腺

胆囊

右肾

左肾

十二指肠

腹部脏器（肝、胆、胰腺、脾）

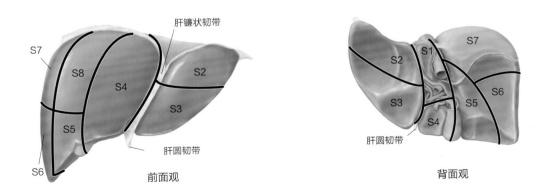

肝镰状韧带

S7

S8

S4

S2

S5

S3

S6

肝圆韧带

前面观

S2

S1

S7

S3

S5

S6

S4

肝圆韧带

背面观

Couinaud肝段划分

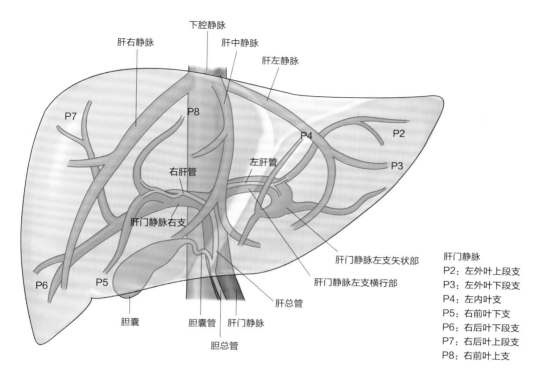

肝右静脉　　下腔静脉　　肝中静脉　　肝左静脉

P7　　　P8　　　　　P4　　P2

P3

右肝管　　左肝管

肝门静脉右支

P6　　P5

胆囊　　胆囊管　肝门静脉

胆总管

肝门静脉左支矢状部

肝门静脉左支横行部

肝总管

肝门静脉
P2：左外叶上段支
P3：左外叶下段支
P4：左内叶支
P5：右前叶下支
P6：右后叶下段支
P7：右后叶上段支
P8：右前叶上支

肝的血管

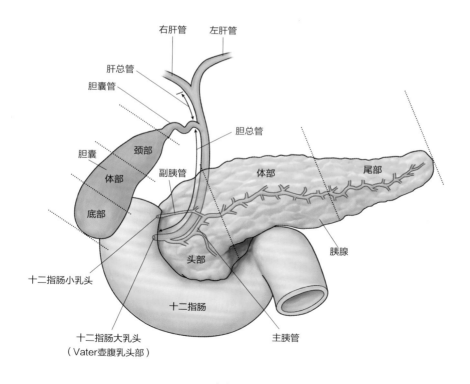

右肝管　　左肝管

肝总管

胆囊管

胆总管

胆囊

颈部

体部

底部

副胰管

体部　　　尾部

头部

胰腺

主胰管

十二指肠小乳头

十二指肠大乳头
（Vater壶腹乳头部）

十二指肠

胆囊与胰腺

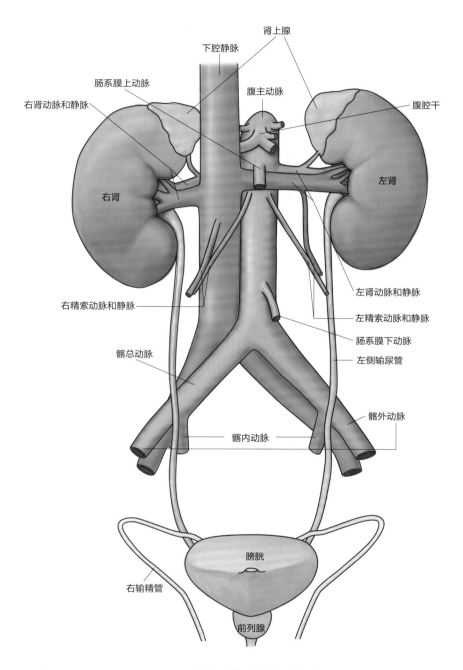

下腔静脉

肾上腺

肠系膜上动脉

腹主动脉

右肾动脉和静脉

腹腔干

右肾

左肾

左肾动脉和静脉

右精索动脉和静脉

左精索动脉和静脉

肠系膜下动脉

髂总动脉

左侧输尿管

髂外动脉

髂内动脉

膀胱

右输精管

前列腺

泌尿系统和腹部大血管

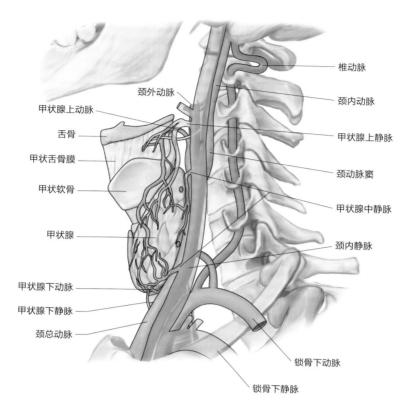

椎动脉

颈内动脉

甲状腺上静脉

颈动脉窦

甲状腺中静脉

颈内静脉

颈外动脉

甲状腺上动脉

舌骨

甲状舌骨膜

甲状软骨

甲状腺

甲状腺下动脉

甲状腺下静脉

颈总动脉

锁骨下动脉

锁骨下静脉

颈部（左侧）

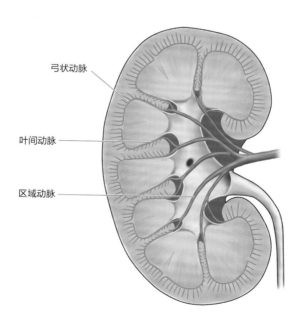

弓状动脉

叶间动脉

区域动脉

肾的动脉

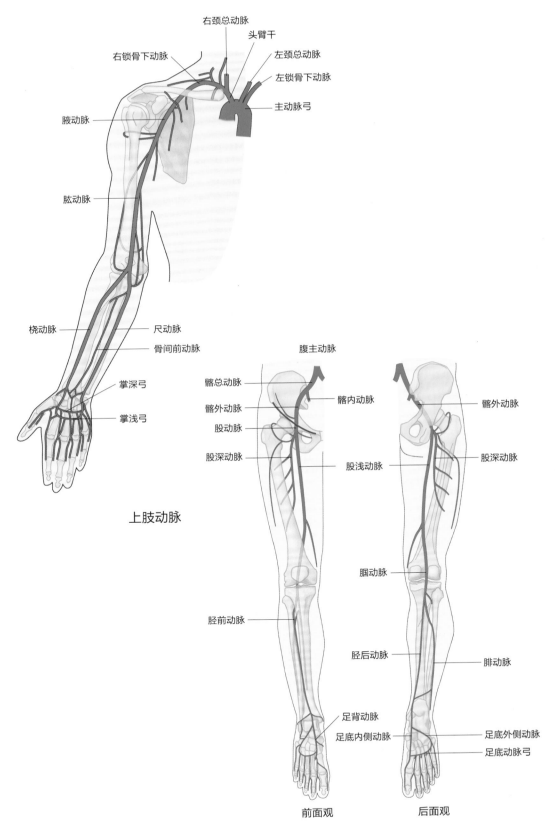

右颈总动脉
头臂干
右锁骨下动脉
左颈总动脉
左锁骨下动脉
腋动脉
主动脉弓
肱动脉
桡动脉
尺动脉
骨间前动脉
掌深弓
掌浅弓

上肢动脉

腹主动脉
髂总动脉
髂内动脉
髂外动脉
股动脉
股深动脉
股浅动脉
股深动脉
腘动脉
胫前动脉
胫后动脉
腓动脉
足背动脉
足底内侧动脉
足底外侧动脉
足底动脉弓

前面观
后面观

下肢动脉

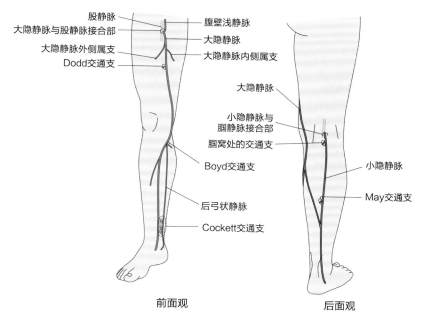

下肢浅静脉

前面观：

股静脉
大隐静脉与股静脉接合部
大隐静脉外侧属支
Dodd交通支
腹壁浅静脉
大隐静脉
大隐静脉内侧属支

小隐静脉与腘静脉接合部
腘窝处的交通支
Boyd交通支
后弓状静脉
Cockett交通支

后面观：

大隐静脉
小隐静脉与腘静脉接合部
腘窝处的交通支
小隐静脉
May交通支

前面观　后面观

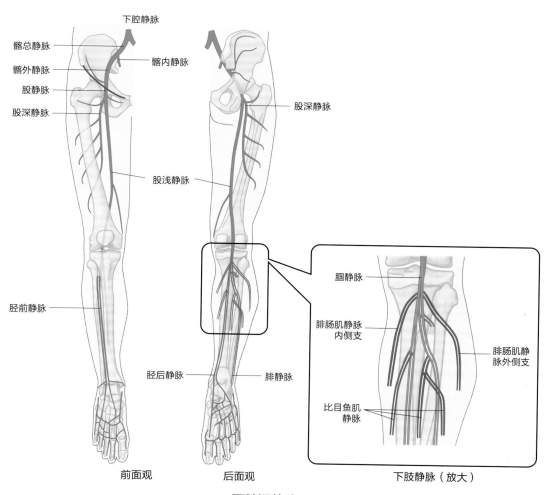

下肢深静脉

下腔静脉
髂总静脉
髂外静脉
股静脉
股深静脉
髂内静脉
股深静脉
股浅静脉
胫前静脉
胫后静脉　腓静脉

腘静脉
腓肠肌静脉内侧支
腓肠肌静脉外侧支
比目鱼肌静脉

前面观　后面观　下肢静脉（放大）

281

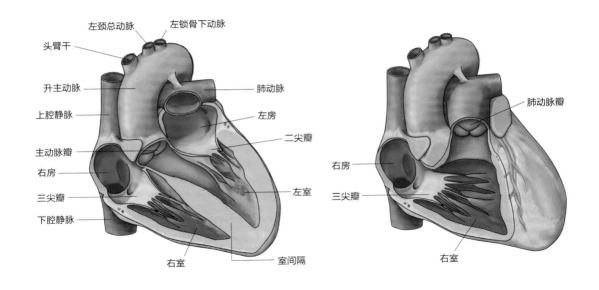

心脏

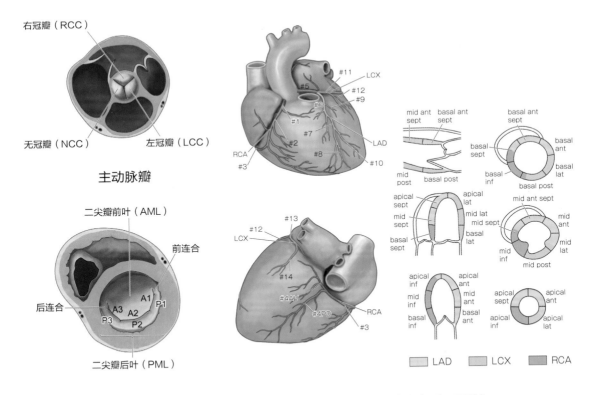

右冠瓣（RCC）
无冠瓣（NCC）
左冠瓣（LCC）

主动脉瓣

二尖瓣前叶（AML）
前连合
后连合
A1
A2
A3
P1
P2
P3
二尖瓣后叶（PML）

二尖瓣

A1—前叶外侧部；A2—前叶中间部；
A3—前叶内侧部；P1—后叶外侧部；
P2—后叶中间部；P3—后叶内侧部

冠状动脉的走行与支配区域

basal—基底部；mid—中部；apical—心尖部；ant—前壁；lat—侧壁；post—后壁；inf—下壁；sept—间隔；ant sept—前间壁；LAD—左前降支；LCX—左回旋支；RCA—右冠状动脉

282

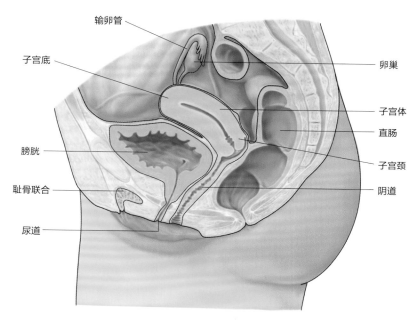

输卵管

子宫底

膀胱

耻骨联合

尿道

卵巢

子宫体

直肠

子宫颈

阴道

子宫与卵巢

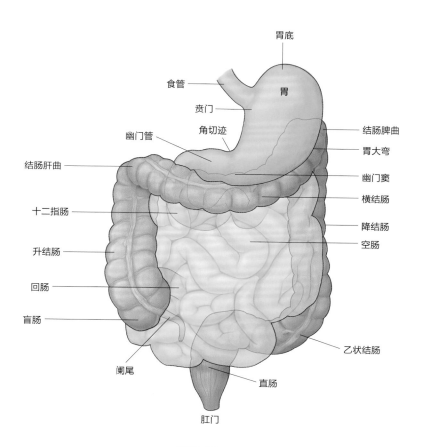

胃底

食管

贲门

胃

角切迹

幽门管

结肠肝曲

结肠脾曲

十二指肠

胃大弯

幽门窦

升结肠

横结肠

回肠

降结肠

盲肠

空肠

阑尾

乙状结肠

直肠

肛门

消化道

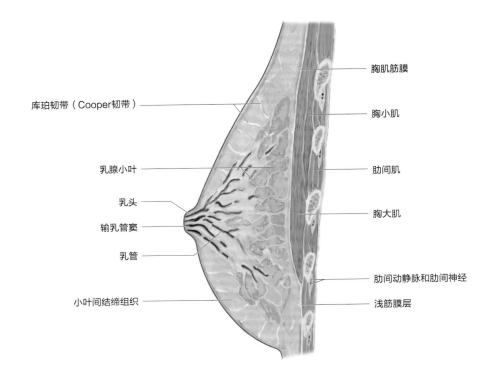

库珀韧带（Cooper韧带）

乳腺小叶

乳头

输乳管窦

乳管

小叶间结缔组织

胸肌筋膜

胸小肌

肋间肌

胸大肌

肋间动静脉和肋间神经

浅筋膜层

乳腺

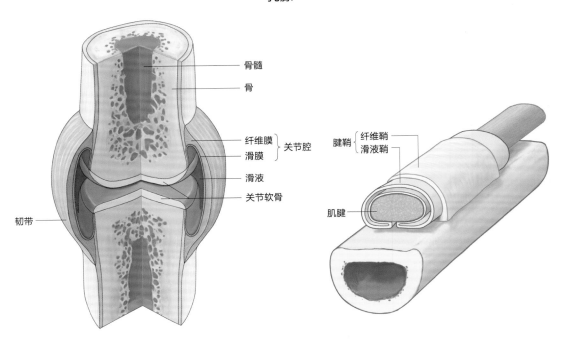

骨髓

骨

纤维膜
滑膜 } 关节腔

滑液

关节软骨

韧带

腱鞘 { 纤维鞘
滑液鞘

肌腱

关节

腱鞘

索　引

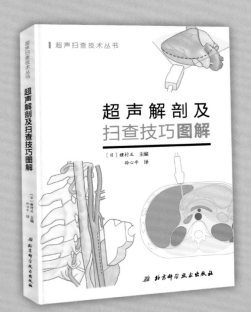

超声扫查技术丛书

超声解剖及
扫查技巧图解

〔日〕梶村正 主编
孙心平 译

北京科学技术出版社

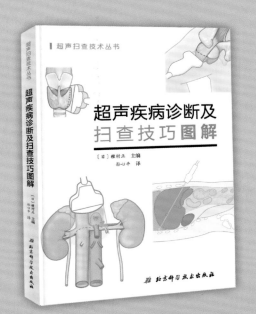

超声扫查技术丛书

超声疾病诊断及
扫查技巧图解

〔日〕梶村正 主编
孙心平 译

北京科学技术出版社

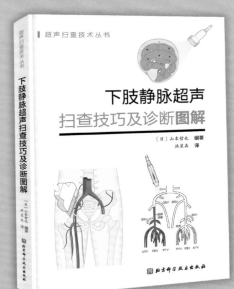

超声扫查技术丛书

下肢静脉超声
扫查技巧及诊断图解

〔日〕山本哲也 编著
洪星禹 译

北京科学技术出版社

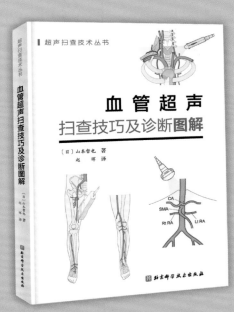

超声扫查技术丛书

血管超声
扫查技巧及诊断图解

〔日〕山本哲也 著
赵晖 译

北京科学技术出版社